AMC
Nutrition therapy

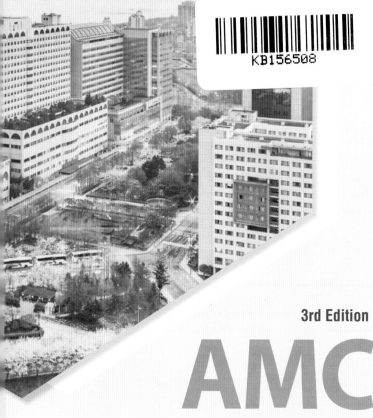

KB156508

3rd Edition

AMC
영양집중치료

 서울아산병원 **NST** (영양집중지원팀)

3rd Edition

AMC
영양집중치료

첫째판 1쇄 인쇄 | 2012년 8월 09일
첫째판 1쇄 발행 | 2012년 8월 13일
첫째판 2쇄 발행 | 2014년 2월 17일
둘째판 1쇄 발행 | 2017년 6월 16일
셋째판 1쇄 발행 | 2021년 5월 20일

지 은 이   서울아산병원 NST(영양집중지원팀)
발 행 인   장주연
출 판 기 획   김도성
책 임 편 집   오수진
일 러 스 트   유학영
표지디자인   김재욱
편집디자인   주은미
제 작 담 당   이순호
발 행 처   군자출판사(주)
        등록 제 4-139호.(1991. 6. 24)
        본사 (10881) **파주출판단지** 경기도 파주시 회동길 338(서패동 474-1)
        전화 (031) 943-1888   팩스 (031) 955-9545
        홈페이지 | www.koonja.co.kr

ISBN 979-11-5955-712-5
정가 38,000원

집필진은 가나다순입니다.

- ◆ **간담도췌외과** | 황대욱

- ◆ **소아청소년전문과** | 장원경

- ◆ **신생아과** | 정의석

- ◆ **소화기내과** | 오동욱, 최종기

- ◆ **신경외과** | 이승주

- ◆ **약제팀** | 박근미, 서자림, 윤보라, 정지혜

- ◆ **어린이병원간호팀** | 김사라

- ◆ **영양팀** | 박민아, 서승희, 지경아, 차경선

- ◆ **종양내과** | 서세영

- ◆ **중환자간호팀** | 송정미

- ◆ **중환자 · 외상외과** | 백종관, 이학재, 홍석경

- ◆ **호흡기내과** | 안지환, 허진원

- ◆ **흉부외과** | 강필제

서울아산병원 영양집중지원팀(이하 NST)은 2011년 전담 체제로 전환된 후, 현재 소아와 성인 두 팀이 서로 전문 분야의 지식과 경험을 공유하면서 영양 관련 다학제 진료 및 정책 결정, 교육, 연구 등 다양한 업무를 수행하고 있습니다.

2012년 'AMC 중환자영양치료' 초판이 발행된 이후 두 번째 개정으로, 제3 개정판에서는 영양지원에 관심이 있거나 영양관련 업무를 하시는 선생님들에게 도움을 줄 수 있는 내용들을 중심으로 최신 지견들을 추가하였습니다. 가장 크게 변화된 부분은 질환별 영양치료 부분을 강화하여, 저체온요법 중인 환자와 말기환자를 위한 영양지원 내용을 추가하였습니다. 또한, 다학제진료 시 도움을 드리고자 서울아산병원에서 사용 중인 영양지원 관련 프로토콜들을 모아서 정리하였습니다. 이번 개정작업을 통해 여러 선생님들 께 조금이나마 도움이 되었으면 합니다.

코로나19로 인해 힘든 상황에서도 제3 개정판을 위해 수고해 주신 NST 집필진, 편집위원님들과 무엇보다도 이번 개정작업에 강력한 동기부여를 해 주신 홍석경 선생님께 다시 한 번 깊이 감사드립니다.

서울아산병원 영양집중지원팀장

허진원

Contents

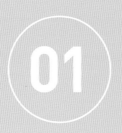

01

서울아산병원
영양집중지원팀

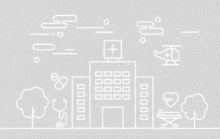

01 서울아산병원 영양집중지원팀

1 NST (Nutrition support team, 영양집중지원팀, 이하 NST) 목적

입원환자 중 영양불량 환자 및 영양과 관련된 질환으로 영양 집중지원을 필요로 하는 환자들의 영양치료 계획을 수립하고 모니터링하여, 영양지원 체계를 구축하고 질병 치료 효과를 극대화한다.

2 서울아산병원 NST

1) 서울아산병원 NST 조직

서울아산병원 NST는 1997년 7월 조직이 구성되었고, 2011년 10월 국내 최초로 전담자(간호사, 약사, 영양사)체제로 조직이 개편되었다. 2018년 7월 1일 소아 NST를 구성하여, 현재 성인과 소아 2팀으로 운영 중이다.

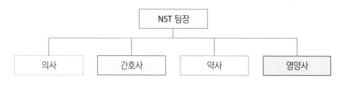

그림 1-1. **서울아산병원 NST 조직**

2) 서울아산병원의 NST 활동

  (1) 영양집중지원에 관련된 영양지원 관련 정책을 수립한다.

  (2) 영양집중지원을 필요로 하는 환자들의 영양자문을 받아 영양지원을 수행한다.

  (3) 영양집중지원관련 프로토콜을 만들어 체계적인 영양지원 시스템을 구축한다.

  (4) 영양치료에 대한 의료진 교육을 시행한다.

  (5) 영양제제(경장영양제제, 정맥영양제제) 관리에 참여한다

  (6) 영양치료 관련 연구활동을 한다.

3) 서울아산병원 NST 구성원의 역할

  (1) 의사

    ① 팀의 리더 역할을 한다.

    ② 다직종 간의 통합적인 진료가 이루어지도록 한다.

    ③ 영양집중지원을 받는 환자에 대한 전반적인 책임을 진다.

    ④ 환자의 질환을 파악하고 영양과 대사에 대한 정보를 제공한다.

⑤ 영양집중지원에 관한 원내 의료진을 대상으로 교육과 홍보를 한다.

⑥ 연구를 수행한다.

(2) 간호사

① 환자의 임상정보를 제공한다.

② 영양지원의 적응도 및 합병증을 모니터링 한다.

③ 영양집중지원에 관한 원내 의료진을 대상으로 교육과 홍보를 한다.

④ 행정업무를 수행한다.

⑤ 연구를 수행한다.

(3) 영양사

① 영양평가를 시행한다.

② 경장영양공급의 요구량을 산정한다.

③ 경장영양 환자의 경과에 대한 적응도 및 합병증을 감시한다.

④ 경장영양액의 안정성에 관한 정보를 제공한다.

⑤ 경장영양 및 과도기식에 대한 환자 및 직원교육을 시행한다.

⑥ 영양집중지원에 관한 원내 의료진을 대상으로 교육과 홍보를 한다.

⑦ 연구를 수행한다.

(4) 약사

① 정맥영양공급의 요구량을 산정한다.

② 정맥영양환자의 경과에 대한 적응도 및 합병증을 감시한다.

③ 정맥영양 수액제의 조제 및 조제액의 안정성에 관한 정보를
제공한다.

④ 약물과 영양소의 상호작용 및 약물에 의한 경장영양 부적
응증에 대한 자문을 받는다.

⑤ 영양집중지원에 관한 원내 의료진을 대상으로 교육과 홍보를
한다.

⑥ 연구를 수행한다.

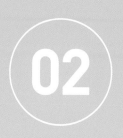

02

영양판정 및
요구량 산정

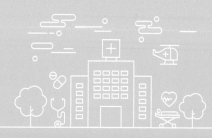

02 영양판정 및 요구량 산정

1 영양판정

영양판정은 영양불량 위험이 있는 모든 입원환자에게 행해져야 하며 적절한 영양지원 계획 수립을 위해 필수적인 과정이다. 영양판정 결과에 근거하여 영양지원 여부를 결정하고 영양문제 해결을 위한 영양중재의 우선순위를 고려하게 된다. 또한 영양중재 후 효과 평가와 모니터링의 자료가 되므로 지속적인 영양상태 평가가 필요하다.

1) 영양판정의 자료

개별적인 영양판정을 하기 위해 신체계측, 생화학검사결과, 임상 병력, 식사력 및 섭취 시 문제점 등 다양한 환자의 정보를 종합적으로 이용하게 된다.

(1) 신체계측

신체계측은 신체조정(체지방, 제지방)을 측정하여 영양상태를 판정하는 것이다. 체중, 피부주름두께, 상완위, 체지방 등을 주로 측정하며 입원환자의 체중변화는 부종이나 복수 등 수분균형상태를 고려하여 평가해야 한다. 삼두근 피부주름두께(Triceps skinfold, TSF)는 피하지방 축적 정도를 통해 에너지 결핍을 평가하게 되며, 제지방은 수분, 단백질, 무기질의 복합체이고 단백질을 저장하는 주된 장소가 근육조직이므로 상완 근육 둘레(Midarm muscle circumference, MAMC)는 근육량을 간접 측정함으로써 체단백의 결핍정도를 판정하는 데 사용된다. TSF, MAMC 외에 관자 주위 함몰정도, 승모근의 돌출정도 등을 활용하여 피하지방 축적 정도 및 근육량 감소를 평가할 수 있다.

(2) 생화학검사결과

혈청 알부민, 프리알부민, 트랜스페린 등이 내장 단백 상태 변화를 알려주는 지표가 될 수 있으나, 환자가 질병이 있는 경우 검사결과를 해석하는 데 교란변수가 있을 수 있으므로 환자의 질병상태를 이해하고 고려하여 해석해야 한다.

(3) 임상 병력

영양상태에 영향을 주는 요인으로 진단명, 수술, 약물치료 등의 병력과 경제적 상태, 가족력 등도 포함한다.

(4) 식사력

음식의 선택, 섭취량, 식사패턴과 식사나 음식 관련 지식과 믿음, 과거 영양 상담 경험, 신체활동, 식사준비 능력 등을 포함한다.

(5) 중환자 영양판정 시 고려할 인자들

중환자의 특성상 일반적인 신체계측 및 생화학검사결과는 중환자의 영양상태를 평가하기엔 정확도 및 신뢰성이 떨어질 수 있으므로 동반질환, 위장관의 기능, 흡인위험 등을 영양판정 시 고려할 인자들로 권고하고 있다. 초음파 및 킴퓨터단층촬영(CT)은 근육량 및 골격근을 측정할 수 있는 객관적인 방법으로 제시되고 있으나 임상에 적용하는 데는 한계가 있다.

2) 영양판정의 방법(Nutrition assessment tools)

(1) 주관적 총괄평가(Subjective global assessment, SGA)

체중변화, 식사섭취량의 변화, 소화기 증상, 활동능력 등의 항목을 포함하여 환자의 영양상태를 종합적으로 평가할 수 있는 도구로 신뢰도가 검증되어 있으며, 영양상태를 양호, 중등도 영양결핍, 고도 영양결핍으로 분류하고 있다(그림 2-1).

Features of subjective global assessment(SGA)

(Select appropriate category with a checkmark or enter momerical value where indicated by) "#"

A. History

1. Weight change

Overall loss in past 6 months: amount = # _____ kg: % loss = # _____

Change in past 2 weeks: _____ increase,

_____ no change,

_____ decrease.

2. Dietary intake change(relative to normal)

_____ No change,

_____ Change _____ duration = # _____ weeks

_____ type: _____ suboptimal liquid diet, _____ full liquid diet

_____ hypocaloric liquids, _____ starvation.

3. Gastrointestinal symptoms(that persisted for > 2 weeks)

_____ none, _____ nausea, _____ vomiting, _____ diarrhea, _____ anorexia.

4. Functional capacity

_____ No dysfunction(e.g., full capacity),

_____ Dysfunction _____ duration = # _____ weeks.

_____ type: _____ working suboptimally,

_____ ambulatory,

_____ bedridden.

5. Disease and its relation to nutritional requirements

Primary diagnosis(specify) _____

Metabolic demand(stress): _____ no stress, _____ low stress,

_____ moderate stress, _____ high stress.

B. Physical(for each trait specify: 0 = normal, 1 + = mild, 2 + moderate, 3 + = severe).

_____ loss of subcutaneous fat(triceps, chest)

_____ muscle wasting(quadriceps, deltoids)

_____ ankle edema

_____ sacral edema

_____ ascites

C. SGA rating(select one)

_____ A = Well nourished

_____ B = Moderately(or suspected of being) malnourished

_____ C = Severely malnourished

(Detsky 등, 1987)

그림 2-1. **주관적 총괄평가(Subjective global assessment, SGA)**

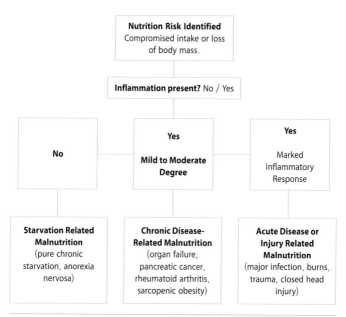

그림 2-2. Etiology approch to the diagnosis of malnutrition

3) 서울아산병원(AMC)에서의 영양판정

감염 여부에 의해 급성기, 만성기로 분류(그림 2-2)하여 식욕/섭취량 변화, 기간에 따른 체중변화, 피하 지방/근육 소모 여부, 수분저류, 악력 감소 여부 등을 바탕으로 영양상태를 양호, 중등도(moderate) 영양불량, 고도(severe) 영양불량의 세 단계로 평가하고 있다.

영양요구량 산정은 영양지원의 계획을 세우기 위한 중요한 과정이다. 특히 쇼크, 진정상태, 발열 등의 다양한 대사상태 변화가 있는 중환자들에게는 영양부족과 영양과다 모두 질환에 악영향을 줄 수 있다는 보고들이 있으므로 적정한 요구량 산정은 매우 중요하다.

부족한 영양공급은 면역 기능 감소와 상처 회복 지연과 관련되어 있으며 과도한 영양공급은 대사적 합병증으로 인한 고혈당증, 감염률 증가, 과탄산증 등을 유발하여 오히려 회복을 지연시키고 인공호흡기 치료기간을 연장시킬 수 있다.

에너지요구량을 산정하는 방법으로는 기초대사량을 이용하는 방법과 간접열량계를 이용하는 방법 그리고 에너지 소비량을 예측하기 위하여 개발된 산출공식을 이용하는 방법 및 체중에 기반한 예측식 등이 있다. 중환자의 영양요구량 산정 시 간접열량측정계를 통한 방법이 가장 정확하게 에너지요구량을 계산할 수 있어 우선적으로 권고하고 있다.

다음은 영양요구량 산정을 위한 기본적인 개념에 관한 내용이다.

1) 에너지 소모량의 정의

(1) 기초에너지소비량(Basal energy expenditure, BEE)

기초에너지소비량(Basal energy expenditure, BEE)은 BMR (Basal metabolic rate)과 통상적으로 함께 사용된다. 이는 안정 시 공복상태에서의 기초대사 시 발생하는 열 생산량을 말한다.

(2) 휴식에너지소비량(Resting energy expenditure, REE)

BEE에 음식 섭취로 인한 온도효과를 보정한 것으로 공복상태가 아닌 안정 상태에서 기초대사에 의한 열 생산량을 의미한다.

- 휴식에너지소비량(Resting energy expenditure, REE)
  = BEE × 1.2 (non-ambulatory) or 1.3 (ambulatory)

(3) 실제에너지소비량(Actual energy expenditure)

기초에너지 대사율에 환자가 처한 스트레스 지수를 곱한 값으로 실제에너지소비량을 추정한 값이다.

- 실제에너지소비량(Actual energy expenditure)
  = BEE×스트레스 지수(Stress factor)

■ 스트레스 지수

- 경증 스트레스: 정규 수술, 암   BEE × 1.2
- 중등도 스트레스: 감염, 패혈증   BEE × 1.4
- 중증 스트레스: 다발성 외상, 화상   BEE ×1.6

2) 성인의 영양요구량 산정법

(1) 기초대사량

Harris-Benedict 계산식

건강한 정상인을 대상으로 개발된 공식으로 입원환자에게 적용 시 과다 예측될 수 있다. 기준체중은 환자의 실제체중(actual body weight)을 사용하며 환자의 실제체중이 이상체중(ideal body weight)에 가까운 경우 상당히 정확하다. 비만도가 높은 환자에게는 과다한 영양 공급을 피하기 위해 조정체중을 적용한다.

- 남성

  BEE = 66.47 + (13.7×체중 kg) + (5.0×키 cm) - (6.76×나이 yr)

- 여성

  BEE = 665.1 + (9.6×체중 kg) + (1.8×키 cm) - (4.67×나이 yr)

(2) 간접열량측정계(Indirect calorimetry)

체내 산소 소모량과 이산화탄소 생성량을 측정하여 휴식대사량 (Resting Metabolic Rate, RMR)을 측정하는 기계로 중환자에게 가장 정확하여(85~96%) 우선적으로 권고되고 있다.

간접열량측정계에 사용되는 공식은 다음과 같다.

$$RMR = [3.94(VO_2) + 1.11(VCO_2)] + 1.44$$

호흡계수(Respiratory quotient, RQ) = VCO_2/VO_2

호흡계수(RQ)는 소요되는 산소와 생성되는 이산화탄소 가스의 용적 비율로 표시되며 영양공급의 적절성 및 효능을 평가하는데 사용된다. 보통 0.85~0.95가 목표값이며 0.8이면 단백질을 에너지원으로 사용, 0.7이면 지방을 에너지원으로 사용하는 것을 의미한다.

따라서 0.8이하이면 영양부족으로 간주하고 에너지 공급량을 증가시켜야 하며 값이 1보다 크면 영양과다 공급을 의미한다.

유럽정맥경장영양학회에서는 간접열량측정계를 이용할 수 없다면 인공호흡기로부터 얻은 VCO_2값을 이용해 휴식에너지소비량(REE)을 산출하는 방법(REE = VCO_2 * 8.19)을 제시하고있으며 산출공식을 이용한 방법보다 정확하다고 제시하고 있다.

간접열량측정계의 적응증은 상대적이며 환자의 개별적인 상황에 의해 결정되므로 절대적인 적응증은 없다. 따라서 다음과 같은 적응증과 금기증을 고려하여 다학제 진료팀에서 결정하는 것이 가장 이상적인 방법이다.

표 2-1. 간접열량측정계의 적응증

- BMI < 20.5
- BMI > 80
- 인공호흡기 요구량이 높거나 인공호흡기 탈관이 어려운 환자의 과다 공급이 우려되는 경우
- 목표 공급량의 100%를 충족하고 있으나 시간경과에 따라 의도하지 않은 체중감소가 있는 경우
- 신체절단에 의한 거대한 조직손실이 있는 경우
- 입원 전 체액과다(복수, 수액요법)로 신뢰할 만한 체중값이 없는 경우

ASPEN 2016

표 2-2. 간접열량측정계의 금기증

- Air leak (chest tubes, cuff leak, any other leak in ventilator circuit, leaks around face masks, canopies, etc)
- 체외막산소공급장치: ECMO
- 투석(투석하는 동안이거나 투석 후 몇 시간)
- 흡기산소분율(FiO_2) > 60%)
- 자발호흡 환자
  - 보조적산소호흡기 의존(cannula, face mask, etc)
  - 측정에 협조불가
  - 측정에 대한 불안감

ASPEN 2016

(3) 에너지요구량 산출 공식

Ireton-Jones 계산식

중환자나 외상환자들의 에너지요구량을 계산하기 위하여 개발된 공식으로 체중, 연령, 성별, 비만 여부, 인공호흡기 의존여부를 고려하여 에너지요구량을 산출한다.

- 기계적 환기보조환자 = 1784 - 11(A) + 5(W) + 244(S) + 239(T) + 804(B)

- 자발호흡 환자 = 629 - 11(A) + 25(W) - 609(O)

A: age (yrs)

W: actual wt (kg)

S: sex. male = 1, female = 0

T: trauma. present = 1, absent = 0 B: burn. present = 1, absent = 0

O: obesity > < 130% IBW present = 1, absent = 0

최근 관찰연구에서 에너지요구량산출 공식(predictive equation)을 이용하여 영양요구량을 산정했다면 중증환자의 급성단계에는 등칼로리(isocaloric nutrition)공급 보다는 저열량(hypocaloric nutrition)으로 공급할 것을 권고하고 있다.

(4) 체중에 기반한 예측식

실제 임상에서 적용 시 Harris-Benedict 계산식과 동등하다고 증명되어 쉽고 간편하게 실제 임상에서 가장 많이 사용되고 있다. 현재 중환자에게 권장되는 초기 영양공급량은 25 kcal/kg 이하이다.

- 저체중 및 정상체중 시에는 현체중(Actual body weight, ABW)을 사용한다.
- 심한 탈수, 부종 등이 있거나 현체중을 잴 수 없을 때 평소체중(Usual body weight, UBW)을 사용한다.
- 현체중, 평소체중을 알기 어려울 때에는 이상체중(Ideal body weight, IBW)을 사용한다.
- 비만의 경우 지방의 낮은 대사를 고려하여 조정체중(Adjusted body weight, ABW)을 사용한다.

3) 서울아산병원에서의 영양요구량 산정

체중에 기반한 예측식을 이용하되 환자의 질환, 체중 증감 등의 임상상태를 고려하여 영양요구량을 산정하며 특히, 중환자의 경우는 쇼크 초기, 이화, 동화 등의 단계에 따라 영양요구량을 재산정하여 영양치료를 시행한다. 체질량지수에 따른 요구량 산정 시 기준체중의 기준은 표 2-3과 같다.

표 2-3. **BMI에 따른 기준체중**

BMI(kg/m²)		기준체중	비고
저체중	18.5이하	현재체중	심한 탈수, 부종 등으로 현재체중이 부정확할 경우 평소체중 또는 이상체중 이용
적정체중	18.5 ~ 22.9		
과체중	23 ~ 24.9	이상체중	
비만	25 ~ 29.9	조정체중	
중등도 비만 이상	30 이상	현재 또는 조정체중 아래 참조	

BMI 30 이상의 비만 환자의 경우 열량은 11~14 kcal/kg (ABW) 또는 22~25 kcal/kg (IBW), 단백질은 2.0~2.5 g/kg (IBW)으로 산정한다.

- 이상체중(Ideal body weight, IBW)
    - → 남(kg) : 키 제곱(m²) X 22
    - → 여(kg) : 키 제곱(m²) X 21

- 조정체중(Adjusted body weight, ABW)
    - → 이상체중(IBW) + 0.25(현재체중(ABW) – 이상체중(IBW))

표 2-4. **열량 및 단백질 요구량 산정 참고**

	일반환자	중환자	수술 환자
열량	30~35 kcal/kg (IBW)	• 초기~이화상태: 20 kcal/kg 이하 • 안정기: 20~30 kcal/kg • 재활기: 30 kcal/kg 이상	20~25 kcal/kg
단백질	0.8~1.2 g/kg	• 중증외상, 패혈증, 장기부전환자: 1.5~2.0 g/kg • CRRT적용시: 2.5 g/kg 이상	1.25~1.5 g/kg
		간부전에 의한 간성혼수, 신부전에 의한 요독증을 동반한 경우: 0.6~1 g/kg	

4) 중증도에 따른 영양공급

중환자의 급성기(acute phase)에는 refeeding syndrome을 막기 위해 첫날은 목표량의 25%, 둘째 날 50%, 셋째 날 75%로 점진적으로 도달할 것을 제안한다. 또한 대규모 연구에서 영양공급이 에너지 소비에 근접하거나 혹은 측정된 REE의 70~100% 공급될 때 생존율이 유의하게 증가하였다고 보고된 바 있어 과도한 열량공급에 주의가 필요하다. 만성기(chronic phase) 또는 일반병동 전동 시에는 요구량의 125%까지 증량하고 CT 등을 통해 근육량을 모니터링할 것을 권고하고 있다. 따라서 중환자의 영양목표량은 환자의 임상적 상태를 반영하여 통합적으로 결정되어야 한다. 그런 의미에서 영양지원은 단순히 영양공급의 의미뿐 아니라 스트레스에 대한 반응, 이화작용, 면역염증반응에도 영향을 주어 질병 예후 및 임상성과 호전을 돕는 영양치료라 할 수 있다.

1. 김유리, 김지명, 이정은, 임윤숙, 황지윤, 황경희. 영양판정. 고양: 파워북; 2016

2. Arthur Raymond Hubert van Zanten1*, Elisabeth De Waele2, 3 and Paul Edmund Wischmeyer4. Nutrition therapy and critical illness: practical guidance for the ICU, post-ICU, and long-term convalescence phases. critical care 2019;23:368.

3. Black GL, Bistrian BR. Nutritional and metabolic assessment of the hospitalized patient JPEN J Parenter Enteral Nutr 1977;1:11-21.

4. Corish CA, Flood P, Kennedy NP. Comparison of nutritional risk screening tools in patients on admission to hospital. J Hum Nutr Diet 2004;17:133-903.

5. Detsky AS, McLaughlin JR, Baker JP, Johnston N, Whittaker S, Mendelson RA, et al: What is subjective global assessment of nutritional status? JPEN J Parenter Enteral Nutr 1987; 11:8-13.

6. Guiqoz Y, Vellas B, Garry PJ. Assessing the nutritional status of the elderly : The mini nutritional assessment as part of the geriatric evaluation. Nutr Rev 1996;54:59-65.

7. Ireton-Jones C, Jones JD. Improved equations for predicting energy expenditure in patients: The Ireton-Jones equations. Nutr Clin Pract 2002;17:29-31.

8. Jane V. White, PhD, RD, FADA, Peggi Guenter, PhD, RN, Gordon Jensen, MD, PhD, ASPEN, Ainsley Malone, MS, RD, CNSC, Marsha Schofield, MS, RD, Academy Malnutrition Work Group, A.S.P.E.N. Consensus Statement of the Academy of Nutrition and Dietetics/ American Society for Parenteral and Enteral Nutrition: Characteristics Recommended for the Identification and Documentation of Adult Malnutrition (Undernutrition). Journal of the Academy of Nutrition and Dietetics 2012;112:730-8.

9. Jensen GL, Mirtallo J, Compher C, Dhaliwal R, Forbes A, Grijalba RF, Hardy G, Kondrup J, Labadarios, D, Nyulasi, I, Pineda, JCC & Waitzberg,D. Adult Starvation and Disease-Related Malnutrition : A

Proposal for etiology-based diagnosis in the clinical practice setting from the international consensus guideline committee. JPEN J Parenter Enteral Nutr 2010;34:156-9.

10. Kondrup J, Rasmussen HH, Hamberg O, Stanga Z; Ad Hoc ESPEN Working Group: Nutritional risk screening (NRS2002): a new method based on an analysis of controlled clinical trials. Clin Nutr 2003;22:321-36.

11. McWhirter JP, Pennington CR. Incidence and recognition of malnutrition in hospital. BMJ 1994;308:945-8.

12. Peter B. Soetersa,b and Annemie M.W.J. Scholsa. Advances in understanding and assessing malnutrition Current Opinion in Clinical Nutrition and Metabolic Care 2009;12:487-94.

13. Skipper A. Agreement on defining malnutrition. J Parenter Enteral nutr 2012;36:261-3.

14. Stephen A. McClave, Beth E. Taylor, RD, DCN, Robert G. Martindale, MD, PhD, Malissa M. Warren, RD, Debbie R. Johnson, RN, MS, Carol Braunschweig, RD, PhD, Mary S. McCarthy, RN, PhD, Evangelia Davanos, PharmD, Todd W. Rice, MD, MSc, Gail A. Cresci, RD, PhD, Jane M. Gervasio, PharmD, Gordon S. Sacks, PharmD, Pamela R. Roberts, MD, Charlene Compher, RD, PhD, the Society of Critical Care Medicine, the American Society for Parenteral and Enteral Nutrition. Guidelines for the Provision and Assessment of Nutrition Support Therapy in the Adult Critically Ill Patient Society of Critical Care Medicine (SCCM) and American Society for Parenteral and Enteral Nutrition(A. S.P.E.N.). JPEN 2016;40:159-211.

15. Stratton RJ, Hackston A, Longmore D, Dixon R, Price S, Stroud M, King C, Elia M. Malnutrition in hospital outpatients and inpatients: prevalence, concurrent validity and ease of use of the 'malnutrition universal screening tool'('MUST') for adults. The British Journal of Nutrition 2004;92:799-808.

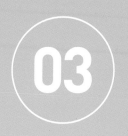

03

경장영양

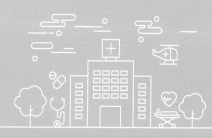

03 경장영양

1 경장영양이란

경구로 필요한 영양소를 섭취할 수 없을 때 관을 사용하여 위장
관으로 영양소를 공급하는 것을 말한다.

1) 경장영양의 장점
(1) 영양소의 대사 및 이용에 효율적이고, 외상 직후에도 빨리 시
작할 수 있다.
(2) 장 조직의 유지로 면역이 증가되어 박테리아전이, 패혈증, 복
합장기부전 등의 위험을 방지한다.
(3) 담낭염의 위험을 감소시키고, 정상적인 담낭의 기능을 유지한다.
(4) 외상 또는 스트레스 이후에 조기 경장영양은 이화작용을 감
소시키고 장내 점막세포의 성장을 촉진하는 여러 가지 호르
몬의 생성을 자극한다.

(5) 폐렴, 패혈증, 중심 정맥관 관련 합병증, 복강내 농양과 관련
된 감염 합병증을 감소시켜 줄 수 있다.

(6) 정맥영양에 비해 비용이 저렴하다.

❷ 경장영양의 적응증

소화관 기능이 정상이나 구강을 통해 필요한 영양소를 충족할 수
없는 환자에게 경장영양을 고려하여야 하며 진단명, 임상상태, 경구
섭취량 등을 종합적으로 판단하여야 한다. 경장영양은 표 3-1에 제시
된 금기증을 제외하고, 위장관기능이 있는 거의 모든 경우에 시도해
볼 수 있다.

표 3-1. **경장영양 금기증**

- 심한 단장증후군(대장 없이 소장 길이 < 100~150 cm 또는 대장 있으나 소장
  길이 50~70 cm)
- 심한 흡수저하 상태
- 심한 위장관 출혈
- 위장관 누공을 통한 많은 배액
- 마비성 장폐색
- 약물로 호전되지 않은 난치성 구토나 설사
- 수술 불가능한 기계적 폐색
- 경관튜브의 접근 통로 확보 불능
- 혈역학적 불안정 상태(평균동맥압 < 50 mmHg)

환자의 영양상태와 질환의 정도를 고려하여 결정한다.

1) 대사적으로 안정적인 환자

좋은 영양상태의 환자는 7~14일 이상 경구섭취가 어려울 경우 경장영양을 고려해야 한다. 10~14일 동안 금식이 장기화된 경우 재원일수 증가 등의 부정적 결과를 초래할 수 있다. 영양불량 위험이 있는 환자는 3~5일 내에 경구 또는 경장영양이 적절하지 못할 경우 정맥영양을 시작해야 한다.

2) 중환자

중환자는 수액소생술이 끝나고 혈역학적으로 안정적일 경우 경장영양을 바로 시작해야 하며 대부분 중환자실 입실 후 24~48시간 이내에 시작하도록 권고한다. 또한 48~72시간 내에 영양 목표량을 충족을 하거나 중환자실 입실 첫 주 내에 최소 목표량의 80%를 공급한다. 중증 이상의 급성췌장염, 간이식후, 외상, 두부외상, 장 손상이 없는 복부수술, 패혈증의 경우 조기 경장영양이 적용된다. 특히 화상 후 4~6시간 내에 조기 경장영양을 권장한다.

경장영양관의 거치 부위는 환자의 임상상태나 경장영양을 필요로 하는 기간에 따라 결정한다(그림 3-1).

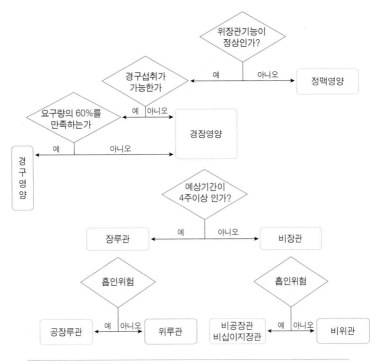

그림 3-1. **경장영양의 공급 경로 선택**

1) 비장관(Nasoenteric tube)

4~6주 미만의 단기간 경장영양이 예상될 때 선택한다.

(1) 비위관(Nasogastric tube)

경장영양관을 환자의 코를 통과하여 위에 거치하는 것을 말하며, 위장관기능이 정상인 환자에게 적용한다.

- 장점: 관의 삽입과 제거가 용이하며, 비용이 저렴하다. 위를 사용하므로 저장량이 크고 약물투입이 가능하다.
- 단점: 경장영양액에 의한 흡인위험도가 크고 환자가 관을 의식하게 된다. 부비동염, 코피, 식도천공, 호흡곤란을 야기할 수 있다.

(2) 비공장관(Nasoenteric tube, Nasojejunal tube)

경장영양관을 환자의 코를 통과하여 유문의 끝 또는 트라이츠 인대 넘어 거치하는 것을 말하며, 흡인의 위험이 높거나 위배출 지연, 위마비(gastroparesis), 위식도역류 질환 등이 있을 때 사용한다.

- 장점: 흡인의 위험이 있는 고위험환자에게 도움이 된다.
- 단점: 경장영양관 삽입 시 내시경, 영상의학적 방법으로 가능하며, 숙련된 전문가를 필요로 한다. 내경이 좁아 막힐 우려가 있어 주기적인 수분공급이 필요하다. 간헐적 공급으로 설사 등의 부적응증이 발생할 경우 지속적 공급 방법으로의 변경이 필요하다.

2) 장루관(Enterostomy tube)

4~6주 이상의 장기간 경장영양이 예상될 때 선택한다.

(1) 위루관(Gastrostomy tube)

외과적, 내시경적, 혹은 방사선 중재 하에 경피적으로 삽입하며, 위장관기능이 정상일 때 사용한다.

- 장점: 경장영양관의 구경이 크기 때문에 약물투입이 가능하다. 위를 사용하므로 저장량이 크고 환자가 관을 덜 의식한다. 간헐적 공급이 가능 하다.
- 단점: 비위관과 마찬가지로 흡인의 위험이 높은 환자에게는 위험도가 증가한다. 장루관 관리가 필요하다.

(2) 공장루관(Jejunostomy tube)

외과적, 내시경적, 혹은 경피적으로 삽입하며, 상부 소화기를 이용할 수 없거나 위 운동 장애, 식도의 역류, 흡인의 위험이 있을 때 사용한다.

- 장점: 흡인의 위험을 감소시킬 수 있다. 수술 후 조기 급식이 가능하고 환자가 관을 덜 의식한다.
- 단점: 구경이 작은 관은 막히기 쉽다. 복강 내의 누출 및 장축염전증(volvulus) 위험의 가능성이 있다. 간헐적 공급 시 설사 등의 부적응증 발생 위험이 높으므로 지속적 공급 방법이 필요하다.

경장영양의 공급방법은 환자의 임상상태, 장기능 상태, 튜브의 위치, 삶의 질 등을 고려하여 결정해야 한다.

1) 간헐적 공급(Intermittent feeding)

매 4~6시간 간격으로 200~300 cc를 30~60분 정도에 걸쳐 하루 3~6회 주입하는 방법이다. 중력이나 펌프를 이용할 수 있다.

- 적용: 중환자가 아닌 일반환자, 회복기 환자, 재택환자에게 적용된다.
- 방법: 100~200 cc/회, 하루 3~4회로 시작하여 적응도 양호하면 하루 간격으로 100 cc/회 만큼 증량하여 목표량까지 도달한다.
- 장점: 주입속도에 따라 융통성 있게 공급 양을 조절할 수 있다. 공급 시간 이외에는 자유 시간을 가질 수 있다.
- 단점: 흡인, 구토, 복통, 복부팽만, 설사 등의 위장관 부작용의 위험이 높다.

▶ 처방의 예) 500 cc 3회 1500 kcal, 250 cc/hr

2) 지속적 공급(Continuous feeding)

펌프나 중력(gravity)에 의해서 24시간 지속적으로 공급하는 방법이다.

- 적용: 간헐적 혹은 무더기 공급에 적응 못하는 환자에게 공급하는 방법으로 주로 중환자, 혈당조절이 안되는 경우, 소장으로 주입하는 환자에게 적용된다.
- 방법: 첫 주입 시 20 cc/hr 속도로 시작하여 적응도 양호하면 8~12시간마다 10~20 cc/hr 또는 하루에 20 cc/hr씩 주입 속도를 높여 목표량까지 도달한다.
- 장점: 위 내 잔여물의 과다 축적과 흡인의 위험과 혈당 상승과 같은 대사적 합병증의 위험을 최소화할 수 있다.
- 단점: 24시간 동안 지속적으로 투여하므로 보행이나 다른 활동에 제약을 받는다. 주입 전용 펌프가 필요한 환자는 퇴원 후 가정에서 사용 시 비용이 증가한다.

▶ 처방의 예) 60 cc/hr * 24 hr, 1440 kcal/day

3) 주기적 공급(Cyclic feeding)

환자의 용량 적응도를 보면서 8~20시간 동안 주입하는 방법이다.

- 적용: 지속적 방법을 적용하던 환자가 이동이 가능해지거나, 경구섭취로 이행하는 환자에게 적용된다.
- 방법: 지속적 공급 방법과 동일하며, 주입시간 내에 목표열량만큼 공급되도록 최종 속도를 결정한다.
- 장점: 요구량에 따라 공급량을 융통성 있게 조절할 수 있다. 공급시간 이외에는 활동이 자유롭고, 낮 동안 경구섭취를 시도할 수 있으며, 밤 동안 부족량을 보충할 수 있다.
- 단점: 주입 전용 펌프가 필요할 수 있다.

▶ 처방의 예) 120 cc/hr * 12 hr (8PM~8AM), 1440 kcal/day

4) 무더기 공급(Bolus feeding)

주사기나 중력으로 짧은 시간 여러 번 주입하는 방법이다.

- 적용: 위로 공급할 때만 적용되며, 경구와 경관유동식을 동시 사용하는 소아의 경우 주로 적용된다.
- 방법: 30분 이내의 짧은 시간 동안 중력이나 주사기의 압력으로 하루 3회 이상 공급한다.
- 장점: 정상 식사와 유사하여 이동이 편하고 외부에서도 주입 가능하며, 가장 저렴한 방법이다.
- 단점: 흡인, 구토, 복통, 복부팽만, 설사 등의 위장관 부작용의 위험이 높다.

▶ 처방의 예) 200 cc * 6회, 1200 kcal/day, 분유 30 cc * 8회 (168 kcal/day)

지속적 공급에서 간헐적 공급으로 이행 방법

지속적 공급으로 부적응증 없이 일정 속도에 도달되면, 간헐적 공급으로 이행을 시도해 볼 수 있다.

- **적용**: 지속적 방법을 적용하던 환자가 중환자실에서 일반 병동으로 전동을 고려하고 있거나, 퇴원을 계획할 때 적용된다.
- **방법**: 경장영양 부적응증 없이 주입속도 100 cc/hr 이상 잘 유지되면 매 4~6시간 간격으로 나누어서 공급한다. 주입속도는 200~300 cc/hr로 조절한다.
- **단점**: 소장 급식의 경우 주입속도를 갑자기 올리게 되면 설사 등의 부적응증이 나타날 수 있으므로 단계적 속도 조정이 필요할 수 있다.

시작 전에 환자에 대한 영양평가와 x-ray 등을 이용한 관 위치를 확인하고, 환자나 보호자에게 경장영양 계획에 대한 교육을 실시한다. 경장영양의 시작 시기와 공급량, 진행 계획은 환자의 임상상태, 영양상태, 적응도 등에 따라 달라질 수 있으나 중환자실에 입실한 환자의 경우, 혈역학적으로 안정된 후 가급적 24~48시간 내에 경장영양을 시작하는 것을 목표로 한다.

본원에서는 외과계 중환자실과 내과계 중환자실 프로토콜에 따라 경장영양을 진행한다(9. AMC NST protocol 참조).

경장영양 중인 중환자는 하루 세 번씩 적응도 평가를 시행한다.

- 복부신체검사(의식이 없는 경우 복부 X선 검사)
  → 복통, 구토, 복부팽만감
- 배변양상 확인(설사: 하루에 무른변 3회 이상)
- 위 잔여량 확인(위 잔여량 200 cc 기준으로 평가)

---

7 경장영양 중 소화기 장애에 사용하는 약물요법

1) 장운동촉진제

(1) 경장영양 이행 시 적응도를 높이기 위한 장운동촉진제(prokinetic agent) 투여를 고려해야 한다.

(2) 장운동촉진제는 소장 운동 리듬은 유지시키면서 수축 빈도를

증가시키거나 수축 강도를 더 강화시킴으로써 위장관 운동성을 증강시키는 약제로서 복부불편감, 변비, 속쓰림, 오심, 구토 등의 위장관계의 증상을 완화시키므로 과민성대장증후군, 위염, 위산역류, 위무력증, 기능성 소화불량증 등의 위장관계 질환의 치료를 위해 이용된다.

- 5-HT$_4$ (Serotonin) receptor agonist
위장관의 장근신경총에서 세로토닌(5-HT$_4$) 수용체를 자극하여 아세틸콜린의 분비를 촉진시킨다. Mosapride, prucalopride 등이 있다.

- Dopamine D$_2$ recepator antagonist
위액 분비 없이 위장관 운동을 촉진시켜, 위마비, 위식도역류질환, 소화불량에 효과적이다. 중추신경계 부작용으로 추체외로계 이상반응, 고프로락틴 이상반응(유즙 분비, 여성형 유방)과, QT 간격 연장 등의 다양한 부작용이 나타날 수 있다.

- **기타**
여러 가지 복합적 기전으로 장운동을 촉진하는 약물로, Itopride와 Motilitone 등이 있다. 주사제인 Neostigmine은 Acetyl choline esterase inhibitor로 위벽의 콜린성 활성을 증가시킴으로써 대장의 운동을 촉진시킨다. Neostigmine은 허가 외(off label)로 Acute colonic pseudo-obstruction에 쓰기도 하는데, 부작용으로 복통, 과다한 침 분비, 구토가 발생할 수 있다. 또한 서맥 등 심장계 부작용이 발생할 수 있어 특히 정맥주사 투여 시에는 심전도, 혈압, 맥박수 등을 모니터하면서 투여 속도를 낮추어 천천히 투여해야 한다.

표 3-2. 장운동촉진제의 종류

성분(원내 코드)	특징
5-HT$_4$ receptor agonist	
Mosapride (PK-GASM.5G)	속쓰림, 구역, 구토 등 기능성 소화불량의 증상을 완화, 변비에도 효과
Prucalopride (RESOL1, RESOL2)	완하제 투여로 증상 완화에 실패한 성인 만성 변비에 적응증 장기능 개선, 변비 관련 증상, 변비 관련 삶의 질 개선시킴
Dopamine D$_2$ receptor antagonist	
Metoclopramide (주사: XA-MEXO10, 경구: MEXO5)	중추성 항구토제로도 사용 추체외로계 이상반응, 고프로락틴 이상반응 주의 최대 5일 이하로 투여 제한 권장(만성질환에 추천되지 않음)
Levosulpiride (LEVOP25)	추체외로계 이상반응, 고프로락틴 이상반응 주의
Domperidone (DOMP10, MOTM10)	말초에서만 작용하여 추체외로계 이상반응이 드묾 일주일 초과 사용은 권장되지 않음 캐나다 주의 경보: 심각한 심장계 부작용 발생과 관련 가능성 있음
기타	
Itopride (GANAK50)	Dopamine D$_2$ receptor antagonist, Acetyl choline esterase inhibitor 추체외로계 이상반응, 고프로락틴 이상반응 주의
Motilitone® (MTON30)	현호색, 견우자 추출물 D$_2$ receptor antagonist, 5-HT$_4$ agonist 4주 투여 후에도 증상의 개선이 없을 경우 투여를 중지하고 치료요법 전환
Neostigmine (주사: XA-NSTIG.5)	Acetyl choline esterase inhibitor 복통, 과다한 침분비, 구토, 서맥 등이 부작용으로 나타날 수 있음. ECG, 혈압, 맥박수 모니터링 필요 정맥 내 투여 시 수액 믹스하여 천천히 투여

2) 완하제

완하제의 투여는 변비를 치료, 예방하고, 장관운동을 돕는 역할을 한다. 완하제의 다양한 기전 및 작용 발현 시간을 고려하여 약물을 선택해야 한다.

하제는 기전에 따라 크게 세 가지로 분류할 수 있다. 팽창성 하제는 물을 흡수하여 대변의 양을 증가시키는 기전으로 배변을 유도한다. 삼투성 하제는 고삼투압의 성분으로, 장관 내로 물을 끌어당기고, 관내의 이온 수송에 영향을 준다. 자극성 하제는 장관 평활근에 직접 작용하여 장운동을 항진시키고, 점막신경총을 자극하며, 물과 전해질 수송을 변화시켜 장 내의 체액을 저류시키고 배변시킨다. 참고로, 하제의 보조적인 성분으로 사용되는 docusate sodium은 계면활성제로 장관 내 체액과 소수성 물질의 혼합을 유발하여 대변을 부드럽게 하는 역할을 한다.

표 3-3. **원내 사용 완하제**

분류	성분(원내 코드)	특징
팽창성 하제	Plantago seed and seed bark (PK-AGIO6G) Polycarbophil calcium (SYLCO625)	– 작용 발현 시간: 약 투여 후 1~3일 이내 – 식도폐쇄 및 변비 예방을 위해 충분한 물과 함께 섭취해야 함 – 복부 경련 및 가스 팽만을 유발 가능함 – 체액과다 및 장 폐색 환자에서는 피함 – 장운동을 억제하는 Loperamide나 Opioid 와는 병용을 피함

삼투성 하제	Magnesium oxide (MGO250, MGO500)
	
	Lactulose (PK-DEASY15, PS-DEASY)
	
	Macrogol 4000 (Polyethylen glycol) (PK-FOLA10G)
	
	D-sorbitol/docusate sodium (OS-YAL67.5)
		– 작용 발현 시간(약물투여 시간으로부터):
		  Mgnesium oxide: 1~6 시간 이내
		  Lactulose 1~3 일 이내
		  Macrogol: 1~2일 이내
		– 부작용: 구역, 복부 경련, 복부 가스 참, 복통, 방귀, 체액 부족, 전해질 불균형, 산/염기 불균형

자극성 하제	Bisacodyl, docusate sodium(장용정) (DULC): 장용정 Bisacodyl (DUL-P): 좌제 약용탄, 센나엽, 황, 대황엑스 (EUCA)	– 작용 발현: 약 투여 후 6~12시간 후(좌제는 1시간 이내) – Bisacodyl 좌제는 중환자에서도 투여가 빈번함 – Docusate(계면활성제)와 병용 시 상승 효과가 있음 – 부작용: 복부 경련, 통증, 설사 및 체액, 전해질, 산/염기 불균형 – 직장내 출혈 및 결장 폐색이나 천공 시에는 투여를 피함

3) 지사제

지사제는 연동운동을 억제하거나 장관 통과 시간을 연장시키고, 대변의 부피를 감소시키거나 흡착하여 설사를 완화시킨다. 설사 발생 시에는, 감염이나 약물, 경장영양제제 등 설사의 원인을 파악해야 하며, 분변 매복을 확인해야 한다. 원인 교정 후에도 설사가 지속되고 지사제의 투여가 금기가 아니라면, 지사제 투여도 고려할 수 있다.

표 3-4. **원내 사용 지사제**

성분 및 원내 코드	작용 기전	주의 및 부작용
Loperamide (LOPER2)	위장관 근육에 직접적으로 작용하여 Opioid 제제와 유사한 효과를 나타내고, 연동운동, 분비 억제 및 항콜린성 작용을 나타냄	– 장관의 운동을 감소시키고, 독성 거대결장증을 악화시킬 수 있으며, 특히 *C. difficile* 감염이 있는 경우 금기임 – 말초신경에 작용하므로 부작용이 흔하지 않으나, 변비, 어지러움, 구갈, 구토 등의 부작용 있음
Cholestyramine resin (PK-QUE9G)	장에서 담즙산과 결합하여 흡수되지 않는 복합체를 만들며, 담즙산의 장간순환을 억제함 담즙과 결합한 저밀도 콜레스테롤의 대변 배출을 증가시킴	– 담즙정체나 단장증후군, 회장 절단 및 쓸개 절제술 등으로 인한 담즙 흡수장애에 의한 설사 치료에 효과적임 – 장기 투여 시 비타민 K 등 지용성 비타민과 엽산, 칼슘, 철분 등 영양소의 흡수를 억제하여 결핍 유발 가능: 보충제 투여 필요할 수 있음 – 다른 약물과 함께 투여 시 다른 약물의 흡수를 방해할 수 있음. Cholestyramine 투여 1시간 전 또는 투여 4~6시간 후에 다른 약물을 투여 – feeding tube로 투여 시 막힘 주의
Dioctahedral smectite (PK-FOTA20ML)	흡착성 지사제	– 급성 설사와 위장염에 투여 시 설사 기간을 감소시킴. 만성 설사에도 적응증이 있음 – 가능한 공복에 복용해야 하며, 다른 약물 함께 복용 시 흡수율이나 흡수 시간에 영향을 미칠 수 있으므로 시간 간격을 두고 복용 – feeding tube로 투여 시 막힘 주의

정맥영양이나 경장영양을 완전히 중단할 때까지 단계적으로 용량이나 점도를 조절하여 제공되는 경장영양액, 혹은 경구식사를 이행기식이라 한다. 정맥영양을 갑자기 중단하면 환자의 영양상태가 악화되거나 대사적 이상(특히 저혈당)이 생길 수 있으므로 정맥영양에서 경장영양이나 경구식사로 전환할 때에는 체계적인 영양관리가 요구된다. 이행기 급식의 진전속도는 환자의 소화 흡수기능, 식욕, 영양상태, 저작 및 연하기능에 따라 다르다.

1) 정맥영양에서 경장영양으로 이행

(1) 정맥영양공급 중에 소화관 기능과 임상상태의 호전에 따라 경장영양으로의 이행을 계획한다.

(2) 초기에 경장영양은 적은 양을 시작하고, 복부팽만, 위 잔여량, 메스꺼움, 구토, 설사 등의 소화기관 적응증을 관찰한다.

(3) 총 섭취량과 배설량, 전해질 상태를 관찰한다.

(4) 경장영양으로 요구량의 50%에 도달하고 적응도가 양호하면, 정맥영양공급량은 경장영양공급으로의 에너지, 단백질 공급량만큼 줄인다.

(5) 경장영양으로 요구량의 70%에 도달하고 적응도 양호하면, 정맥영양공급은 중단한다.

2) 경장영양에서 경구식사로 이행

(1) 경장영양공급 중에 환자 의식의 유무, 삼키는 능력의 유무 등

에 따라 경구영양으로의 이행을 계획한다.

(2) 초기 경구영양은 과도기식 또는 연하보조식, 수술후식 등으로 시작해볼 수 있다.

- 과도기식: 연하기능에 따라 1(갈아서), 2(다져서), 3(원형)단계로 제공되며, 처방된 경장영양과 소량의 경구식(700 kcal/day)이 같이 공급된다. 연하보조식은 경구식만 제공된다.

(3) 총 섭취량과 배설량, 체중변화, 전해질 상태를 관찰한다.

(4) 경구영양으로 요구량의 70%에 도달 후 섭취량이 유지되면, 경장영양지원은 중단한다.

(5) 중단 후에도 요구량의 70~100%를 경구섭취를 하는지 당분간 관찰한다. 이를 충족시키지 못할 경우에는 경장영양공급을 재시작한다.

경구식사로 이행 전에 경구섭취가 가능한 상황인지 객관적인 진단을 받아 흡인폐렴 등을 사전에 예방할 필요가 있다. 비디오연하조영촬영검사 (Videofluoroscopic swallowing study, VFSS)는 환자가 연하곤란이 있는지, 있다면 얼마나 심한 정도인지를 진단하는 방법으로, 재활의학과에 의뢰하여 검사하게 된다. 진단 결과에 따라 경구섭취로 바로 이행 또는 경장영양을 유지할 지 등의 치료 계획이 설정된다.

9 경장영양액 종류와 특징

국내에서 사용할 수 있는 경장영양액은 환자용식품 또는 전문의 약품으로 등록되어 있으며, 국내에서 생산되는 제품과 수입완제품의 형태가 있고 제품마다 영양성분과 함량에 차이가 있다. 표 3-5, 3-6에는 원내 사용중인 상업용 경장영양액의 영양 성분표가 제시되었다.

표 3-5. 원내 사용중인 경장영양액 성분표

구분		기본균형식		RTH형균형식	
		뉴케어 300TF	메디푸드LD	뉴케어인텐시브 AF(고단백)	엔커버
제품 특징	성분	균형식 식이섬유(無)	균형식 식이섬유(有)	멸균팩 / 고단백 식이섬유(有)	멸균팩 / 균형식 식이섬유(無)
	처방대상 예	소화기관 문제 시	일반환자	중환자 면역력 저하 시 수술 후 환자 단백질영양불량	중환자 면역력 저하 시 소화기관 문제 시
	주의사항	용량: 200 cc/캔 적응도 관찰	용량: 200 cc/캔 적응도 관찰	용량: 500 cc/팩 적응도 관찰	용량: 400 cc/팩 Vit K가 와파린 작용에 길항함
영양성분 구성	단위	1000 cc 기준			
에너지 다량 영양소 섬유소	열량	1,000	1,000	1,000	1,000
	열량비율	57:16:27	58:15:27	45:24:31	62:18:20
	탄수화물	143	150	120	156
	단백질	40	40	60	44
	지방	30	30	35	22
	식이섬유	0	15	15	0
	NPC/N	131 : 1	131 : 1	79 : 1	117 : 1
물성지표	수분	780	775	777	850
	삼투압	300	300	300	330-360
	신용질부하	318	333	454	
지용성 비타민	비타민 A	750	700	900	124
	비타민 D	10	10	10	3.4
	비타민 E	10	27.6	10	6.5
	비타민 K	75	70	80	625
수용성 비타민	비타민 C	140	150	1000	281
	비타민 B$_1$	1.3	1.8	1.5	3.8
	비타민 B$_2$	1.5	2.1	1.7	2.5
	나이아신	16	15	30	25
	비타민 B$_6$	1.5	2.26	1.7	3.8
	엽산	400	600	450	375
	비타민 B$_{12}$	2.4	12	2.7	3.2
	판토텐산	5	5	7	9.6
	비오틴	30	30	32	39
다량 무기질	Ca	700	700	700	440
	P	750	700	700	440
	Na	900	900	900	738
	Cl	1080	145	1200	1170
	K	1175	1542	1500	1380
	Mg	220	110	220	193
미량 무기질	철	13	9	11	6.3
	아연	15.5	8.6	15	6.4
	구리	1.5	0.6	2	1.3
	망간	3	3	4	1.3
	요오드	150	225	110	–
	셀레늄	30	41.3	30	
	몰리브덴	15	19	15	
	크롬	30	22.5	30	
기능성 성분	콜린	750	300	750	
	타우린	505	126	503	
	이노시톨	440	–	440	
	L-카르니틴	150	125	150	

비타민 A: µg RE / 비타민 D: µg / 비타민 E: mg α-TE / 비타민 K, C, B$_1$, B$_2$, 나이아신, B$_6$, 판토텐산: mg / 엽산, B$_{12}$, 비오틴: µg / Ca, P, Na, Cl, K, Mg: mg / 철, 아연, 구리, 망간: mg / 요오드, 셀레늄, 몰리브덴, 크롬: µg / 콜린, 타우린, 이노시톨, L-카르니틴: mg

* RTH (Ready to Hang): 밀봉된 파우치에 라인을 바로 연결하는 제품의 형태.

구분		RTH형균형식		소아균형식	농축식	Low FODMaps식
		케어웰인텐시브 FL	하모닐란	그린비아키즈	메디웰 프로틴 1.5	그린비아 장솔루션
제품 특징		멸균팩/균형식 식이섬유(無)	멸균팩/균형식 식이섬유(有)	균형식 식이섬유(無)	1.5 kcal/cc농축 식이섬유(有)	Low FODMap 식이섬유(有)
		중환자 면역력 저하 시 수술 후 환자 소화기관 문제 시	중환자 면역력 저하 시	소아용(1~10세) 권장	수분, 용량 제한 시	설사 시
		용량: 500 cc/팩 적용도 관찰	용량: 500 cc/팩 비타민 D, K, Cu, Mn, Sel등 부재	용량: 200 cc/캔 적용도 관찰	용량: 200 cc/팩 수분균형 관찰 적용도 관찰	용량: 200 cc/캔 적용도 관찰
영양성분 구성		1000 cc 기준				
에너지 다량 영양소 섬유소	열량	1,000	1,000	1,000	1,500	1,000
	열량비율	44:20:36	54:19:27	43:12:45	50:18:32	52:18:30
	탄수화물	110	135	105	190	140
	단백질	50	48	30	65	45
	지방	40	30	50	55	35
	식이섬유	0	10	0	5	15
	NPC/N	100	106 : 1	182:1	119 : 1	118 : 1
물성지표	수분	794		840	750	825
	삼투압	300	350	340	480	270
	신용질부하	387		197	500	335
지용성 비타민	비타민 A	1000	480	750	1500	1125
	비타민 D	10	–	20	10.5	5
	비타민 E	25	17	10	15	24
	비타민 K	90	–	50	115	75
수용성 비타민	비타민 C	400	200	100	150	200
	비타민 B_1	1.4	8.8	0.85	2.5	1.2
	비타민 B_2	1.8	2.4	1.15	2.5	1.5
	나이아신	25	40	11.5	24	16
	비타민 B_6	1.8	40	1.15	3	1.5
	엽산	400	900	300	600	400
	비타민 B_{12}	5	5	1.85	4.5	4.8
	판토텐산	7.6	32	5	10.5	5
	비오틴	60	200	18.35	60	30
다량 무기질	Ca	800	480	1000	1050	750
	P	800	490	625	1000	700
	Na	900	920	450	1000	660
	Cl	1200	1120	900	1100	1025
	K	1150	1170	1300	2100	1125
	Mg	300	100	165	375	290
미량 무기질	철	10	10.4	17.5	15	10
	아연	20	2.6	10	18	20
	구리	1.6	–	0.85	1.2	0.8
	망간	4	–	2	5.3	2.5
	요오드	150		90	225	150
	셀레늄	40		37.5	–	27.5
	몰리브덴	80		–	–	12.5
	크롬	40		–	–	25
기능성 성분	콜린	600		330	–	550
	타우린	200		100	–	200
	이노시톨	–		80	–	–
	L-카르니틴	200		20	–	200

표 3-6. 원내 사용중인 경장영양액 성분표

구분			저탄수화물식	고단백식	저포타슘식	
			뉴케어당뇨	그린비아 고단백솔루션	그린비아RD+	그린비아RD+ 농축2
제품 특징		성분	저탄수화물 식이섬유(有)	고단백식 식이섬유(無)	P, K, Na 저함량	P, K, Na 저함량 2 Kcal/cc 농축
		처방대상 예	고혈당 시 탄수화물 제한 시	수술 후 환자 단백질영양불량 환자	고칼륨혈증 시 혈액투석 시	고칼륨혈증 시 혈액투석 시
		주의사항	적응도 관찰 혈당 관찰	적응도 관찰	P, K, Na 수치 관찰	P, K, Na 수치 관찰
영양성분 구성		단위	1000 cc 기준			
에너지 다량영양소 섬유소		열량	Kcal/mL	1,000	1,000	1,000	2,000
	열량비율	C : P : F	39:18:43	53:26:21	55:15:35	55:15:35
	탄수화물	g	110	130	123	245
	단백질	g	45	65	38	75
	지방	g	48	23	40	80
	식이섬유	g	25	0	5	10
	NPC/N	ratio	111:1	75 : 1	143 : 1	143 : 1
물성지표		수분	mL	787	820	833	675
	삼투압	mOsm/kg	310	380		800
	신용질부하	mOsm/L	341	484		493
지용성 비타민		비타민 A	µg RE	750	1125	175	350
	비타민 D	µg	5	5	2.5	5
	비타민 E	mg α-TE	10	24	15	30
	비타민 K	µg	75	75	40	80
수용성 비타민		비타민 C	mg	140	200	125	250
	비타민 B₁	mg	1	1.2	0.6	1.2
	비타민 B₂	mg	2	1.5	0.75	1.5
	나이아신	mg	16	16	8	16
	비타민 B₆	mg	2	1.5	2.5	5
	엽산	µg	400	400	400	800
	비타민 B₁₂	µg	2	4.8	1.2	2.4
	판토텐산	mg	5	5	2.5	5
	비오틴	µg	30	30	50	100
다량 무기질		Ca	mg	770	750	900	1800
	P	mg	700	700	375	750
	Na	mg	800	925	375	750
	Cl	mg	750	1000	300	600
	K	mg	1100	1550	400	800
	Mg	mg	220	220	100	200
미량 무기질		철	mg	12	10	5	10
	아연	mg	12	20	5	10
	구리	mg	1	0.8	0.4	0.8
	망간	mg	2	4	2	4
	요오드	µg	150	150	75	150
	셀레늄	µg	–	27.5	14	28
	몰리브덴	µg	–	12.5	6.3	12.5
	크롬	µg	–	25	12.5	25
기능성 성분		콜린	mg	782	365	275	550
	타우린	mg	495	100	50	100
	이노시톨	mg	430	–	278	555
	L-카르니틴	mg	190	100	50	100

구분	저단백식		저장쇄중성지방식	단장증후군식
	뉴케어KD	뉴케어KD+ 농축2	MCT포뮬라	조제미음
제품 특징	단백질, P, K, Na 함량 낮음	단백질, P, K, Na 함량 낮음 2 Kcal/cc 농축	Low LCT MCT 대체	쌀미음
	단백질 제한 필요시 만성신부전 시	단백질, 수분제한 필요 시 만성신부전 시	유미흉증 유미복수증 지방흡수장애	소화기관 수술 후 이행기
	P, K, Na 수치 관찰	P, K, Na 수치 관찰	적응도 관찰	불균형식으로 장기 공급 금지

영양성분 구성		1000 cc 기준			
에너지 다량영양소 섬유소	열량	1,000	2,000	1,000	100
	열량비율	62:06:32	62:06:32	47:13:40	96:04:0
	탄수화물	160	320	117	31.4
	단백질	15	30	33	2.3
	지방	35	70	45	0.0
	식이섬유	10	20	–	0.4
	NPC/N	392 : 1	392 : 1		
물성지표	수분	795	590		
	삼투압		830		
	신용질부하		256		
지용성 비타민	비타민 A	375	750	2405	
	비타민 D	2	4	20	
	비타민 E	62	12.4	23	
	비타민 K	46.5	93	162	
수용성 비타민	비타민 C	87.5	175	8.4	
	비타민 B$_1$	0.8	1.6	1.7	
	비타민 B$_2$	0.95	1.9	1.7	
	나이아신	10	20	22	
	비타민 B$_6$	0.95	1.9	2.2	
	엽산	250	500	162	
	비타민 B$_{12}$	1.5	3	6.2	
	판토텐산	3.1	6.2	10	
	비오틴	27.5	55	80	
다량 무기질	Ca	600	1200	952	
	P	237.5	475	718	
	Na	300	600	618	
	Cl	368	735	1136	
	K	375	750	1286	
	Mg	100	200	117	
미량 무기질	철	7.5	15	18.4	
	아연	12.5	25	8.4	
	구리	0.4	0.8	1.3	
	망간	1	2	0.5	
	요오드	–	–	75	
	셀레늄	–	–		
	몰리브덴	–	–	–	
	크롬	–	–	–	
기능성 성분	콜린	404	808	167	
	타우린	295.5	591	87	
	이노시톨	224	448	87	
	L-카르니틴	96.5	193		

1) 원내 사용 중인 경장영양제제의 특징과 활용

(1) 기본균형식

- 캔 제형이며, 1 kcal/mL인 등장성 제품이다.
- 섬유소의 필요의 유무에 따라 제품 선택이 필요하다.
- 1 L 공급 시 한국인 영양권장량 수준의 미량영양소 공급 충족 가능하다.

(2) RTH (Ready to Hang)형 균형식

- 밀봉된 파우치에 라인을 바로 연결하는 제품의 형태로 위생적 인 경관유동식 공급이 가능하다.
- 1 kcal/mL 제품이다.
- 섬유소의 필요의 유무에 따라 제품 선택이 필요하며, 중환자 의 경우 장운동성 저하 및 장허혈의 위험이 있는 경우 섬유소 가 포함되지 않은 제품의 선택을 권장한다.
- 환자의 단백질 권장량에 적합한 제품을 선택한다.
- 장기간 경관유동식 사용 시 미량영양소의 함량을 고려하여 제 품을 선택한다.
- 전문의약품으로 분류된 제품(엔커버, 하모닐란)은 약물로 처 방한다.

(3) 소아균형식

- 캔 제형이며, 1 kcal/mL 등장성 제품이다.
- 1세 이상 소아의 영양소 요구량을 고려하여 구성된 제품이다.

(4) 농축식

- 테트라팩 제형이며, 1.5 kcal/mL 고삼투압 제품이다.
- 기본균형식의 수준의 영양소 공급이 가능하며, 수분제한이 필요한 경우 선택한다.

(5) Low FODMaps식

- 캔 제형이며, 1 kcal/mL 등장성 제품이다.
- 체내에서 가스를 생성하여 장을 자극할 수 있는 발효성당류(FODMAP) 함량을 줄인 제품이다.
- 기본균형식에 비해 삼투압이 다소 낮으며, 섬유소가 포함된 제품으로, 설사가 조절되지 않을 경우 선택해 볼 수 있겠다.

(6) 저탄수화물식

- 캔 제형이며, 1 kcal/mL 등장성 제품이다.
- 기본균형식에 비해 탄수화물의 비율을 낮추고 지방과 섬유소 함량을 높여 위 배출을 지연시켜 혈당조절의 개선을 위해 구성된 제품이다.
- 중환자, 당뇨병성 위마비(gastroparesis)의 경우 적응이 어려울 수 있어 선택을 권장하지 않으며, 적절한 인슐린 요법에도 혈당조절이 어려울 경우 선택해 볼 수 있겠다.

(7) 고단백식

- 캔 제형이며, 1 kcal/mL 제품이다.
- 일반적으로 열량 30 kcal/kg 공급 시 단백질 1.9 g/kg 이상 공

급이 가능하며, 섬유소가 포함되지 않은 제품이다.

(8) 저포타슘식

- 캔 제형이며, 1 kcal/mL와 2 kcal/mL로 선택할 수 있다.
- 인, 칼륨, 나트륨 공급량이 낮아 고칼륨혈증 또는 고인혈증이 있는 환자에게 적합한 제형이다.
- 일반적으로 열량 30 kcal/kg 공급 시 단백질 1.1~1.2 g/kg 공급 가능하다.
- 중환자의학회/미국경정맥영양학회에서는 급성신부전을 동반한 중환자의 경우 고단백 기본제제의 사용을 권장하고 있다.

(9) 저단백식

- 캔 제형이며, 1 kcal/mL 와 2 kcal/mL로 선택할 수 있다.
- 단백질, 인, 칼륨, 나트륨 공급량이 낮아 혈중요소질소나 암모니아가 높고, 전해질 이상이 있으며, 혈액투석을 하지 않은 만성신부전증의 환자에게 적합한 제형이다.
- 일반적으로 열량 30 kcal/kg 공급 시 단백질 0.45 g/kg 공급 가능하다.
- 탄수화물 공급 비율이 높아 혈당조절에 유의하여야 한다.

(10) 저장쇄중성지방식

- 파우더 제형으로, 1 kcal/mL로 조제하여 제공된다.
- 중쇄중성지방의 비율이 85%로 높은 제형이며, 유미액이 확인되거나 지방흡수장애가 있는 환자의 경우 적합한 제형이다.

- 일반적으로 열량 30 kcal/kg 공급 시 단백질 1.0 g/kg 공급되며, 섬유소가 포함되지 않은 제품이다. 단백질 공급이 부족할 경우 보충을 고려하여야 한다.
- 필수지방산 공급이 제한되어, 장기간 사용 시 부족증의 여부를 확인하여야 한다.

(11) 단장증후군식

- 쌀을 이용한 조제미음으로, 0.1 kcal/mL 로 제공된다.
- 단장증후군 환자나 기본균형식에 부적응한 경우, 소화기관 수술 후 이행기의 경우 처음 공급하는 경장영양의 형태로 선택할 수 있다.
- 영양소 함량이 거의 없어 장기간 공급은 주의하여야 한다.

═══ 참고문헌 ▬▬▬▬▬▬▬▬▬▬▬▬▬▬▬▬▬▬▬▬▬▬▬▬▬▬▬▬▬▬

1. 약학정보원
2. 약학정보원, 각 약물의 허가사항 정보(www.health.kr)
3. 외과대사영양학회. 외과대사영양지침서 2판. 파주: 군자출판사; 2020
4. Aspen Enteral Nutrition Handbook. 2nd ed. ASPEN, 2019
5. Eamonn M M Quigley, Prokinetics in the Management of Functional Gastrointestinal Disorders, J Neurogastroenterol Motil 2015;21:330-6.
6. The Aspen Adult Nutrition Support Core Curriculum. 3r ed. ASPEN, 2017
7. UpToDate: Drug information

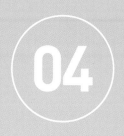

04

정맥영양

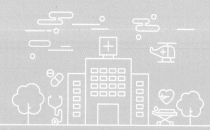

04 정맥영양

1 정맥영양이란

정맥영양(Parenteral Nutrition, PN)은 경구영양이나 경장영양과는 달리 정맥으로 영양을 공급하는 것을 말한다. 특히 일반적인 영양공급 방법인 섭취나 소화와 같은 방법으로는 영양공급이 불가능하거나 미미한 영양공급만이 가능한 경우, 탄수화물, 아미노산, 지방의 3대 영양소와 전해질, 비타민 등 모든 영양소를 함유한 수액을 정맥으로 영양공급하는 방법을 총정맥영양(Total Parenteral Nutrition, TPN)이라 한다. 한편, 탄수화물, 아미노산, 지방 등의 3대 영양소를 다 함유한 수액을 TNA (Total Nutrient admixture)라고 한다.

정맥영양 적용 초기에는 정맥 투여 시 안전한 영양소 형태를 결정하고 고삼투압 용액을 투여하기에 적절한 정맥 투여경로를 설정하는데 어려움이 많았다. 말초정맥관을 통해 정맥영양을 투여 시 혈관염, 혈관 폐색 등이 빈번하게 발생하여 사용에 제약이 많았으나, 중심정맥관 삽입이 가능해지면서, 고농도의 아미노산과 포도당수액의 정맥 투여가 가능해졌고 환자의 영양상태를 개선시킬 수 있었다.

한편, 정맥영양제제는 매우 다양한 물질이 포함된 복잡한 혼합물로, 안정성과 배합적합성(compatibility) 관련 문제가 생길 수 있다. 또한 정맥 카테터 관련 감염, 간담도계 질환, 혈당 관련 문제와 같은 정맥영양 관련 합병증도 환자의 이환율에 영향을 줄 수 있다.

따라서 이러한 정맥영양의 부작용을 방지하기 위해서는 정맥영양 적용 환자를 주의 깊게 선택하고, 영양지원에 대한 지식을 가진 전문가가 다학제적으로 감독하는 것이 필요하다.

1) 정맥영양의 분류

(1) 정맥영양의 투여경로에 따라 중심정맥영양(Central Parenteral Nutrition, CPN)과 말초정맥영양(Peripheral Parenteral Nutrition, PPN)으로 구분된다.

(2) 정맥영양의 주입방법에 따라 지속적 주입법(Continuous PN infusion)과 주기적 주입법(Cyclic PN infusion)으로 구분된다.

2) 정맥영양의 특성

(1) 중심정맥용 정맥영양은 고농도, 고삼투압성으로 혈전 및 조직괴사를 유발할 수 있으므로 반드시 중심정맥으로만 투여해야 한다.

(2) 정맥영양은 고열량수액으로, 오염되면 감염원으로 작용할 수 있다.

(3) 정맥영양 수액은 고농도의 복합적인 화학물질 혼합 용액이므로 각 성분의 안정성 확보가 중요하다.

(4) 보관 시 주의 사항: 빛에 대한 민감성, 온도, 보관 기간, 충격, 직사광선, 오염

3) 정맥영양제제가 갖추어야 할 요건

(1) 적절한 열량 농도와 삼투압

: 적절한 부피 안에 적정 열량 농도를 가져야 한다. 말초정맥 영양의 경우 삼투압 제한을 고려하여야 한다.

(2) 각종 필요 영양소의 균형 있는 혼합

(3) 환자의 질환에 따른 적절한 NPC:N (Non-Protein Calorie/ Nitrogen 비율) 설정

: 적절한 양의 아미노산과 체단백 합성에 알맞은 열량을 산출 하여 조성해야 하는데, 보통은 100~150:1 정도이나, 간기능 저하인 경우 150~200:1, 신기능 저하인 경우 400~600:1정도 로 맞춘다.

(4) 멸균 상태가 유지되고, 성분 간 침전 생성 가능성이 없도록 안정

2 정맥영양의 적응증

1) 소화기관을 통한 영양소 섭취가 어렵거나 충분하지 못한 경우

⬤ 신경성식욕부진증, 선천성기형(예: 선천성횡격막 탈장, 배 꼽 내장 탈장), 소화/흡수장애, 만성 설사, 심한 구토, 장 폐 색, 혈역학적으로 불안정한 경우 등

2) 치료목적으로 소화기관을 쉬게 하는 경우

: 위장관 누공, 염증성 장관, 위장관 출혈

3) 중환자의 정맥영양 적응증

ASPEN (2016), ESPEN (2019) 가이드라인에서는 중환자에게 경장영양이 우선적으로 추천된다. 반면, 경장영양이 불가능하거나 제한되어 초기부터 정맥영양공급이 필요한 환자는 심각한 영양불량이거나 영양불량 위험에 빠질 위험이 높은 환자로, 중환자실 입실 후 첫 일주일동안 1.2 g/kg/day 이상의 충분한 단백질과 저열량으로 (20 kcal/kg/day 혹은 산정된 열량요구량의 70~80% 이하) 정맥영양을 공급하는 것이 제안된다. 또한 영양상태가 좋더라도, 중환자실 입실 7~10일 후에도 경장영양으로 요구량 60% 이상 만족이 어려운 환자는 그 시점 이후에는 보충 정맥영양공급을 고려해야 한다(이른 정맥영양공급은 유익이 없거나 오히려 불리함).

③ 정맥영양의 투여경로(중심정맥 vs. 말초정맥)

정맥영양의 투여경로의 결정은 정맥영양의 사용 기간과 관련이 있다(표 4-1). 또한 각 영양성분은 삼투압을 가지므로 투여경로에 따른 삼투압 제한을 고려해야 한다(표 4-2).

표 4-1. **중심정맥용 정맥영양과 말초정맥용 정맥영양 특징 비교**

투여경로	말초정맥용 정맥영양	중심정맥용 정맥영양
TPN 사용기간	2주 이내	2주 이상
삼투압	< 900 mOsm/L	제한 없음
포도당 농도	< 12~13%	≥ 12~13%
단위 volume당 열량	0.5~0.7 kcal/mL	1.1~ 1.2 kcal/mL

표 4-2. **정맥영양 성분의 삼투압**

Nutrient	Osmolarity
Dextrose	50 mOsm/L/%
Amino acid	100 mOsm/L/%
Lipid emulsion	1.7 mOsm/L/%
Sodium (Acetate, chloride)	2 mOsm/mEq
Sodium phosphate	3 mOsm/mEq Na
Potassium (Acetate,chloride)	2 mOsm/mEq
Potassium phosphate	1.7~2.7 mOsm/mEq K
Magnesium sulfate	1 mOsm/mEq
Calcium gluconate	1.4 mOsm/mEq

1) 중심정맥을 통한 정맥영양

중심정맥관을 통해 정맥영양을 공급하면, 농축되어 있는 각종 영양소는 중심정맥의 혈을 타고 빠르게 희석되어 순환할 수 있다. 따라서 중심정맥용 정맥영양은 삼투압 제한이 없어 적절한 부피의 용액에 모든 영양소를 농축하여 영양공급할 수 있으므로 환자에게 충분한 영양을 공급하는 데 용이하다. 중심정맥용 정맥영양은 2주 이상 장기간 정맥영양공급이 필요한 환자에서 추천되는데, 영양결핍이 심하거나, 열량요구량이 높은 환자, 공급하는 수액의 부피 제한이 필요한 환자에서도 추천된다. 중심정맥카테터는 그 끝(tip)을 주로 쇄골하정맥이나 내경정맥으로 삽입한다(05. 영양전달 참조).

2) 말초정맥을 통한 정맥영양

말초정맥용 정맥영양은 중심정맥용 정맥영양과 구성성분은 비슷하나, 삼투압 제한 때문에 상대적으로 저농도로 구성되어 있다(표 4-1 참조). 말초정맥용 정맥영양은 중심정맥용에 비해 열량 밀도가 낮기 때문에 같은 열량 공급을 위해서는 많은 부피의 수액을 공급하여야 한다. 따라서 말초정맥용 정맥영양은 정맥영양의 필요량이 적은 경우, 중심정맥을 통한 정맥영양이 불가한 경우, 정맥영양을 2주 이하로 단기간 동안 적용하는 경우 등에 주로 사용한다. 열량보충을 위해서 필요하다면, 열량 밀도가 높고 말초정맥관을 통하여 투여가 가능한 지방유제의 추가 공급도 고려해 볼 수 있다.

1) 탄수화물

탄수화물은 정맥영양 조성에서 주된 열량 공급원으로 포도당 (Dextrose)의 형태로 공급되며, 포도당 무수화물은 산화 시 g당 3.85 kcal의 열량을 발생시킨다(포도당 일수화물은 g당 3.4 kcal). 삼투압은 %당 50 mOsm/L이다. 탄수화물로는 일반적으로 총 열량 의 45~60%를 공급하고, 비단백열량(non-protein calorie)의 60~85% 를 공급한다.

포도당은 체내에서 일어나는 대사 과정의 주된 연료이다. 적절한 에너지가 공급되지 않는 금식상태나 염증질환에 의한 과대사 상태 에서는 아미노산, 지방, 젖산을 전구체로 한 당신생합성이 일어나며, 이에 따라 전구체를 제공하기 위해 골격근의 단백 분해가 일어나게 된다. 그러므로 근육에 저장된 단백질 보존을 위해서는 정맥영양을 통한 적절한 열량(탄수화물, 지방)의 공급이 중요하다(protein sparing effect). 특히 중환자에서는 혈중 지질의 청소율이 감소하여 고중성지방혈증이나 지방의 간 축적이 일어나기도 하므로 에너지원 으로서의 탄수화물 공급이 더욱 중요하다.

정맥으로의 포도당 공급량은 주로 포도당 주입속도(Glucose infusion rate, GIR)로 나타낸다. 70 kg의 건강한 성인의 야간 공복 상태의 내인적 포도당 생성량이 대략 2 mg/kg/min으로, 이것은 하 루 약 200 g으로 환산될 수 있다. 이는 일반적으로 중환자에서 정맥 영양을 처음 시작할 때 공급해야 할 포도당의 양으로도 적절하다. 또한, 질환이나 염증의 반응으로 과대사 상태인 경우에는 포도당의

산화 속도도 느려지므로, 성인 환자에서는 4 mg/kg/min이 넘는 속도로 정맥으로 포도당을 주입할 경우 고혈당이 나타나기 쉽다.

미국임상내분비학회와 미국당뇨병학회에 따르면, 영양지원을 받고 있는 성인 입원환자의 혈당 목표는 140~180 mg/dL로 추천되며, 저혈당은 70 mg/dL 이하로 정의되었다(p146, 06. 영양지원 모니터링 참고).

2) 단백질

정맥영양의 단백질 공급원은 crystalline L-form의 아미노산이며, 산화 시 1g 당 4 kcal의 열량이 발생한다. 삼투압은 %당 100 mOsm/L이며, 일반적으로 6.25 g의 단백질은 1 g의 질소를 함유하고 있다(아미노산의 16%가 질소로 함유).

아미노산은 체내 합성되지 않는 필수아미노산과 체내 합성이 가능한 비필수아미노산으로 구분되며, 평소에는 체내 합성되어 비필수아미노산이지만 특정 조건에서는 체내 합성량보다 요구량이 많아지는 조건부 필수아미노산이 있다(표 4-3).

표 4-3. **아미노산의 분류**

필수아미노산 (Essential amino acid, EAA)	비필수아미노산 (Non-essential amino acid, NEAA)	조건부 필수아미노산 (Conditionally essential amino acid, CEAA)
Histidine(주로 소아, 유아)	Alanine	Arginine
Lysine	Aspartic acid	Cysteine
Methionine	Asparagine	Glycine
Phenylalanine	Glutamic acid	Proline
Threonine	Serine	Tyrosine
Tryptophan		Glutamine
Leucine		
Isoleucine		
Valine		

체단백의 주요한 손실은 장애나 사망과 관련되고, 특히 중환자에서는 단백질이화작용과 장기간의 침상안정, 영양 섭취 불량 때문에 체단백 소실이 가속화된다. 체단백 소실을 막아 질소 균형을 유지하기 위해서는 단백질의 적절한 공급과 함께 비단백열량으로 열량요구량을 충족시켜 공급하는 것이 중요하다. 질소평형의 면에서는, 단백질이 적절히 공급된다면 열량 공급을 충분히 하는 것이 중요하고, 적절한 열량 공급이 이루어진다면 단백질 공급을 충분히 하는 것이 중요하다.

중환자는 스트레스 호르몬이나 면역체계에서 작용하는 싸이토카인의 활성화로 인해 빠른 단백질 대사 회전(protein turnover), 단백질이화작용, 과대사로 인한 음의 질소 균형이 나타난다. 이 때문에 열량 및 단백질 요구량이 증가하는데, 특히 광범위 화상 환자 등에서는 더욱 그러하다. 그러나 과대사 상태로 동화작용의 효율성이 저하되어 적극적인 영양지원을 하더라도 근육의 손실이 불가피하다. 따라서 중환자에게 단백질/아미노산을 공급하는 주된 목적은 골격근의 기능을 최대한 보존하고, 높은 대사회전율을 갖는 조직에서 단백질 합성의 전구체를 제공하는 것이라 할 수 있다.

(1) 단백질 요구량

건강한 성인에서 열량요구량을 충족시켜 공급하는 경우, 단백질의 요구량(RDA, Recommended Daily Allowance)은 0.8 g/kg/day이며, 중환자, 신부전, 간부전 환자의 단백질 요구량은 각각 다르다.

표 4-4. **단백질 요구량**

환자 특성	단백질 요구량	비고
건강한 성인	0.8 g/kg/day	–
경도-중등도의 스트레스 (감염, 수술 직후, 급성기 등)	1.0~1.5 g/kg/day	–
심한 스트레스 (다중 골절 등)	1.5~2.0 g/kg/day	–
만성간경화	1.0~1.5 g/kg/day (dry weight 기준)	–
만성신부전 　투석 시행 전 　간헐적 혈액 투석 　복막투석	 0.6~0.8 g/kg/day 1.2 g/kg/day 이상 1.2 g/kg/day	환자에 따라 조절 필요 혈액투석 세션 당 아미노산 10~13 g 소실 아미노산 5~24 g/day 소실
급성신부전 　투석하지 않는 경우 　신대체요법 시행	 0.8~1.0 g/kg/day 1.0~1.5 g/kg/day	–
중환자		
일반적 가이드라인	1.2~2.0 g/kg/day	–
Open abdomen	15~30 g/L 추가	Per exudate lost
화상	1.5~2 g/kg/day	화상 부위 면적에 따라 4 g/kg/day까지 필요할 수 있음
간부전	0.6~1.5 g/kg/day	간부전 정도에 따라 감량하기도 함. 단, 이 경우 영양불량이 악화되어 합병증이 증가할 수도 있음.
급성신부전	1.2~2 g/kg/day	–
CRRT or frequent HD	1.5~2.5 g/kg/day	–
BMI>30	2~2.5 g/kg/day (IBW 기준)	열량: 11~14 kcal/kg/day (ABW기준)

출처: ASPEN adult nutrtion support core curriculum, 3rd Edition, ASPEN guideline
in criticially ill patient (2016), ESPEN guidline in intensive care unit (2019)
ABW: Actual body weight IBW: Ideal body weight
ASPEN: American Society for Parenteral and Enteral Nutrition
ESPEN: The European Society for Clinical Nutrition and Metabolism

3) 지방

지방유제는 주된 열량원으로 작용할 뿐만 아니라 필수지방산의 공급원이며, 1 g 산화 시 9 kcal의 열량을 낸다. 일반적으로 지방은 포도당, 단백질과 함께 매일 공급하는 것이 추천되므로 상품화 총정맥영양(TPN) 제제는 대부분 지방을 포함한 3-in-1 제제이다.

(1) 지방산의 분류

지방산은 탄소 수와 이중결합의 위치에 따라 구조적으로 분류되며 일반적으로 포화지방산과 불포화지방산으로 구분된다. 탄소고리의 길이에 따라 단쇄(short chain, <8 carbons), 중쇄(medium chain, 8~14 carbons), 장쇄(long chain, >16 carbons)로 구분되고, 이중결합의 위치에 따라서는 크게 세 가지 종류 오메가-3 (ω-3)지방산, 오메가-6 (ω-6) 지방산, 오메가-9 (ω-9) 지방산(n-3, n-6, n-9라고도 표현됨)으로 분류된다. 지방산은 세포막의 구성성분으로서, prostaglandin의 전구체이고, 유전자 발현을 포함한 세포 내 신호전달체계에 관여하여 염증반응과 면역반응에 영향을 미친다.

대부분의 지방산은 체내에서 합성되지만, 두 가지 필수지방산인 리놀레산(linoleic acid; 18-carbon ω-6 지방산)과 알파 리놀렌산(α-linolenic acid; 18-carbon ω-3 지방산)은 체내 합성되지 않아서 식이로부터 공급되어야 한다. 일반적으로 정맥영양에 사용되는 지방유제는 트리글리세라이드와 인지질이 유화되어 있는 형태로, 추출 원료(대두유, 올리브유, 코코넛유, 어유 등) 에 따라 다양한 조성의 지방산으로 구성되어 있고 필수지방산의 함량도 다르다.

(2) 필수지방산 결핍

　경구나 경장영양이 충분하게 공급되지 못하는 환자에게 지방이 포함되지 않은 정맥영양으로 2~4주 이상 공급되면, 필수지방산의 결핍이 나타날 수 있고, 영양불량이 심한 환자라면 더 빨리 결핍증이 나타날 수 있다. 필수지방산 결핍증상은 건조한 피부, 비늘 모양의 피부 발진, 탈모 등이 대표적이나, 감염 감수성 증가, 상처 회복 지연, 면역 저하 등이 나타나기도 한다. 필수지방산의 결핍을 예방하기 위해서는 성인의 경우 20% 지방유제(대두유 기준)를 적어도 주 1~2회(총 지방 100 g/week) 공급하는 것이 추천된다. 시중의 여러 가지 지방유제의 경우 각각 다른 비율로 대두유, 어유, MCT유, 올리브유 등이 포함되어 있어서 각각의 지방유제의 필수지방산의 함량도 다르며, 이 중 대두유가 필수지방산이 가장 풍부하게 들어 있다.

(3) 정맥영양공급 시의 지방공급

　정맥영양공급 시 지방은 비단백열량의 15~40%로 공급하고, 보통 1 g/kg/day 정도를 투여한다. 최대로 총 열량의 60%나 2.5 g/kg/day는 넘지 않는 것이 추천되며, 특히 중환자에서는 1~1.5 g/kg/day를 넘지 않게 공급하는 것이 추천된다.

　지방을 포함한 상품화 총정맥영양(TPN) 제제의 경우 각종 성분과 혼합됨으로써 정주용 지방유제보다 삼투압이 증가하고 pH가 떨어져서 미생물 번식의 위험이 상대적으로 적어서, 24시간 동안 투여하는 것이 가능하다. 한편, 정주용 지방유제만 단독 투여하는 경우에는 미생물 번식에 취약하여 성인의 경우 주입시간(hang time)은 12시간을 넘지 않도록 한다. 또한 빠른 주입속도로 인한 부작용 예방을 위해 투여속도는 0.11 g/kg/hr(또는 0.15 g/kg/hr까지)를 넘지 않도록 권고된다.

환자의 혈중 중성지방(triglyceride) 농도가 400 mg/dL 이상인 경우에는 지방유제의 투여를 권장하지 않고, 190~260 mg/dL 정도로 상승되어 있는 환자에게는 용량을 낮추어 투여하는 것이 추천된다.

(4) 지방유제 공급의 부작용

대두유(soybean oil)는 필수지방산을 풍부히 함유하고 있어 필수지방산 결핍 예방에 효과적이나, 염증반응 유발, 간 효소 산화 작용 등이 있는 오메가-6 (**ω**-6) 지방산이 고함량으로 포함되어 있고, phytosterol 함량이 높아서 담즙정체, 정맥영양 관련 간질환(Parenteral Nutrtition Associated Liver Disease, PNALD) 발생과 관련이 있다. 특히 장기적으로 정맥영양을 공급하는 소아 재택 정맥영양(Home Parenteral Nutrition) 환자, 장기적으로 정맥영양을 공급하는 성인 환자, 그리고 중환자에서는 대두유의 함량을 줄인 지방유제 공급이 추천된다(원내 지방유제는 6. 지방유제 확인).

(5) 중환자에게 정맥으로의 지방유제 공급

중환자에서는 염증반응이 아주 활발하게 일어나고 있어서 염증반응의 전구체가 되는 오메가-6 (**ω**-6) 지방산의 공급은 추천되지 않는다. 중환자 ASPEN 가이드라인(2016)에서는 정맥영양 시작 후 첫 주에는 오메가-6 (**ω**-6) 지방산이 풍부하게 들어 있는 대두유의 공급을 하지 않는 것을 고려하라고 하며, 필수지방산 결핍방지를 위해 지방산 공급이 필요하다면 주당 100 g 이하로 공급(주 2회 등으로 나눠서 투여)하는 것을 추천하였다. 반면, 어유에는 항산화작용을 가지는 오메가-3 (*ω*-3) 지방산(EPA, DHA)이 풍부하게 포함되어 있는데, 이러한 오메가-3 (*ω*-3) 지방산이 오메가-6 (*ω*-6) 지방산과 상반된 작용을 함으로써 대두유 공급군에 비해 중환자실 재원기간 개선 등 outcome을 개선시킨다는 연구들이 있었다. 따라서 ESPEN 가이드라인(2019)에서는 정맥영양공급 중인 중환자에서 항산화작용이 있는 EPA와 DHA를 어유 기준 0.1~0.2 g/kg/day 정도로 투여할 수 있다고 하였다. 기존 가이드라인에서는 항염증 효과와 면역증강 작용을 위해 추천되는 오메가-6 (*ω*-6) 지방산: 오메가-3 (*ω*-3) 지방산의 비율이 4:1~2:1 이었으나, 최근의 가이드라인에서는 언급되고 있지 않다.

한편, 중환자의 진정 목적으로 투여하는 Propofol은 지방유제 형태이므로 1 mL 당 0.1 g의 지방을 함유한다(1 mL 당 약 1.1 kcal). 따라서 정맥영양을 투여 중인 환자에서 지방공급량 결정 시 propofol로 투여되는 지방의 양을 고려해야 한다.

4) 전해질(표 4-5)

전해질 평형은 많은 요인(예 신장기능, 산염기 평형, 위장관에서의 손실, 약물복용, 수분공급 등)에 의해 영향을 받기 때문에 각 환자마다 전해질의 요구량이 달라서 혈중 전해질 농도를 모니터링하면서 공급량을 조절하는 것이 필요하다.

표 4-5. 건강한 성인의 전해질 요구량(정맥 공급)

전해질	일일 요구량
Sodium	1~2 mEq/kg (60~100 mEq)
Potassium	1~2 mEq/kg (60~100 mEq)
Chloride	As needed to maintain acid-base balance
Acetate	As needed to maintain acid-base balance
Magnesium	8~20 mEq
Phosphorus	20~40 mmol
Calcium	10~15 mEq

(Reference: ASPEN adult nutrtion support core curriculum, 3rd Edition)

상품화 총정맥영양제제에는 전해질이 포함되어 있지만(표 4-11), 별도로 전해질 추가 공급이 필요한 경우 따로 투여하는 것을 추천한다. 정맥영양제제에 전해질 주사 제제를 혼합하는 방법은 염화나트륨 주사제 외에는 잘 추천되지 않는다. 왜냐하면, 전해질의 농도에 따른 총정맥영양의 배합적합성(compatibility)을 고려해야 하기 때문이다. 그리고 말초정맥용 정맥영양제제에 전해질을 혼합하는 경우, 말초정맥관으로 줄 수 있는 최대의 삼투압(약 900 mOsm/L)을 넘을 수 있어 주의하여야 한다.

그러나 고칼륨혈증, 고칼슘혈증 등 다른 방법으로 조절되지 않는 전해질 불균형의 경우 전해질 함유량을 조절한 원내조제 정맥영양(Individualized parenteral nutrition) 조성이 가능하다(p91, 8 원내조제 정맥영양 참고).

전해질 정맥 투여 시 주의할 점은 경구, 경장, 정맥영양을 통한 전해질 공급량과 함께, 수액을 통하여 공급되는 전해질 공급량 또한 고려해야 한다는 것이다. 흔히 투여되는 수액의 전해질 함량을 나타내었다(표 4-6).

표 4-6. **각종 수액의 전해질 함유량**

수액	Dextrose	Na	K	Ca	Chloride	Buffer
단위	g/L	mmol/L				
5% dextrose	50	0	0	0	0	0
0.45% nacl (half normal saline)	0	77	0	0	77	0
0.9% NaCl (Normal saline)	0	154	0	0	154	0
3% NaCl (hypertonic saline)	0	513	0	0	513	0
NaK20 (K 20 mEq/NS 1000 mL)	0	154	20	0	174	0
5%DWNaK1	50	77	30	0	107	0
5%DWNaK2	50	77	20	0	97	0
5%DWNaK3	50	34	20	0	54	0
Plasmalyte	0	140	5	Mg: 1.5	98	Acetate: 27 Gluconate: 23
Hartmann's solution (Lactated ringer's)	0	130	4	1.5 (3 mEq/L)	109	Lactate: 28
상품화 중심정맥용 정맥영양 (예)	110~250	35~50	30~45	Ca: 2.5 Mg: 5	35~50	Acetate: 45-105 Phosphate: 12-15

5) 비타민(표 4-7)

일반적으로 비타민은 정맥영양을 투여하는 동안 매일 공급하도록 권장되는데, 총정맥영양제제 자체에는 안정성 문제로 비타민이 포함되어 있지 않다. 따라서 정맥영양에 혼합 가능한 종합 비타민제를 정맥영양 투여 직전에 혼합하여 환자에게 투여한다. 원내 사용 중인 성인의 정맥영양 보충용 상품화 복합 비타민 제제에는 총 12종류의 수용성과 지용성 비타민이 포함되어 있고, 비타민 K는 포함되어 있지 않다.

한편, 단일 비타민을 포함한 주사 제제들도 있어서 특정 비타민의 요구량이 증가한 환자에게 추가 투여될 수 있다. 예를 들면, 알코올 남용 환자의 경우 티아민 결핍이 예상되고 이런 환자에서는 정맥으로 공급되는 포도당의 신경학적 부작용 발생 위험이 높기 때문에 50~300 mg/day의 티아민을 추가 투여하는 것이 권장된다. 또한 중환자의 경우 티아민과 비타민 C의 결핍에 주의하여야 한다.

정맥영양공급 시 비타민 권장량과 원내 사용 중인 상품화 종합비타민의 조성(표 4-7)을 나타내었다.

표 4-7. **정맥영양의 비타민 권장량(성인)과 상품화 비타민제의 구성 및 용량**

	ASPEN	XV-TMPOOL (타미풀 주)	비고
Fat-soluble vitamins			
A (IU)	3,300	3,300	–
D (IU)	200	200	Ergocalciferol (D_2)
E (IU)	10	10	–
K (mcg)	150	0	불포함
Water-soluble vitamins			
B_1: Thiamine (mg)	6	3.81	적음
B_2: Riboflavin (mg)	3.6	3.6	–
B_3: Niacin (mg)	40	40	–
B_5: Pantothenic acid (mg)	15	15	–
B_6: Pyridoxine (mg)	6	4.86	적음
B_{12}: Cyanocobalamine (mcg)	5	5	–
Folic acid (mcg)	600	400	적음
B_7: Biotin (mcg)	60	60	–
C: Ascorbic acid (mg)	200	100	적음
종류	13가지	12가지	–

자료출처: A.S.P.E.N. Position Paper: Recommendations for Changes in Commercially Available Parenteral Multivitamin and Multi-Trace Element Products, 2012; 27: 440-491.

6) 미량원소(표 4-8)

미량원소란 사람의 몸에 매우 낮은 농도(체중의 0.005% 이하)로 존재하며, 하루에 100 mg 미만으로 필요한 무기질로 정의된다. 미량원소에는 철, 아연, 구리, 망간, 셀레늄, 요오드, 크롬, 불소, 몰리브데늄 등이 있다. 각각의 미량원소는 대사적 항상성 유지, 효소의 활성화, 항산화작용 활성 및 조직의 보존 등에 있어 중요한 작용을 한다. 따라서 미량원소의 결핍은 다량영양소의 대사에 영향을 주며, 체내 방어 기전을 손상시킨다. 한편, 미량원소의 요구량은 매우 적기 때문에 결핍증이 흔하게 일어나지는 않으며, 과다하게 공급되는 경우나 특정 미량원소의 배설이 잘 되지 않는 신부전이나 간부전 환자의 경우에는 축적되어 독성을 일으킬 수 있음을 유의하여야 한다.

원내에서 혈중농도를 검사할 수 있는 미량원소는 철, 아연, 구리, 셀레늄 등이고, 검사 시간이 오래 걸리는 경우가 많다. 따라서 영양불량이 심하거나, 경구, 경장영양이 불가능하거나 미미한 경우, 정맥영양공급이 장기화되는 경우, 미량원소 요구량이 증가하는 중환자에서는 매일 정맥영양에 미량원소 제제를 혼합하여 투여하는 것을 고려한다(단, 신부전, 간부전 환자는 투여 시에 주의가 필요하다). 현재 성인에서 원내 사용 중인 미량원소 제제는 단독 성분 제제로 철, 아연, 셀레늄 제제만이 있고, 복합 미량원소 제제에는 단 네 가지 성분(크롬, 구리, 망간, 아연)이 들어있다. 따라서 각 환자에서 성분별로 미량원소 필요량을 공급하는 데에는 어려움이 있다. 복합 미량원소 제제는 구리 망간 등의 함유량이 높아서 성인의 구리의 요구량을 고려하여 추천 투여량을 설정하였다.

ASPEN 중환자 가이드라인(2016)에서는 특별한 영양치료가 필요한 환자에게는 중환자에게 안전하다고 보고된 양의 비타민과 미량원소를 공급하라고 되어 있으며, ESPEN 중환자 가이드라인(2019)에서는 대사를 활발히 할 수 있게 하기 위해서 정맥영양과 함께 미량영양소(비타민과 미량원소 등)를 매일 환자에게 공급해야 한다고 하였다.

표 4-8. **성인에서 정맥영양 시 미량원소 권장량과 원내 제제(2020년 12월 기준)**

	ASPEN	XV-FURTM2 Furtman® (0.25 vial; 0.5 mL)
Zinc (mg)	2.5~5	2.5
Copper (mg)	0.3~0.5	0.5
Manganese (mcg)	60~100	250
Chromium (mcg)	10~15	5
Selenium (mcg)	20~60	0
Iron (mg)	25~50 mg/month (when indicated)	0
가격(원)	–	500/vial

자료출처: A.S.P.E.N. Position Paper: Recommendations for Changes in Commercially Available Parenteral Multivitamin and Multi - Trace Element Products, 2012; 27: 440-491.

(1) 아연(표 4-9)

아연은 수많은 세포 대사에 관여하는 미량원소이다. 주로 소장(십이지장과 공장)을 통해 흡수된다. 아연 결핍은 진단이 어려운데, 이는 아연이 급성기 때 체내에서 재분배되고, 체내 아연 상태를 나타내는 지표가 부적절하며, 결핍증상이 다양하기 때문이다. 아연의 혈중농도가 70 mcg/dL 이하인 경우 낮은 것으로 보는데, 혈중농도 해석 시에는 아연이 혈중에서 알부민에 결합되어 존재하는 것을 유의하여야 한다. 아연 결핍증상은 탈모, 홍반성 발진(특히 눈 주위), 상처 회복 지연 등이다. 아연의 결핍은 다양한 환자(설사, 많은 장 누공액 배출, 알코올 중독, 화상, 중환자 등)에서 나타날 수 있다. 아연의 정맥을 통한 보충은 아연이 포함된 총정맥영양제제를 이용하거나(표 4-11 참고) 정맥주사용 아연 제제(표 4-9)를 총정맥영양(TPN)에 혼합하여 공급할 수 있다. 또는 경구 혹은 tube를 통한 투여가 가능한 경우 경구 아연제제를 투여할 수 있다. 참고로, 아연을 단독으로 과량 공급 시 metallothionein의 발현 증가로 구리 결핍이 생길 수 있다.

표 4-9. **원내 아연 단독 제제**

성분	zinc sulfate			
코드	XV-ZINCT10	XV-ZINC5	PW-ZINC	PK-LTZN5
약품명	Zinctrace inj	Zinc-S inj	Zinc Sulfate pow.	Litezinc syr.
함량	10 mg/10 mL	5 mg/5 mL	50 mg/1 g	10 mg/5 mL
약가(원)	비급여	비급여	약 10원	비급여
비고	약가 높음	약가 높음		약가 높음

(2) 구리

구리는 많은 효소의 보효소로, 체내에서 각종 항산화작용을 한다. 섭취된 구리는 위액, 위산, 펩신 등의 도움을 받아 주로 십이지장에서 흡수되어 담즙으로 배설되는데, 구리의 항상성은 흡수보다는 배설을 통해서 유지된다. 구리가 결핍되면 철분의 흡수와 대사가 되지 않아 빈혈이 발생할 수 있다. 만성 소화장애증(Celiac disease)과 같은 흡수장애병은 구리 결핍이 잘 발생할 수 있어 빈혈이나 호중구 감소증이 있는 경우 예방적 구리 보충이 추천된다. 또한 비만 대사 수술을 한 사람도 결핍 위험이 있다. 한편, 간부전이 있는 사람에게는 구리 축적이 될 수 있어서 구리를 투여하지 않거나 주의하여 투여하여야 한다. 윌슨병은 유전 질환으로 구리 대사 이상으로 간과 뇌에 구리가 축적되는 질환으로 간경변으로 이어질 수 있다.

(3) 셀레늄(표 4-10)

셀레늄은 단백질과 결합하여 selenoprotein P로 혈중에서 존재한다. Selenoprotein P는 강력한 항산화작용을 가진 것으로 알려져 있으며, 또한 셀레늄은 글루타치온, 요오드, 갑상선 대사의 보조인자이다. 셀레늄의 항상성은 소변 및 대변 배설을 통해 이루어진다. 결핍증은 장기적으로 selenium 공급 없이 정맥영양을 공급한 환자에게 나타날 수 있는데, 심근병증(Cardiomyopathy)과 골격근 약화가 주증상이다. 일반적 가이드라인에 따르면, 혈중 셀레늄 농도가 7 mcg/dL 미만인 경우 부족한 것으로 생각한다.

표 4-10. **셀레늄 단독 제제**

성분	Sodium selenite pentahydrate (Se 50 mcg/mL)				Selenious acid (Se 40 mcg/mL)
코드	PS-SELE100	XA-SELE100	XV-SELE500	XV-GCSEL200	XV-SENEW400
약품명	Selenase 100 per oral solution	Selenase 100 pro inj	Selenase T pro inj	GC Selenium inj.	Selinew inj.
투여경로	PO	IV IM	IV IM	IV IM	IV (반드시 희석 투여)
함량(Se)	100 mcg / 2 mL	100 mcg / 2 mL	500 mcg / 10 mL	200 mcg / 4 mL	400 mcg / 10 mL
약가	비급여(약가 높음)				

(4) 기타

크롬은 인슐린의 작용을 강화하여 혈당조절, 탄수화물, 단백질, 지방 대사에 관여하므로 성장에 필요하다. 크롬 결핍은 희박하나 혈당조절이 안되는 경우 등이 크롬 결핍에 의한 것일 수 있다.

망간의 결핍은 드물다. 반면, 담도 막힘이 있으면서 총정맥영양(TPN)을 장기적으로 (30일 이상) 적용하는 경우 망간 축적이 나타나서 뇌와 간의 합병증을 일으킬 위험이 있다.

원내에서 사용하고 있는 총정맥영양(Total Parenteral Nutrition, TPN) 제제는 중심정맥용 정맥영양제제와 말초정맥용 정맥영양제제로 크게 구분할 수 있다. 또한, 이들 각각은 포도당, 단백질, 지방이 모두 포함된 3-in-1 또는 TNA제제(Total nutrient admixture)와 지방이 불포함된 2-in-1 제제로 분류하기도 한다. 각 제제는 부피 및 단백질 함유량 및 지방유제의 구성에서 다소 차이가 있으므로, 환자에 따라 선택하여 투여한다.

표 4-11. **원내에서 사용 중인 중심정맥용 정맥영양제제(2020년 12월 기준)**

CODE	Lipid free (2-in-1)	TNA (Dextrose + protein + lipid, 3-in-1)					
	XB-COM10C	XB-OLIM15C	XB-SMKB10C	XB-SMKB15C	XB-OMAP20C	XB-WINC15C	XB-WINC18C
약품명	Combiflex	Olimel N9E	Smof Kabiven		Omapone	Winuf	
Dextrose (g)	250 (25%)	165 (11%)	125 (12.7%)	187 (12.7%)	250 (12.7%)	182 (12.7%)	231 (12.7%)
Protein (g)	50 (5%)	85.4 (5.7%)	50 (5%)	75 (5%)	100 (5%)	73 (5%)	92 (5%)
Lipid (g)	–	60 (4%)	38 (3.8%)	56 (3.8%)	75 (3.8%)	55 (3.8%)	69 (3.8%)
Na (mEq/L)	52.5	35	40		40	40	40
K (mEq/L)	45	30	30		30	30	30
P (mmol/L)	15	15	12		12	12	12
Mg (mEq/L)	7.5	8	10		10	10	10
Ca (mEq/L)	7	7	5		5	5	
Cl (mEq/L)	52.5	45	35		35	56	
Acetate	45	54	105		105	74	
Zn (mg)	–	–	2.5	3.75	5	3.8	4.8
Taurine (g)	–	–	0.5	0.8	1	–	–
Volume (mL)	1,000	1,500	986	1,477	1,970	1,435	1,820
Calorie (kcal)	1,200	1,600	1,100	1,600	2,150	1,600	2,000
Kcal/1 cc	1.2	1.1	1.1	1.1	1.1	1.1	1.1
약가(원)	18,782원	44,793원	27,157원	33,490원	36,568원	47,633원	56,068원
지방 구성 및 기타 특징	Lipid 불포함	Olive oil 80% + Soybean oil 20%	Soybean oil 30% + MCT 30% + Olive oil 25% + Fish oil 15% Taurine, Zn 함유			Soybean oil 30% + MCT 25% + Olive oil 25% + Fish oil 20% Zn 함유	
소아 허가	–	만 2세 이상 소아	2세 이상 소아			–	

지방유제는 10~30% 제제가 있으나 국내에 공급되는 제제는 10%, 20%이다. 지방의 열량은 1 g 당 9 kcal이나, 지방유제에는 지방산 외에도 인지질, 글리세롤 등의 성분이 포함되어 10%는 1.1 kcal/mL, 20%는 2 kcal/mL의 열량 밀도를 가진다. 지방유제의 삼투압은 280~300 mOsm/L으로 말초정맥을 통해 높은 밀도로 열량을 공급할 수 있다.

지방유제 투여 시 성인의 경우 12시간 이내 주입을 마쳐야 하는 반면 빠른 속도로 지방유제를 투여 시 Fat overload syndrome과 같은 부작용이 나타날 수 있다. 따라서 천천히 투여를 시작하여 속도를 최대 0.11~0.15 g/kg/hr까지 증가시켜 투여한다. 보통 성인의 경우 20% 지방유제 250 mL를 투여 시 10~12시간에 걸쳐 천천히 투여하면 적절하다.

표 4-12. **원내 사용 지방유제와 구성**(2020년 12월 기준)

약품명	Smoflipid 20%	Lipidem 20%	Clinoleic 20%	Intralipid 20%	Omegaven 10%
함량/ 부피	20 g/100 mL 50 g/250 mL 10 g/50 mL	50 g/250 mL	20 g/100 mL 100 g/500mL	50 g/250 mL	5 g/ 50 mL
약가(원)	6,839 11,865 비급여	14,827	8,298 28,975	11,546	비급여
열량	2 kcal/mL				1.1 kcal/mL
Soybean oil(%)	30	40	20	100	–
MCT(%)	30	50	–	–	–
Olive oil(%)	25	–	80	–	–
Fish oil(%)	15	10	–	–	100
ω–6:ω–3	2.5:1	2.7:1	9:1	7:1	–
비고	필수지방산이 풍부한 대두유, MCT유, ω-3 지방산이 풍부한 어유가 혼합되어 있음. (SMOFlipid에는 올리브유 포함)		지질 과산화율이 낮음(올레인산) 항산화작용 우수(알파 토코페롤)	필수지방산 풍부 국소 마취제 독성 반전 작용	Fish oil 100% 제제 ω-3 지방산의 함량은 매우 높으나 필수지방산 적게 포함

상품화 아미노산제제의 농도는 5%에서 20% 정도이고 8.5~10% 제제가 가장 많이 쓰이는 제제이다. 아미노산제제에는 아미노산 외에도 전해질 및 완충제(◎ acetate 등)가 포함된 제제들도 있으므로 혼합하여 정맥영양제제 조성 시에 주의할 필요가 있다. 아미노산제제는 크게 필수 및 비필수아미노산이 적절히 혼합된 표준 아미노산제제와 특정 나이나 특정 질환의 아미노산 요구량을 충족시키기 위해 구성된 특이 아미노산제제로 분류할 수 있다.

1) 표준 아미노산제제

완전 단백질로 여겨지는 모유, 계란 등의 아미노산 패턴을 따르며, 필수아미노산 대 비필수아미노산의 비율은 1:1 정도가 적합하다.

2) 분지쇄 아미노산(Branched-Chain Amino Acid, BCAA) 고함유 제제

분지쇄 아미노산(Branched-Chain Amino Acid, BCAA)은 류신, 이소류신, 발린(Leucine, Isoleucine, Valine)을 일컫는다. 분지쇄 아미노산 고함유 아미노산제제는 분지쇄 아미노산의 비율이 총 아미노산의 35% 정도로 표준 아미노산(약 20%내외)보다 높고, 방향족 아미노산의 비율은 낮게 구성되어 있다.

표 4-13. 원내에서 사용 중인 아미노산제제(예, 2020년 12월 기준)

약품명	약품 코드	Volume (ml)	함량(g)	EAA/TAA (%)	BCAA/TAA (%)	전해질 함량	특징	individualized PN 조성 가능 여부 (원내 전산)	약가(원)
Cletamin	XB-CLET500	500	50	52	23	Na 5 mEq/L Acetate 60 meq/L	종합 아미노산 제제	가능	8,392
Fravasol	XB-10FRV500	500	50	41	19	Acetate 82 mEq/L	종합 아미노산 제제	불가능	10,603
Hepasol	XB-10HPSOL5	500	50	54	35	Na 51 mEq/L	BCAA 고함유 아미노산제제	가능	9,904
Nephsol	XB-NEPH250	250	14	100	21	Na 5 mEq/L Acetate 44 mEq/L	필수 아미노산제제	불가능	5,967
Glamin	XT-GLAM500	500	67.5 (Glutamine 10 g)	36	16	–	Glutamine 고함유 종합 아미노산제제	가능	16,055
Dipeptiven	XT-DIPEP	100	20 (Glutamine 13.5 g)	0	0	–	Glutamine, alanine만 포함한 아미노산제제	가능(Cletamin 과 혼용)	15,432
Primene	XT-10PRM250	250	25	54	24	–	Taurine함유 유소아, 신생아, 조산아	소아 가능	6,784
Trophamine	XB-6TPM100	100	6	56	30	Na 5 mEq/L Acetate 56 mEq/L	Taurine 함유 유소아	불가능	2,179

(1) 간경변(Hepatic cirrhosis)

Hayaishi 등의 연구에 따르면, 간경변 환자에게 6개월 동안 경구로 하루 12 g의 분지쇄 아미노산을 공급한 경우 간세포암(Hepatocellular carcinoma, HCC)으로의 진행과 합병증이 더 적게 나타났다. 또 다른 다기관 무작위 대조 연구에서는 2년 동안 경구로 12 g의 BCAA를 공급한 군과 그렇지 않은 대조군 비교 시 분지쇄 아미노산을 높게 공급한 군이 높은 삶의 질, Event free survival, 개선된 혈중 알부민 농도를 보였다. Fan 등의 연구에 따르면 간세포암으로 부분 간 절제술 후 14일 동안, 총 아미노산 중 35%의 분지쇄 아미노산 포함 정맥영양을 공급한 환자에서 대조군에 비해 체중감소, 복수, 감염 합병증과 같은 수술 후 이환율이 더 낮았다. 그러나 연구마다 분지쇄 아미노산의 투여경로(정맥/경구 등), 투여 용량, 투여 기간 등이 매우 달라서, 분지쇄 아미노산 보충을 반드시 해야 하는지에 대하여서는 아직 결론을 내기가 어렵다.

역사적으로 간부전 환자에서는 단백질 제한 영양공급이 추천되어 왔으나 이런 방법은 환자의 영양상태 악화와 근육량 소실을 일으킬 수 있어 더 이상 추천되지 않는다.

(2) 간성뇌증(Hepatic encephalopathy)

간부전 환자의 경우 아미노산 대사 이상으로 혈중 암모니아 농도가 높아지고, 혈중 분지쇄 아미노산에 대한 방향족 아미노산 비율이 높아진다. 이러한 불균형 때문에 방향족 아미노산이 더 많이 뇌로 이동하고, 뇌에서 신경전달물질의 전구체로 삭용하는데, 이로 인해 의식 상태의 변화가 유발되었을 가능성이 있다. 분지쇄 아미노산인

류신, 이소류신, 발린은 근육에서 암모니아의 청소를 촉진시켜 뇌의 암모니아 농도를 낮추고, 방향족 아미노산이 뇌로 흡수되는 것을 억제하므로 간성뇌증에 투여하는 것이 추천된다. 하지만 표준 아미노산제제에 비해서 분지쇄 아미노산 고함량 제제가 간성뇌증 조절에 더 좋다는 근거는 부족한 현실이다.

(3) 중환자

화상, 패혈증, 외상, 열 손상, 대사적 스트레스 등이 있는 중환자의 경우 골격근 이화작용이 증가하므로, 정상적인 대사가 이루어지지 않고 포도당, 지방 등 열량원으로 잘 이용되지 않는다. 따라서 이론적으로는 분지쇄 아미노산을 고 함유한 제제가 유익할 수 있다. 분지쇄 아미노산은 근육에서 대사되면서 스트레스 상황에서는 열량원으로 작용하여, 이가 다량 함유된 제제를 사용하면 효과적인 영양공급이 이루어질 수 있다.

3) 필수아미노산(Essential amino acid, EAA) 제제

신부전 환자용으로 상품화된 아미노산제제는 필수아미노산으로만 구성되어 있다. 이는 필수아미노산은 반드시 식이로부터 공급되어야 하는 데 반해, 비필수아미노산은 요소로부터 생리학적으로 재활용될 수 있다는 이론에 근거한 것이다. 그러나 급성신부전 환자에서는, 필수아미노산만 들어 있는 제제가 사망률을 개선시킨다는 증거는 없었으므로 2010년 ASPEN 임상 가이드라인에서는 급성신부전 환자에게 표준 아미노산제제 투여를 추천하고 있다.

참고로, 신부전 환자에서 수분제한이 필요함에도 불구하고, 이런 제제들은 보통 표준 아미노산에 비해 낮은 농도로 조성되어 있다.

4) 글루타민(Glutamine) 포함 제제

글루타민은 장의 보전(integrity), 면역반응, 스트레스 상태에서의 단백질 합성과 관련 있다. 보통 정맥주사용 아미노산제제에는 글루타민이 포함되어 있지 않은데, 글루타민은 중환자의 조건부 필수아미노산으로 알려져 있어서 중환자에게 글루타민을 공급(경장, 정맥주사) 시의 임상적인 효과에 대한 많은 연구가 이루어졌다.

2016년 ASPEN (American Society for Parenteral and Enteral Nutrition) 가이드라인에서는 성인 중환자에서 글루타민을 일상적으로 투여하지는 않아야 한다고 하고 있다. 특히 다장기부전이나 쇼크 환자에게는 글루타민 투여가 오히려 사망률을 높일 수 있어서 투여 환자를 선정하는 데 주의가 필요하다.

2019년 ESPEN (European Society for Clinical Nutrition and Metabolism) 가이드라인에 의하면 외상, 화상 중환자 외에는 글루타민을 추가 보충하지 않아야 하며, 특히 간부전이나 신부전이 있는 불안정하고 복잡한 중환자에게는 글루타민-디펩타이드 주사 공급을 하지 않아야 한다. 이 가이드라인에서는 글루타민 경장 공급이 필요한 환자를 외상환자와 화상 환자로 제한하고 있는데, 20% 이상의 체표면 화상 환자는 글루타민 0.3~0.5 g/kg/day를 10~15일 동안 경장으로 추가 공급해야 한다고 하고 있다. 중환자 외상환자에서 경장영양 투여 시 첫 5일 동안 경장으로 0.2~0.3 g/kg/day의 글루타민이 투여될 수 있으며, 상처 회복이 잘 되지 않는 경우 10~15일까지 투여 기간을 연장할 수 있다.

즉, 최근의 중환자 가이드라인에 따르면, 성인 중환자에서는 정맥을 통한 글루타민의 공급은 더 이상 추천되지 않는다.

(1) 디펩티벤(원내 코드: XT-DIPEP, 글루타민 단독 제제)

글루타민과 알라닌만 포함된 제제이다. 전체 아미노산 섭취량의 약 30%를 초과하지 않는 범위에서 아미노산 수액이나 아미노산 함유 수액에 첨가하여 공급하여야 하는 제제이다. 20%의 아미노산 용액으로 100 mL에 글루타민이 13.5 g 포함되어 있다.

(2) 글라민(원내 코드: XT-GLAM500, 글루타민 고 함유 아미노산제제)

이 제제는 전체 아미노산의 15%가 글루타민으로, 이를 제외하면 필수아미노산과 비필수아미노산의 비율이 1:1로 구성되어 있다. 단독 투여가 가능하나 최소 8시간 이상 걸쳐 투여하는 것이 추천된다. 총 아미노산 농도는 13.5%로 다른 아미노산제제에 비하여 높은 편이며, 500 mL에 글루타민은 10 g 포함되어 있다.

8 원내조제 정맥영양(Individualized PN)

전해질 함량 변경, 단백질 조성 변경 등이 필요한 환자에게 상품화 정맥영양제제로 적절한 영양공급을 하기 어려운 경우가 있다. 이러한 경우, 입원환자의 영양집중지원팀(NST) 의뢰를 통하여 원내조제 정맥영양(Individualized Parenteral Nutrition) 조성 후 원내 약국의 주사 조제실에서 조제할 수 있다.

원내조제 정맥영양은 포도당과 단백질, 전해질, 비타민, 미량원소를 함유할 수 있으나 지방유제는 포함하지 않은 2-in-1 제제이다. 따라서 열량을 보충하고 지방공급이 필요한 대부분의 경우, 지방유제는 별도의 처방을 통해 따로 공급하여야 한다.

1) 원내조제 정맥영양의 적응증

(1) 글루타민이나 분지쇄 아미노산이 고함유된 특정 단백 아미노산제제로 구성한 정맥영양이 필요한 경우

(2) 환자의 정맥영양 의존도가 크나, 혈중 전해질의 심각한 불균형이 있어 정맥영양의 전해질 조성 변경이 필요한 경우(다른 방법으로 교정이 가능한 경우는 제외)

① 고칼륨혈증

② 고칼슘혈증

③ 교정되지 않는 고나트륨혈증(Na 고함유 수액을 공급하고 있는 경우는 제외)

④ 적절한 보충 공급에도 교정되지 않는 심각한 저칼륨혈증

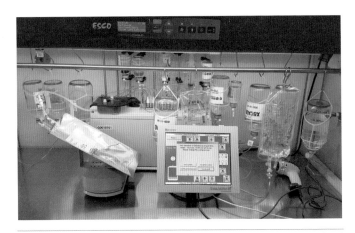

그림 4-1. 주사 조제실 Individualized PN 조제과정: Auto-mixer를 이용한 자동조제 시스템

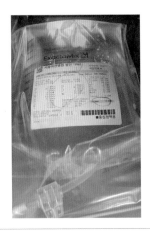

그림 4-2. 조제된 원내조제 정맥영양(Individualized PN)

1) 심한 영양결핍환자 정맥영양 시 주의사항

(1) 장기간 금식상태에 있었던 환자의 경우, 공급된 영양 물질을 대사할 효소의 작용이 저하되어 있기 때문에 갑작스러운 고농도의 정맥영양제제 주입은 고혈당을 초래하고, 이는 고삼투압성 고혈당성 비케톤성 혼수 또는 hyper-amino-acidemia, BUN 증가 등 치명적인 결과를 유발할 수 있다.

(2) 과도한 수액/전해질의 공급 및 재급식(refeeding)으로 인한 심각한 전해질 불균형(hypokalemia, hypophosphatemia, hypomagnesemia 등)은 근육장애, 심근장애 및 부정맥 등의 심각한 합병증을 유발할 수 있다.

(3) 체내의 포도당과 아미노산의 사용이 증가되면 여러 효소의 보조 인자로 작용하는 Vit. B_1, Vit. B_{12}, folate, biotin, 아연 등의 결핍증이 새롭게 나타날 수 있으므로 비타민 미량원소의 충분한 공급이 필요하다.

2) 이행기 영양공급(정맥영양 → 경장영양)

정맥영양의 궁극적인 목표는 정상적인 경구섭취로 돌아가는 것이다. 정맥영양공급을 하는 환자가 경구 혹은 경장영양을 시작 및 증량하고 정맥영양을 감량 및 중단하는 과정을 이행기라고 한다. 정맥영양을 중단할 때 영양상태가 악화되는 것을 방지하기 위해 정맥영양에서 경장영양으로의 이행은 프로토콜에 맞게 시행되어야 한다. 정맥영양의 중단은 경장영양이 어느 정도 진행된 후에 서서히 줄이기 시작한다. 이상적으로는 정맥영양과 경장영양의 조합이 환자의 목표 열량에 맞아야 한다. 실제적으로 정맥영양은 경장영양으로 열량요구량의 70%에 도달할 때까지 유지한다. 정맥영양 투여 전에 건강했으며 금식기간이 1~2주 내로 짧았던 경우는 고형 음식물 섭취가 가능할 때 정맥영양을 바로 중단하는 것도 고려할 수 있다. 그러나 노인, 허약한 환자, 암환자의 경우는 이행기 영양공급에 주의를 요한다. 당뇨가 있거나 인슐린저항성이 있는 환자의 경우에도 혈당에 대한 특별한 모니터링이 필요하다.

(1) 경장영양 시작 기준: 환자의 소화관 기능이 돌아오고, 혈역학적으로 안정한 경우 최대한 일찍 경장영양을 시작한다.
(2) 정맥영양에서 경장영양으로의 변경 가이드라인(예시)
　① 경장영양 시작 D#1-2: TPN 투여속도 100% 유지
　② 경장영양 시작 D#3: TPN 투여속도 70%로 감량 - 경장영양 30% 이상 도달
　③ 경장영양 시작 D#4: TPN 투여속도 50%로 감량 - 경장영양 50% 이상 도달
　④ 경장영양 시작 D#5: TPN 중단 - 경장영양 70% 이상 유지

3) 정맥영양의 중단

정맥영양을 갑자기 중단하면 반동성 저혈당증이 올 위험이 있으므로 주의 깊은 혈당 모니터링과 함께 반드시 순차적인 중단과정을 거쳐야 한다. 특히 인슐린 요구량이 고용량이었던 경우에는 반동성 저혈당이 나타날 가능성이 크다.

(1) 경구섭취가 이루어져 정맥영양을 중단할 경우 상기 이행기의 영양공급과 마찬가지로 경구섭취량을 늘리면서 점차적으로 정맥영양 투여량을 줄여나간다.

(2) 당일 내 정맥영양을 중단할 때에는 다음 세 가지 방법 중 한 가지로 조치한다.

① 정맥영양을 중단하고 10% 포도당수액을 연결하여 6시간 유지 후 중단한다(단, 말초정맥용 정맥영양의 경우는 포도당 수액투여가 필요 없다).

② 정맥영양 속도를 1/2로 2시간 간격으로 계속 줄인다.

③ 정맥영양 속도를 1/2로 4시간 동안 줄인 후 5% 혹은 10% 포도당수액을 유지한다.

(3) 카테터의 감염으로 카테터를 제거하는 경우에는 카테터를 재삽입할 때까지 말초정맥으로 10% 포도당수액을 투여한다.

4) 영양지원과 약물상호작용

(1) 정맥영양과 약물

정맥영양액의 복잡한 구성과 물리적, 화학적 상호작용 때문에 정맥영양액에 약물을 첨가하는 것은 권장되지 않는다. 그러나 다른 방법이 없는 경우 약물의 안정성 및 정맥영양액과의 배합적합성(compatibility) 검증 여부, 임상적 적용 가능성을 확인하여 첨가 여부를 결정한다. 정맥영양 투여 세트의 Y-site로 약물을 투여 시에도 적합성이 검증된 경우가 아니면 함께 투여하지 않는 것이 원칙이다.

① 정맥영양과 인슐린

인슐린은 정맥영양 시 흔하게 함께(혼합 또는 Y-site 투여) 투여된다. 그러나 중환자의 경우에는 치료 첫 24시간 동안 인슐린의 요구량이 매우 높고 변동이 심하며 혈당이 엄격하게 조절되어야 하므로 정맥영양과 별도로 지속주입한다.

i) 정맥영양 투여와 관련한 고혈당과 인슐린 내성

   (i) 정맥영양 투여 시 자주 일어난다.

   (ii) 당뇨 환자가 정맥영양을 투여 받는 경우 카테터 관련 감염의 확률이 5배 증가될 수 있다는 보고가 있다.

   (iii) 정맥영양으로 탄수화물을 4~5 mg/kg/min 혹은 20~25 kcal/kg/day 이상 공급 시, 포도당의 평균산화율을 초과하므로 고혈당, lipogenesis, fatty liver infiltration 등이 초래된다는 보고가 있다.

   (iv) 이상적인 혈당 범위는 100 (140)~180 mg/dL 정도이다 (p402, 11. AMC NST protocol 참고).

ii) DM 혹은 stress-induced hyperglycemia 환자에게 정맥영양 투여

   (i) 정맥영양 투여 첫날 dextrose 150~200 g 이하로 투여한다(저체중이거나 혈당조절이 잘 되지 않는 경우에는 100 g).

   (ii) 혈당조절이 되기 전까지는 dextrose 용량을 올리지 않는다.

(iii) 정맥영양에 regular insulin basal amount를 추가하여
투여한다.

② 약물과 정맥영양과의 배합적합성(Compatibility)

i) 약물과 정맥영양의 배합적합성에 관한 많은 연구들이 있으
나, 연구에서 투여된 정맥영양의 조성과 환자에게 투여하
는 정맥영양의 조성이 다르다면 배합적합성을 예측할 수
없으므로 가장 비슷한 조성을 참고한다.

ii) 정맥영양과 부적합할 때, 약물투여를 위해 정맥영양 투여
를 중단하기 보다는 가능한 다른 주사 투여경로로 투여하
도록 한다.

iii) 일부 약물은 약물 농도에 따라 적합성이 달라진다.

Morphine sulfate 1 mg/mL은 TNA와 배합 적합
(compatible) 하나 15 mg/mL에선 부적합(incompatible)
함.

1. 병원약학분과협의회. 임상영양 길라잡이. 서울: 병원약학교육연구원; 2018

2. Daren Heyland, M.D., John Muscederer, M.D., Paul E. Wischmeyer, M.D., A Randomized Trial of Glutamine and Antioxidants in Critically Ill Patients, NEJM 2013;368:1489-97.

3. A.S.P.E.N. Clinical Guidelines: Nutrition Support of Adult Patients With Hyperglycemia,J Parenter Enteral Nutr 2013;37:23-36.

4. A.S.P.E.N. Position Paper: Recommendations for Changes in Commercially Available Parenteral Multivitamin and Multi-Trace Element Products 2012;27:440-91.

5. Canadian clinical practice guidelines for nutrition support in mechanically ventilated, critically ill adult patients, Journal of Parenteral and Enteral Nutrition 2003;27:355-373.

6. ESPEN guideline on clinical nutrition in the intensive care unit, Clinical Nutrition 2019;38:48-79.

7. Guidelines for the Provision and Assessment of Nutrition Support Therapy in the Adult Critically Ill Patient: Society of Critical Care Medicine (SCCM) and American Society for Parenteral and Enteral Nutrition (A.S.P.E.N.), Journal of Parenteral and Enteral Nutrition 2016;40:159-211.

8. Nutrition in the Intensive Care Unit: Year in Review 2008 2009, Journal of Parenteral and Enteral Nutrition 2010;34:21-31.

9. Omega-3 Fatty Acids in Modern Parenteral Nutrition: A Review of the Current Evidence, J Clin Med 2016;5:34.

10. Parenteral Nutrition in the Critically Ill patient, NEJM 361;11:1088-97.

11. THE A.S.P.E.N NUTRITION SUPPORT CORE CURRICULUM, 3rd edition: A case based approach-the adult patient. ASPEN; 2017

12. Russell Merritt. The A.S.P.E.N Nutrition Support Practice Manual, 2nd edition. ASPEN;2005.

05

영양전달

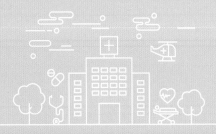

05 영양전달

Ⅰ. 경장영양 전달

1 경장영양관 종류 및 관리

1) 비위관(Nasogastric Feeding Tube) 삽입 및 관리

① 손을 씻고 물품을 준비한다.

② 환자 확인 후 삽입목적과 방법을 설명한다.

③ 환자를 침대나 의자에 똑바로 앉게 하거나, 베개로 지지하여 편안하게 기댄 자세(55°~65°)를 취하도록 한다. 머리가 뒤로 넘어가지 않도록 한다. 무의식 환자의 경우 옆으로 눕히고 목이 신전(extension)되지 않도록 한다.

④ NEX (Nose-Earlobe-Xiphisternum) 측정법을 이용하여 미리 삽입할 관의 길이를 측정하고 소독장갑을 낀 후 준비된 튜브에 삽입길이를 표시한다.

(NEX 측정법: 한쪽 관 끝을 코의 위치에 두고 귀바퀴를 지나 흉골 검상돌기에 이르는 길이를 측정함)

101

⑤ 튜브 끝에서 15~20 cm 정도까지 수용성 윤활제를 바른다. 비위관을 충분히 펴서 삽입 후 가이드와이어를 쉽게 제거할 수 있도록 하고, 삽입 전 가이드와이어가 비위관 끝보다 더 나와 있지 않은지를 확인한다.

⑥ 비강을 통하여 튜브를 처음 삽입할 때 환자의 고개를 약간 들게 하고 천천히 비인두의 후방으로 삽입한다. 콧구멍의 개방 여부를 확인할 시 환자에게 한쪽 코를 막은 상태로 공기를 깊이 들이마시도록 한다. 반대쪽 콧구멍도 같은 방법으로 시행한다.

⑦ 튜브가 구강 인두 위쪽에 도달하면 환자의 머리를 약간 앞으로 숙이도록 한다.

⑧ 의식이 있을 경우 환자에게 "꿀꺽" 삼키는 동작을 하게 하면서 환자가 침을 삼킬 때마다 튜브를 위까지 밀어 넣는다.

⑨ 튜브가 안 들어가고 막혀있는 느낌이 들면 억지로 밀어 넣지 말고 부드럽게 튜브를 돌리면서 넣는다.

⑩ 비위관을 밀어 넣을 때 환자에게 기침, 고통스러운 표정, 청색증 등이 나타나는지 관찰하고, 이러한 증상이 관찰될 때는 즉시 비위관을 즉시 제거한다.

⑪ 환자가 삼키면 튜브에 표시한 부분까지 밀어 넣는다.

⑫ 튜브를 고정한다.

⑬ 가이드와이어를 삽입한 상태로 복부 방사선을 찍는다.

⑭ 위치가 확인되었다면 튜브가 빠지지 않도록 안전하게 잡고 가이드와이어를 빼낸다. 가이드와이어 제거 시 20 mL 주사기에 10 mL의 물을 담아 비위관 안쪽으로 서서히 주입한다. 이는

윤활제의 역할을 하여 가이드와이어의 제거를 쉽게 한다.

⑮ 분비물과 가스를 제거하려고 할 때는 위관 끝에 일자연결관을 이용하여 PVC line과 연결한 후 배액한다.

⑯ 비위관 삽입시간, 시술 후 위 내용물의 배액량 및 색깔, 환자의 반응을 사정하여 기록한다.

⑰ 지속적으로 비위관을 삽입하고 있는 환자는 구강 간호와 비강 간호를 규칙적으로 시행하여 구강이나 비강의 점막손상이 없도록 하고 불쾌한 냄새와 동통을 최소화한다.

2) 위루관, 위장루관(Gastrostomy or Jejunostomy) 삽입 및 관리

(1) 내시경을 이용한 튜브 삽입 전 간호

① 손을 씻고 환자를 확인한다.

② 환자와 가족에게 시술의 필요성과 절차를 설명한다.

③ 시술 전일 자정 이후 금식한다(8시간 이상).

④ Coagulation battery, CBC, EKG, Chest X-ray 등 검사결과를 확인한다.

⑤ 동의서를 확인한다.

⑥ 시술 30분 전부터 의사의 처방에 따라 항생제를 투여한다.

⑦ 내시경실로 보낸다.

(2) 내시경을 이용한 튜브 삽입 후 간호

① 12시간 동안 금식 및 자연 배액한다.

② 근무조마다 장운동을 확인한다.

③ 복부팽만감, 통증, 누출, 구토 등의 증상이 없으면

➡️ 튜브를 통해 미온수 100 mL를 주입 후 이상소견 없을 경우 경장영양액을 주입한다.

④ 경장영양액 주입 후 쇠약감, 경련, 발한, 빈맥, 어지러움 등의 증상이 있으면 의사에게 보고하고 기록한다.

⑤ 대부분의 환자들이 시술 후 1~2일 동안 근육이 당기는 듯한 불편감이 있다. 필요시 처방에 따라 진통제를 투여한다.

(3) 투시촬영을 이용한 튜브 삽입 전 간호

① 환자와 가족에게 시술의 필요성과 절차를 설명한다.

② 시술 전일 자정 이후 금식한다(8시간 이상).

③ Coagulation battery, CBC, EKG, Chest X-ray 등 검사결과를 확인한다.

④ 동의서를 확인한다.

⑤ 수술 전 환자상태 확인표를 작성한다.

⑥ 혈관조영실로 보낸다.

(4) 투시촬영을 이용한 튜브 삽입 후 간호

① 시술당일은 금식한다.

② 필요시 의사의 처방에 따라 항생제를 투여한다.

③ 익일에 Tubogram을 통해 위치와 기능을 확인한 후 경장영양공급을 시작한다.

④ Tubogram 전까지 금식을 유지하고 자연배액한다.

⑤ 근무조마다 장운동을 확인한다.

⑥ 경장영양액 주입 후 쇠약감, 경련, 발한, 빈맥, 어지러움 등

의 증상이 있으면 의사에게 보고하고 기록한다.

⑦ 대부분의 환자들이 시술 후 1~2일 동안 근육이 당기는 듯
한 불편감이 있다. 필요시 처방에 따라 진통제를 투여한다.

3) 경장영양관 삽입 후 환자 관찰 및 간호

(1) 매 경장영양액 주입 시 혹은 투약 시 삽입 부위로부터의 튜브
길이를 확인한다.

: 복벽의 안과 밖에 범퍼가 있어 고정을 시키나, 안으로 들어
가거나 밖으로 밀려 나와서 튜브의 위치가 변할 수 있기 때
문에 길이를 정확하게 관찰한다.

(2) 피부상태와 절개부위로부터의 배액되는 양상을 사정한다.

(3) 튜브의 이동으로 막히거나 누출이 되면 복막강 내에 염증이
생기게 되므로 구토, 발열, 복통의 증상을 잘 관찰한다.

(4) 환자가 튜브를 스스로 제거하지 않도록 하여 부드럽게 복부
에 고정대를 부착하여 잘 유지한다.

(5) 튜브의 교환시기에 대한 지표는 없지만 내시경을 이용한 경
우는 6개월, 투시조영을 이용한 경우는 3~6개월마다 교체
한다.

① 필요한 물품을 준비한다.

(준비물: 경장영양백, 주입세트, 처방된 경장영양액, 50 cc 관
장용주사기, 미지근한 식수, 청진기, 물컵)

② 개방형 질문으로 환자 확인 후 목적과 방법을 설명한다.

③ 환자를 좌위 또는 반좌위를 취한다.

④ 경장영양관의 위치를 확인한다.

  i) 밖으로 나와 있는 경장영양관 길이를 확인한다.

  ii) 위 내용물이 경장영양관을 통해 나오는지 주사기를 이
  용해 흡인해본다.

  iii) 공기를 주입하면서 청진기로 확인한다. 말을 시켜서 숨
  차하거나 기침하고, 창백해지면 호흡곤란의 징후이므로
  속히 비위관을 제거한다.

  iv) 구강 내 비위관이 꼬여 있지 않은지 확인한다.

⑤ 위 잔여량을 확인한다.

  i) 비위관 끝에 연결된 뚜껑을 열고 50 cc 관장용 주사기와
  연결한 후 위 내용물을 흡인 하여 내용물이 나오는지 확
  인하고 다시 비위관을 통해 흡인한 내용물을 서서히 주
  입해 준다. 잔여량이 200 mL 이상인 경우 1시간 동안 급
  식을 중지한 후 재확인하고 200 mL 이상 지속되면 의사
  와 상의한다.

  ii) 간헐적 급식 시 매끼 주입 전마다 측정하고 지속적 급식
  시 6시간 간격으로 측정한다.

⑥ 주사기를 연결하여 물 30 mL를 주입한다. 물이 잘 들어가지 않으면 튜브가 막혔음을 의미한다. 이때 공기가 들어가지 않도록 주의한다.

⑦ 경장영양백에 경장영양액을 넣은 후 백을 적절한(45 cm) 높이로 유지해 서서히 주입되도록 조절한다.

⑧ 경장영양을 시작한다.

    i)   간헐적 공급: 100 cc/hr로 시작하여 4~6시간 간격으로 경장영양 적응도가 양호할 경우 매끼 100 cc씩 증량하여 목표량까지 증량한다.

    ii)   지속적 공급: 20 cc/hr로 시작하여 적응도가 양호할 경우 12시간마다 10 cc/hr 혹은 24시간마다 20 cc/hr 증량하여 목표량까지 증량한다.

⑨ 경장영양공급 중 복부통증, 오심, 구토, 설사, 위잔여량 등 경장영양 적응도를 관찰한다.

⑩ 경장영양 진행 중 경장영양관 막힘을 방지하기 위해 지속적 공급 시에는 6시간마다 30 mL 물을 공급하고, 간헐적 공급 시에는 경장영양 시작 전 후 최소 30 mL 물을 공급한다.

⑪ 경장영양 종료 후 경장영양관 뚜껑으로 막고 안전하게 고정한다.

⑫ 주입 후 30분~1시간 정도 좌위 혹은 반좌위를 유지한다.

⑬ 체위변경, 흡인 등의 간호행위 시 흡인을 예방하기 위해 경장영양을 일시적으로 멈춘다.

⑭ 경장영양액의 주입시간, 종류, 양, 환자의 반응, 관찰사항을 기록한다.

1) 경장영양주입 펌프

(1) 경장영양 펌프

펌프를 사용함으로써 경장영양 주입속도를 일정하게 유지하여 부주의로 인한 주입오류를 방지할 수 있고, 혈당조절과 위장관 적응에 도움을 줄 수 있다.

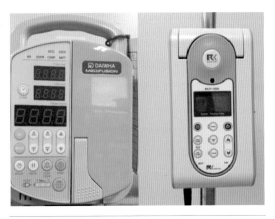

그림 5-1. **경장영양 펌프**

2) 기계적 합병증

(1) 경장영양관의 부적절한 위치

경장영양관 삽입 후에는 반드시 말단(tip)의 적절한 위치를 확인하여야 한다. 위장관내에 있음을 확인하고 더불어 말단의 위치가 적절하여야 위잔여량 측정도 신뢰도가 있어 흡인의 위험성을 최소화시킬 수 있다.

(2) 경장영양관에 의한 식도궤양

국내에서 사용중인 레빈(Levin)튜브는 polyvinyl chloride로 장점막에 손상을 입힐 수 있는 제재이므로 장기간 거치해서는 안된다. 국내에서는 경장영양 적용관이 수가로 인정받지 못하고 있어 대부분 레빈튜브를 경장영양관으로 사용하고 있다. 그러나 이로 인해 식도궤양 및 출혈, 위장관 천공 등 치명적인 합병증이 발생할 수 있다. 따라서 경장영양관의 목적으로 사용할 때에는 경장영양 전용관을 사용하여야 하며, 4주 이상의 장기간 경장영양이 예상될 때에는 위장루나 소장루로 경장영양로를 변경하여야 한다.

Ⅱ. 정맥영양 전달

1 정맥영양관 종류와 관리

1) 정맥영양관 종류

(1) 말초정맥관(Intravenous catheter)

말초정맥관 교환주기는 성인은 96시간마다 교환하며, 만약 염증증상이나 침윤이 있는 경우는 즉시 교환한다. 소아는 정규교환하지 않고 임상적 문제(염증, 침윤 등) 발생 시 교환하도록 한다. 손등의 정맥도 비교적 많이 이용하지만 말초나 내측일수록 대상자의 통증이 커서 선택 시 주의를 요한다. 성인의 하지 정맥은 혈전성 정맥염이나 색전증을 일으키기 쉽기 때문에 가능하면 피하는 것이 좋다.

(2) 중심정맥관(Central venous catheter)

중심정맥관 적응증은

i)   다량의 수액공급이 필요하거나 말초혈관이 좋지 않은 경우

ii) 중심정맥압의 감시가 필요할 경우

iii) 고열량의 정맥영양요법이 필요한 경우

iv) 말초혈관 투여가 불가한 특수 약물의 투여가 필요한 경우(KCl, vasoactive drug)이다.

완전 비경구영양주입 시 중심정맥관이 필요하다. 삽입 부위로는 쇄골하정맥(subclavian vein), 내경정맥(IJV), 외경정맥(EJV), 대퇴정맥(femoral vein), 척측피정맥(basilic vein) 또는 요측피정맥(cephalic vein)이 사용된다. 중심정맥용 카테터는 사용 전 Chest X-ray를 통해 팁(tip)위치를 확인한다. 카테터팁은 상대정맥과 우심방의 접합부에 위치해야 한다. 중심정맥관의 사용 전에는 혈액역류를 확인하고 사용하도록 한다.

① 비터널형

비터널형 카테터는 응급상황에서 정맥을 빨리 확보하고자 할 때 쇄골하정맥(subclavian vein)이나 경정맥(jugular vein)을 천자하여 삽입한다.

보통 단기간 동안 사용되는 관이며 피부를 통하여 관이 바로 혈관으로 삽입되기 때문에 감염 위험이 높은 반면에 경제적이고 쉽게 제거할 수 있다는 이점이 있다.

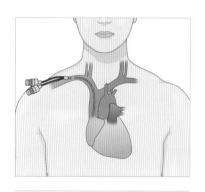

그림 5-2. **비터널형**

② 터널형

터널형 카테터는 외과적 절차에 의해 시행되며 보통 쇄골
하정맥(subclavian vein)을 천자한다. 카테터를 쇄골하정
맥(subclavian vein)에서 흉골과 유두 사이까지 피부 밑에
터널을 만들어 유두선 아래 흉벽 위로 출구를 만든다. 터널
이 형성된 후 샤워가 가능하며, 미생물 차단을 위한 커프가
존재한다. 장기적 약물주입에 적당하다.

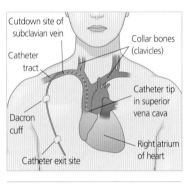

그림 5-3. **터널형**

③ 삽입형 포트(implanted port)

삽입형 포트는 피하에 이식된 약물전달체계로서 정맥의 상
태가 좋지 않은 환자들에게 정맥내 주입을 위해 삽입하는
것이다. 피부 밑에 완전히 이식하기 때문에 감염발생률이
감소되고, 관리시간이 덜 소요되며 환자는 정상적인 일상

활동이 가능하다.

포트에 사용하는 끝이 날카롭고 경사진 바늘(non coring needle)을 사용하고 1주일마다 needle은 교환한다. 포트는 4~6주마다 관류한다.

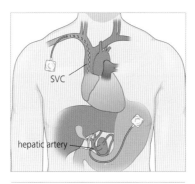

그림 5-4. **삽입형 포트**

④ 말초삽입형 중심정맥관(Peripherally Inserted Central Catheter, PICC)

PICC는 Antecubital space나 upper arm에 있는 척측피정맥(basilic vein)이나 요측피정맥(cephalic vein) 등으로 삽입되어 카테터 끝이 상대정맥에 위치하는 정맥관으로 보통 6개월에서 1년 동안 유지할 수 있다. 시술이 간단하고 기흉, 혈흉과 같은 합병증 가능성이 적고 정기적인 교환이 필요하지 않으므로 장기 치료를 받아야 하는 환자에게 유용하다.

고삼투성 수액주입환자, 수포성 항암제 투여환자, 장기적
인 정맥주사 투여환자, 접근 가능한 말초정맥이 없는 환자
에게 적용한다. 반복적인 정맥천자로 인한 환자의 통증과
스트레스를 줄여 줄 수 있다.

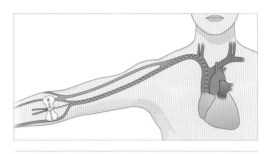

그림 5-5. 말초삽입형 중심정맥관

2) 카테터삽입 관련 합병증

(1) 카테터감염

중심정맥관은 혈류감염발생의 가장 큰 위험인자이다. 중심 정맥
관 관련 병원 내 혈류감염의 기여 사망률(attributable mortality)은
약 15~25% 정도이다. 중심 정맥관 관련 감염증이 발생한 경우 중심
정맥관 제거 여부를 결정하고, 적절한 항생제를 선택하여 적절한 기
간 동안 투여하여야 한다. 중심 정맥관 관련 감염을 예방하기 위해
서는 무균적 환경에서 카테터를 삽입해야 한다.

(2) 혈전생성

혈전의 생성은 유치 카테터의 또 다른 흔한 합병증이다. 카테터의 재료, 지름, 삽입위치 등에 따라 혈전생성 위험의 정도는 다를 수 있다. 치료법으로는 막힌 카테터의 제거, 필요시 항응고제 투여 등이 있다.

(3) 기흉

중심정맥관 삽입 과정 중 기흉이 발생하기도 한다. 삽관 후 반드시 흉부 X-ray를 시행하여 카테터말단의 위치와 기흉의 유무를 확인해야 한다. 기흉을 의심할 수 있는 증상으로는 천자 후 흉통, 짧은 호흡 등이 있다.

(4) 혈흉

혈흉은 쇄골하동맥과 흉막벽이 동시에 손상된 경우 발생하며, 흉관 삽입 및 지혈술이 필요할 수 있다. 만약 초기 중심정맥관 삽입이 부드럽게 이루어지지 않으면, 시술자나 방법을 바꾸어 삽입하며, 무리하게 진행하지 않는다.

(5) 공기색전

카테터삽입 시 정맥에 상대적으로 음압이 걸리는 경우 공기가 흡인되어 색전이 발생할 수 있다. 또한 카테터의 연결 부위가 느슨해지거나 빠진 경우, 환자의 중심정맥압이 낮거나 환자가 심호흡을 하여 다량의 공기가 정맥으로 흡인되는 경우 발생한다. 공기색전이 나량 발생하면 호흡곤란, 쇼크, 의식소실 등이 발생할 수 있다. 대처방법은 재빨리 환자를 왼쪽 옆으로 눕는 자세(left lateral decubitus)와 머리를 다리보다 낮춘 자세인 트렌델렌버그 체위(trendelenburg position)를 취하게 한다. 심폐소생이 필요한 경우, 머리를 낮추고 바로 누운 자세로 환자 자세를 바꾸어 심폐소생술을 시행한다.

(6) 액의 누출

카테터가 혈관벽을 뚫고 조직과 쇄골주위, 식도강, 종격안 등으로 침투한 경우, 주입되는 고농도의 액은 혈관 밖으로 누출되고, 이 결과 순환기와 호흡기에 이상이 생길 수 있다. 따라서 카테터를 삽입 시술 후에는, 반드시 카테터말단의 위치를 확인하고, 카테터를 통해 혈류가 역류되는지 확인해야 한다.

(7) 카테터와 연관된 색전

카테터삽입 후 가이드와이어를 제거하지 않은 경우 가이드와이어가 카테터를 찢고 혈관으로 들어가서 심실에 도달할 수 있고 이로 인해 폐동맥색전증 또는 심실의 파열이 일어나 급성심장압박이 발생할 수도 있다. 색전이 발생한 경우 대퇴정맥으로 basket 카테터를 삽입하고 카테터에 바늘을 끼워서 바늘을 제거한다. 이 방법으로 해결되지 않는 경우 외과적 수술이 필요하다.

(8) 이 밖에도 돌발적인 카테터의 이탈, 동맥천자, 신경손상, 식도손상 등의 합병증이 유발될 수 있다.

3) 정맥영양관 관리

(1) 중심정맥관 드레싱 관리

① 환자에게 드레싱에 대한 설명을 한다(무의식 환자나 sedation 된 환자는 제외).

② 손씻기 후 청결장갑착용 후 기존 드레싱을 제거한다.

③ 손씻기를 다시 시행하고 멸균장갑으로 교환하여 착용한다.

④ 2% chlorhexidine with alcohol solution 소독솜을 이용해 안에서 바깥쪽으로 원을 그리며 소독한다.

⑤ 소독은 3회 반복하고, 원의 크기는 드레싱 테이프보다 크게 시행한다.

⑥ 소독 후 건조될 때까지 기다린다.

⑦ 멸균 반투과성 필름드레싱이나 멸균 거즈를 사용한다. 거즈드레싱은 박테리아와 같은 외부 균에 대한 방어능력이 없기 때문에 감염에 대비하여 멸균드레싱을 사용한다.

⑧ 드레싱 부위에 소독한 날짜와 시간을 기록한다.

⑨ 드레싱을 마친 후 멸균장갑을 벗고 물과 손소독제로 손씻기를 한다.

⑩ 삽입 부위 상태를 정확하게 사정한다.

⑪ 삽입 부위 사정결과 발적(redness), 부종(swelling), 압통 (tenderness)이있는 경우 담당의에게 알리고 기록한다.

⑫ 드레싱 교환일수를 준수한다(필름-7일, 거즈-2일).

⑬ 적용되어 있는 드레싱의 상태는 양호한지 확인한다.

⑭ 중심정맥관 드레싱은 정기적으로 혹은 필요에 따라 교환한다.

⑮ 반투과성 필름드레싱이 습기로 축축해지거나 오염된 경우 또는 접착유지가 안될 때는 즉시 교환한다.

표 5-1. **드레싱별 장단점**

	교환주기	장점	단점
거즈드레싱	2일	높은투과성	수분제한 없음
반투과성 필름드레싱	7일	• 교환주기가 거즈보다 길어 관리시간 단축 • 방수 • 드레싱 제거 필요없이 삽입 부위 관찰 가능	• 비싼 비용 • tape와 피부경계부위의 상처 • 비흡수성

(2) 수액세트 관리

① 감염예방을 위해 수액세트는 교환주기를 맞춰 교환한다(표 5-2). 수액세트는 오염이 의심될 때는 즉시 교환하며, 무균술을 이용해 교환한다.

② 중심정맥관의 수액세트 교환 시 수액세트를 분리하고 청결장갑을 착용한다.

③ 중심정맥관 허브부위를 70% 알코올솜으로 수회 소독한다.

④ 5~10 cc 생리식염수가 든 주사기를 연결한 후 혈액역류를 확인하고 천천히 주입한다.

⑤ 새로 교환된 수액세트를 연결한다.

표 5-2. **교환주기**

수액세트	교환주기
일반수액line	96 hr
PN 수액line	24 hr
Lipid line	24 hr
Extension line	96 hr
0.2 micro filter	72~96 hr

⑥ 투약을 하기 전에 손씻기를 수행하고, 투약포트부위를 70% 알코올솜으로 수회 문질러 소독한다.

⑦ 투약 후 투약포트부위는 오염물제거를 위해 알코올솜으로 일회 소독한다.

⑧ 개봉한 3-way의 injection cap은 재사용하지 말고 새로운 cap으로 교환한다.

(3) 중심정맥관 막힘 관리

① 정의

혈전 혹은 침전물로 인해 중심정맥관을 통해 수액주입 또는 혈액 역류가 되지 않는 것이다.

② 예방

i) 관류시 중심정맥관 끝의 혈액역류를 예방하기 위해 양압을 유지시키는 기술을 이용한다(positive pressure

technique: flushing & locking-주사기 제거 전 clamp
하기).

ii) 투약방법: SASH (Saline → Administration → Saline →
Heparine (1:100 u))

iii) 수액이 주입 중이라면 세트교환시점에 N/S 5~10 cc 관류
한다.

iv) 간헐적인 수액주입이 있다면 수액완료 후 N/S 관류 후
헤파린 희석액 3 cc 주입한다.

v) 수액주입이 없이 cap만 유지 중이면 카테터별 간격에 따
라 헤파린 희석액 3 cc 관류한다.

표 5-3. **카테터별 관류량과 시행간격**

	카테터종류	시행간격	채혈 시 혈액 폐기량(cc)	N/S 관류량(cc)	Heparin 관류량(cc)
장기용	터널형 중심정맥관	1주일	5	5~10	3
	삽입형 포트	1달			
중장기용	말초삽입형 중심정맥관	1일			
단기용	비터널형 중심정맥관	1일			

120

③ 해결

i) 중심정맥관이 막힌 경우 개존성을 확보하기 위해 혈전
용해제인 Urokinase를 사용할 수 있다.

ii) Urokinase 5,000 u/cc (20,000unit urokinase에 생리식
염수 4 cc를 혼합)를 준비한다.

iii) 해당 lumen의 injection cap을 소독하고, Urokinase가
든 1 cc 주사기를 주입한 후 약 15~30분간 정체시킨다.

iv) 생리식염수가 든 주사기로 역류를 시도한다. 혈액역류
가 되면 주입한 urokinase 흡인을 위해 2~3 cc 혈액을
뽑아서 버린다. Heparin locking한다. 만약, 혈액역류가
되지 않으면 한번 더 Urokinse 5000unit을 투약한다.

v) 추가 시도 후에도 혈액역류가 되지 않으면 사용하지 않
도록 하고, 의사와 상의 후 혈관조영실에 의뢰한다.

2 정맥영양 전달방법

정맥영양 전달방법을 이해하여 카테터 관련 혈류감염의 감소와
안전한 정맥영양공급이 이루어지도록 한다.

① 처방된 약물이 중심정맥용인지 말초정맥용인지 확인한다.

② 카테터 사용 전 팁(tip) 위치와 기능, 삽입 부위를 사정 후 수액
을 연결하도록 한다.

③ 카테터조작, 수액세트 연결 및 드레싱 교환 시 항상 무균법을
적용한다.

④ 수액세트를 분리하기 전에 잠금 장치를 잠근다.

⑤ 가능한 정맥영양공급 수액세트를 통해 약물투여를 하지 않는다.

⑥ 가능하면 infusion pump를 이용하여 주입하고 인위적으로 속도를 늦추거나 증가시키지 않는다. RI sliding하는 환자는 반드시 Infusion pump를 사용한다.

⑦ 주입속도를 자주 확인한다.

⑧ 개봉한 영양수액은 24 hr 이내에 투여하거나 24 hr 후에는 폐기해야 한다.

참고문헌

1. 병원간호사회. 근거기반 임상간호실무지침-경장영양. 2019
2. 김금순. 기본간호학실습. 서울대학교출판부. 2006.
3. 서울아산병원 간호부. 정맥주입 간호표준. 3판. 파주: 군자출판사; 2011
4. 서울아산병원 감염관리실. 감염관리와 예방지침. 파주: 군자출판사; 2011
5. 서울아산병원 영상의학팀. 간호사를 위한 영상의학검사 및 중재적 시술지침서. 서울: 대학서림; 2007
6. 임난영. 근거기반 기본간호중재와 수기. 파주: 수문사; 2008.
7. 임상간호사회 중환자 간호사회. 중환자 간호 메뉴얼 4판. 파주: 군자출판사; 2003
8. Mary Alexander and Ann corrigan. Core curriculum for infusion Nursing. 3rd Ed. infusion nurses society; 2004

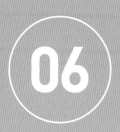

06

영양지원 모니터링 및 합병증

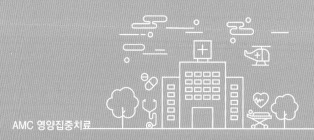

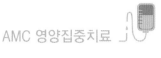

 영양지원 모니터링 및 합병증

❶ 모니터링

정맥 혹은 경장영양을 시행하는 동안 영양지원으로 인한 합병증을 최소화하기 위해 주기적이고 지속적인 모니터링이 필요하다. 영양지원 모니터링의 목적은 영양지원에 의한 문제점을 조기에 발견하여 교정하는 것이며 환자의 상태를 고려해 적절한 영양을 공급하기 위해 필요하다.

1) 영양평가

중환자의 경우, 복잡한 질환의 경과를 고려할 때 주기적인 영양평가는 필수적이며 급성기 및 회복기에 따라 영양지원의 적절성을 재평가해야 한다.

(1) 질소평형(Nitrogen Balance)

질소평형을 구하는 것은 영양지원을 받고 있는 환자에서 단백질 대사 상태 및 단백질 요구량 및 공급의 적절성을 평가하는 데 도움이 된다. 영양 섭취가 충분치 않거나 이화상태로 인해 질소배출이 과다한 경우에 음의 질소평형(negative nitrogen balance)이 초래된다. 따라서 효율적인 영양공급으로 질소 소실을 가능한 빠른 시일 내에 반전시키는 것이 중요하다. 임상에서는 24시간 소변을 모아서 질소 배출량을 측정하여 질소평형(+2~+4)을 유지하는데 필요한 단백질 량을 계산한다.

질소평형 계산법

질소평형 = 질소섭취량 - 질소배설량
= 24시간 단백질 섭취량/6.25-(24시간 UUN+ 4*)

4* = obligatory N loss (대변, 피부, 체액, 기타 non-urea N losses)
UUN (g) = UUN (mg/100 mL) × urinary volume (L/day) / 100

(2) 간접열량측정법

중환자의 경우 환자의 임상상태에 따라 적절한 요구량을 산정하여 부족하거나 과도하지 않게 영양을 공급하는 것이 중요하다. 서울아산병원 외과계중환자에서는 영양지원을 받고 있는 환자를 대상으로 훈련된 전담간호사가 간접열량측정계를 측정하고 있으며 초기에 측정한 환자대상으로 1주일 뒤 F/U 측정을 시행한다.

- FIO$_2$ ≥ 60
- PEEP ≥ 12
- Hyper ventilaton or hypo ventilation
- Leak (chest tube or bronchopleural fistula)
- Moisture in system
- Hemodialysis

(3) 생화학검사

알부민, 트랜스페린, 프리알부민 등 혈장 단백질 농도를 측정하여 내장 단백질의 양과 변화를 평가한다. 그러나 혈중 알부민 농도(체내 반감기 2~3주)는 중환자에서 흔히 동반되는 혈장 용적의 변화, 간경변 또는 신장질환 등에 의해 변화하므로 급성기에는 단백질 손실 변화의 평가 지료로 이용하기엔 주의가 필요하다. 또한 프리알부민(체내 반감기 2~3일)은 염증반응에 의해 영향을 많이 받기 때문에 급성기에는 단백질 손실을 반영하지는 못한다는 제한점이 있다.

2) 경장영양 모니터링 지표

(1) 적응도 관찰

위장관기능을 종합적으로 파악하여 적응도를 관찰할 뿐 아니라 영양재개증후군, 흡인 등의 합병증까지 평가해야 한다. 모니터링지표에는 실제공급량, 체중변화, 위장관의 기능변화, 공급량과 배설량의 균형 등이 있다. 적응도 모니터링에 있어서 가장 권고사항은 적절한 경장영양의 진행을 위해 프로토콜을 수립하도록 하는 것이다

① 실제공급량

정맥영양, 경장영양 및 경구섭취까지 포함하여 실제공급량을 산출하며 요구량 도달 여부를 모니터링하며 부적절한 영양지원의 중단은 없었는지 파악한다.

② 체중변화

중환자에서의 체중측정은 bed scales 자체의 오차가 발생하며 치료를 위한 라인, 튜브, 다른 장치 등의 연결로 체중값이 부정확할 수 있으나 여전히 체중변화를 모니터링 지표로 보고 있다. 단기간 경장영양을 공급하는 환자에 비해 장기간 경장영양을 공급하는 환자에서의 체중변화가 영양공급의 적절성을 잘 반영한다.

염증과 부동(immobilization)은 제지방량(Lean body mass)감소와 연관성이 있으며 충분한 영양을 공급 시 이두 가지 요소가 더 악화되지는 않으므로 중환자에서의 적절한 영양공급이 필요하다.

③ 위장관기능변화

경장영양을 공급 받는 환자들의 위장관기능을 종합적으로 파악해야 한다. 위장관기능은 구토, 구역, 장음, 복부팽만, 환자의 불편감, 가스 및 배변 등을 관찰함으로 평가할 수 있다.

2 합병증

1) 경장영양

(1) 위장관 합병증

① 구토(Vomiting)

경장영양을 공급받는 환자의 12~46%, 중환자의 경우 46%에서 구역과 구토 중상이 발생한다고 보고하고 있다. 경장영양과 관련된 구역과 구토의 원인은 다양하지만 위배출 지연을 가장 일반적인 원인으로 규정하고 있다.

- 마약성 진통제를 감량 또는 중단한다.
- 저섬유소(low-fiber), 저지방(low-fat) 또는 등장성 경장영양액으로 변경한다.
- 경장영양액 및 flushing 용액을 실온에 가까운 온도에 맞춰 공급한다.
- 일시적으로 20~25 cc/hr로 속도를 줄이거나 간헐적 공급에서 지속적 공급으로 변경한다.
- 위장운동촉진제 약물을 투여한다.
- 순응도 호전 시 6~24시간 간격으로 속도 및 공급량을 증량한다.

ASPEN guidelines 2016

② 복부팽만

복부팽만은 경장영양액의 주입속도가 빠르거나 차가운 온도의 경장영양액 공급 시 유발될 수 있으며 섬유소가 포함된 제제인 경우도 복부팽만을 초래할 수 있다.

③ 설사

경장영양을 공급받는 환자들에서 설사는 가장 흔한 위장관 부작용으로 알려져 있으며, 약물 또는 감염이 주원인이다. 중증환자의 경우에는 설사가 탈수, 전해질 이상, 위생관리 등 다양한 문제와 연관되어 있으며, 설사가 지속되는 경우에는 임상적 호전을 보이기 힘들다. 따라서 임상양상에 따라 설사의 원인을 밝혀내는 것이 중요하다.

먼저 항생제나 배변완하제 등 설사를 유발할 수 있는 약제 사용 유무에 대해 검토하고, 배변검사를 통해 Clostridium difficile 유무를 확인한다. 이러한 원인들이 배제되면 경장영양액 주입속도, 공급량 및 경장영양액의 조성(삼투압, 섬유소, 농도 등)을 확인해 보도록 한다. 간헐적 공급일 경우 주입속도는 200~300 cc/hr를 유지할 것을 권장하며, 지속적 공급일 경우 적응도가 양호했던 이전 주입속도로 감속하여 공급하면서 배변양상을 관찰한다.

열량 농축 경장영양액(1.5 kcal/1 cc 또는 2.0 kcal/1 cc)은 표준농도 경장영양액(1 kcal/1 cc)에 비해 삼투압이 높아 설사 유발 가능성이 있으므로 이 경우 표준농도 경장영양액으로 변경을 고려한다. 삼투압을 낮추기 위해 희석(dilution) 농도가 고려되기도 하는데 이는 위생상의 문제가 있으므로 특별한 경우를 제외하고는 권장되지 않는다. 또한 섬유소 없는 경장영양액을 사용한 환자의 경우, 수용성 섬유소가 포함된 종류로 변경해 볼 수 있다. 혈역학적으로 안정화된 중환자의 경우 수용성 섬유소가 포함된 경장영양액의 공급은 장내세균(microbiota)유지와 장건강 증진을 도울 수 있으며 10~20 g을 24시간에 걸쳐 나눠서 공급하는 것을 권고하고 있다. 설사가 지속되거나 섬유소가 포함된 제제 공급에도 효과가 없다면 장세포에서 더 쉽게 흡수할 수 있는 peptide based로 구성된 semi-elemental 조성 또는 MCT oil 조성의 경장영양액을 고려해 볼 수 있다.

표 6-1. **부작용으로 설사를 유발할 수 있는 약물**

약효 분류	예
심혈관계	Digoxin, ACE-inhibitors, angiotensin receptor blockers, betablockers, gemfibrozil, statins, acetazolamide, furosemide
중추신경계	Alprazolam, levodopa, anticholinergic agents, fluoxetine, lithium
내분비계	Metformin, synthroid
소화기계	H_2-antagonists, magnesium containing antacids, proton pump inhibitors, ursodeoxycholic acid, lactulose, bisacodyl 5-aminosalicylates, mosapride, prucalopride
근골격계	NSAIDs, colchicine
항생제	Amoxicillin, ampicillin, cephalosporins, clindamycin
항암제	5-FU, capecitabine, irinotecan, sunitinib 등 targeted therapy 다수
기타	Alcohol, sorbitol, vitamin C (enteral)

④ 장 괴사

장으로 영양이 공급되면 혈류가 200%까지 증가하게 된다. 다량의 혈압상승제를 필요로 하는 쇼크 상태이거나 저산소증을 동반한 환자의 경우 경장영양에 따른 혈류공급을 증가시키는 보상능력이 부족하여 상대적 장허혈이 초래될 수 있다. NOBN (nonocclusive bowel necrosis)을 예방하기 위해 수액소생술(Fluid-resuscitation) 이후 혈역학적으로 안정화 될 때까지 경장영양공급은 지연하는 것이 가장 중요하며 저혈압 상태이거나 저혈류 상태가 NOBN을 야기하는 요인으로 밝혀졌다. 그 외 경장영양 초기에는 표준농도 경장영양액과 식이섬유가 포함되지 않은 경장영양액 공급을 고려해야 한다. 경장영양을 하는 동안 임상상황이 변하는 경우 장허혈을 의심하여야 하며 섬유소가 포함된 경장영양액은 신중히 사용하여야 한다.

(2) 흡인

흡인에 관계되는 인자는 진정상태, 체위, 경장영양관의 굵기와 위치, 기계호흡 여부, 구토, 주입방법 및 속도, 구강 청소상태, 간호전문성, 고령 등 다양하다. 이전까지 흡인을 예방하기 위한 모니터링 방법으로 위잔여량 측정을 대표적으로 이용하여 왔다. 그러나, 위잔여량의 허용범위를 정하기 위해 많은 연구들을 수행하였지만 명백한 합병증이라고 규정할 수 있는 정확한 위잔여량 범위를 규정하지는 못했다. 또한 경장영양관의 위치 및 굵기에 따라 측정치의 차이를 보일 수 있고 환자 체위에 따라서도 측정값이 달라질 수 있어 위잔여량 측정의 정확성에 대해서도 의견이 분분하다. 최근 지침에 의하면 규칙적으로 위잔여량 측정을 권고하지 않으며, 측정한다면 위잔여량의 상한치를 250~500 mL로 산정하고 있으며 본원 중환자에서는 위잔여량의 상한치를 200 mL로 규정하고 있다. 위잔여량 측정 빈도에 대한 명확한 기준이 없지만 경장영양 시작 시점 또는 이전 위잔여량을 측정한 시점에 따라 4시간 또는 12시간마다 측정한 연구들이 많다.

- 금기증이 없는 한 상체 거상을 30~40도 이상 유지한다.
- 소장 식이(small bowel feeding tube)로 조정한다.
- 위장관운동촉진제(Prokinetic agent)를 사용한다.
- 지속적 공급으로 변경한다.
- Chlorhexidine으로 2회/일 구강 세척을 시행한다.

ASPEN guidelines 2016

(3) 기계적 합병증(05. 영양전달, p109 참조)

(4) 대사적 합병증

① 혈당조절

고혈당은 중환자에서 사망률을 높이는 위험인자로 알려져 있다. 중환자에서 고혈당이 발생하거나 악화되는 기전은 아직 완전히 밝혀지지는 않았지만, 스트레스에 의한 여러 호르몬의 변화와 함께 중환자의 치료에 사용되는 다양한 약물들의 상호작용에 의해 발생되는 현상으로 이해되고 있다. 특히 정맥영양지원을 병용하는 경우 더욱 세심하게 혈당을 조절하여야 한다. 최근 지침에서는 중환자 입실 후 또는 영양지원 시작일로부터 2일 동안은 적어도 4시간 간격으로 혈당을 측정하도록 하며 혈당치가 180 mg/dL (10 mmol/L)를 초과 시 인슐린을 투여할 것을 제시하고 있다.

② 영양재개증후군(Refeeding syndrome)

영양상태가 불량한 환자에게 공격적으로 열량공급 시 체액, 전해질, 무기질(인, 마그네슘, 칼륨 등)의 대사적, 물리적 이동으로 인해 세포 내로 전해질과 무기질이 유입되면서 혈장 내 심각한 저인산혈증, 저마그네슘혈증, 저칼륨혈증 및 기타 미량영양소의 결핍을 보이는 현상이다. 전해질 수치는 몇 시간 내에 감소할 수 있으며 부종, 심부정맥, 용혈 등이 특징이다. 영양불량 환자, 2주 이상 불충분한 경구섭취환자, 혈당조절불량환자, 신경성식욕부진, 단장증후군, 염증성장질환, 고령의 독거노인 등이 영양재개증후군 발생 고위험이며 영양재개증후군 위험이 있는 환자에게 공급 첫날은 에너지목표량의 25%만을 공급하고 임상상태에 따라 3~5일 동안 목표량 도달을 위해 신중하게 증량을 시도하며 전해질 농도를 확인하도록 권고하고 있다.

2) 정맥영양

(1) 카테터삽입 관련 합병증(05. 영양전달, p114 참조)

(2) 대사적 합병증

① 영양재개증후군(Refeeding syndrome)

영양불량 환자에게 정맥영양액을 주입하는 경우 상대적으로 과열량을 공급하기 쉬워 영양재개증후군이 쉽게 나타날 수 있다.

정맥영양을 시작하기 전에 혈중 칼륨, 마그네슘, 인의 농도를 확인하여 교정하고 비타민 B₁을 보충한다. 위험인자가 있는 환자의 경우 초기 탄수화물 공급을 하루 150 g, 수액량을 하루 800 mL로 제한하고, 초기 공급 영양 수액에 K, Mg, P, 비타민을 함유하여 공급한다. 정맥영양이 공급되는 동안 추적 관찰하면서 탄수화물의 공급량을 서서히 늘리고, 탄수화물의 공급량에 따라 미량원소의 공급도 조절한다.

② **정맥영양 관련 간질환(Parenteral Nutrition Associated Liver Disease, PNALD)**

과거에는 정맥영양액의 특정 성분이 간질환을 일으키는 것으로 생각되었으나, 최근에는 환자가 가진 여러 위험인자들이 복합적으로 작용하는 것으로 여겨지고 있다. 정맥영양공급과 관련된 간담도 이상으로 지방증, 담즙 울체, 간 지방 축적, 담석증 등이 복합적으로 나타날 수 있으며, 이를 통틀어 정맥영양 관련 간질환으로 부르며 다음과 같이 나타난다.

첫째, 지방증, 간 지방 축적은 주로 과다한 열량 공급 관련된 것으로 보인다. 정맥영양 시작 후 약 2주 안에 간 아미노전이효소의 상승으로 나타나는 것이 일반적이며, 정맥영양을 중단하지 않아도 효소활성는 정상으로 돌아올 수도 있다.

둘째, 정맥영양 관련 담즙정체(PN-associated cholestasis, PNAC)는 담즙 분비 이상 또는 담도폐쇄로 인해 나타나며,

주로 소아에서 발생하고, 성인에서는 장기간 정맥영양을 공급받은 경우 나타날 수 있다. 결합형 빌리루빈이 2 mg/dL 이상으로 상승하는 것이 담즙정체의 초기 지표이며, 알칼리인산분해효소(Alkaline phosphatase)와 감마-글루타밀트랜스펩티다제(Gamma-glutamyl transpeptidase)의 상승도 민감한 표지자이다. 정맥영양 관련 담즙정체는 심각한 합병증으로, 간경화나 간부전까지 이어질 수 있다. 셋째, 담낭염이 발생할 수 있는데, 담즙정체는 침전 및 담석을 유발할 수 있고, 이것이 담낭염으로 이어질 수 있다. 이 합병증은 정맥영양과 직접적으로 관련되었다기보다는 장관 자극이 부족한 것과 관련이 있다.

i) 정맥영양 관련 간질환(PNALD)의 위험인자

　(i) 과다한 열량 공급(Overfeeding): 인슐린 분비를 촉진하여 간에 지방을 축적하고, 지방합성을 촉진하며 지방산의 산화를 억제한다.

　(ii) 탄수화물: 지방이 적게 포함되어 있거나 전혀 포함되어 있지 않은 포도당 위주의 정맥영양은 지방증(steatosis)과 관련되어 있다. 과다한 탄수화물이 간에 지방으로 저장될 뿐만 아니라, 포도당 위주의 정맥영양은 필수지방산 결핍을 초래하고 지단백 합성과 중성지방 분비의 장애로 이어져 지방증을 유발할 수 있다. 균형 잡힌 정맥영양액은 비단백열량(Non-protein calories)의 70~85%를 탄수화물로 15~30%를 지방으로 포함시켜

야 한다. 성인 정맥영양에서 탄수화물의 함량은 7 g/kg/day를 초과하지 않는 것이 좋다.

(iii) 정맥 지방유제: 대두유 기반 정맥 지방유제에는 무시할 수 없는 양의 식물스테롤(phytosterol)과 높은 농도의 오메가-6 지방산이 포함되어 있다. 식물스테롤은 간에서 효율적으로 대사되지 않아 담즙의 흐름을 방해하여 침전 및 담석을 유발할 수 있으며, 오메가-6 지방산은 염증 상태를 악화시킬 수 있고 면역 억제 효과도 가질 수 있다. 최근에는 소아에서 대두유 기반 지방유제 대신에 생선유를 기반으로 한 오메가-3 지방산 포함 지방유제를 투여했을 때 정맥영양 관련 간질환(PNALD)에 개선 효과가 있었다는 연구들이 있다. 또한 필수지방산 결핍과 더불어 1 g/kg/day를 초과하는 고용량의 지방유제 공급은 장기 정맥영양공급 환자에서 만성 담즙울체(cholestasis)와 관련이 있으므로 과용량의 지방을 공급하는 것도 피해야 한다.

ii) 정맥영양 관련 간질환(PNALD)의 대처법

(i) 경구영양 혹은 경장영양 시작 및 유지: 가능하다면 신속하게 적은 양의 경장영양이라도 공급하는 것이 담즙 장간 순환(Enterohepatic circulation)을 촉진하므로 유익하다.

(ii) 열량 과잉공급을 피하고 균형잡힌 정맥영양을 공급하되 정맥영양공급 기간을 가능한 한 줄인다.

(iii) 정맥영양을 24시간보다 짧은 시간으로 주입하는 주기적 정맥영양 주입방법(Cyclic PN)을 적용해볼 수 있다. 이 경우 혈당조절에 유의해야한다.

(iv) 약물치료의 선택: 경장영양을 시작하는 한편, 약물이 담즙의 순환을 자극하는 데 도움이 될 수 있다. UDCA (Ursodeoxycholic acid)는 담즙산의 한 형태로 만성 담즙울체성 간질환에서 관련 생화학적 지표들을 개선시키는 효과가 있다. 그러나 정맥영양 관련 담즙정체에서 사용 경험은 제한적이다.

③ 저혈당

정맥영양을 하는 동안 인슐린은 높은 수준으로 분비되므로 갑자기 정맥영양을 중단하면 저혈당을 유발할 수 있다. 저혈당증은 정맥영양 중단 후 15~30분 이내에 나타날 수 있으므로 정맥영양 중단 15~60분 이내에 혈당을 확인해야 한다. 정맥영양 중단으로 인한 저혈당증을 방지하기 위해 중단 전 1~2시간에 걸쳐 점차적으로 정맥영양 주입량을 줄여야 한다. 또한 경구섭취나 경장영양이 진행되는 경우, 경구섭취량이나 경장영양 투여량만큼 병행 중인 정맥영양 투여량을 줄여나가는 것이 필요하다.

④ 고지혈증

정맥영양공급 중 발생한 고중성지방혈증(Hypertriglyceridemia)은 주로 포도당이나 지방의 과다 공급이나 지방유제를 빠르게 투여했을 때 나타난다. 고중성지방혈증은 백혈구 기능 손상, 면역반응 부전, 산화율 감소, 췌장염의 위험 증가를 유발할 수 있다. 고중성지방혈증을 방지하기 위해 지방유제의 공급량을 총 열량의 30% 이내 혹은 하루 1 g/kg 이하로 제한하고, 지방유제만 따로 공급할 경우에는 0.11 g/kg/hr를 초과하지 않는 속도로 천천히 주입한다. 예를 들어 20% 250 mL (50 g) 지방유제의 경우 성인에게 약 8~10시간에 걸쳐 천천히 주입한다. 기저로 고지혈증이 있는 환자는 지방유제 투여 전에 혈중 중성지방 수치를 측정해야 한다.

– 기저 혈중중성지방농도(TG)가 200 mg/dL 미만이면, 지방유제를 투여하고 혈중 중성지방농도를 모니터링한다. 50 mg/dL 이상 증가 시, 투여속도를 줄이거나 중단한다.

– 성인에서 TG > 400 mg/dL이면 필수지방산 공급 목적으로만 지방유제를 투여한다(20% 정맥 지방유제 250 mL를 주 1~2회 공급).

– 성인에서 TG > 500 mg/dL이거나 lipemic serum일 때 정맥으로 지방유제를 투여하지 않는다. 이 때는 대두유 또는 홍화유를 피부를 통해 국소적으로 투여하는 방법을 고려한다.

⑤ 전해질 불균형

i) 저나트륨혈증: 지나친 저삼투압성 수액의 투여로 인해 흔히 나타날 수 있으며, 사구체신염, 부신기능부전, 울혈성심부전, 항이뇨호르몬 분비 이상증후군 그리고 복수를 동반한 간경변에 의해서도 나타날 수 있다. 또한 누

공으로의 배액이 많고 이뇨제를 많이 사용하는 경우 발생할 수도 있다. 증상으로는 혼돈, 저혈압, 불안, 무기력, 발작 등이 있다.

치료

저나트륨혈증의 원인을 찾아내어 수액제한 또는 이뇨제를 사용하여 치료한다. 추가적인 나트륨 섭취가 불가능하다면 정맥영양 조성의 나트륨 공급량을 증가시킬 수 있다.

ii) 고나트륨혈증: 부적절한 수분공급, 과다한 수분손실 (예: 화상, 열, 삼투성 이뇨의 지속)이 있는 경우 발생 가능하고, 나트륨 함유 항생제 과량 투여 시, 대사성산증 시의 중탄산염 투여치료나 과다한 나트륨 공급 시에도 일어날 수 있다. 증상은 구갈, 피부긴장도의 감소, 경한 흥분 등이 있다.

치료

수분공급량을 증가시키고, 정맥영양 중의 나트륨 함량을 줄여 공급하기도 한다.

iii) 저칼륨혈증: 정맥으로 포도당이 공급되면, 인슐린의 작용에 의해 혈중의 칼륨이 세포 내로 유입되어 저칼륨혈증 및 대사성 알칼리증이 유발된다. 또한 단백합성의 활성화, 장루 등을 통한 배액, 지속적인 설사, 저마그네슘혈증 및 약물 [이뇨제, 하제, 일부 항생제(aminoglycoside 계열, colistin), 항진균제(amphotericin B), 항바이러스제

(foscarnet)]에 의해서도 체내 칼륨 손실이 증가할 수 있다. 증상은 오심, 구토, 혼란, 부정맥, 호흡부전, 심정지 등이다. 저마그네슘혈증이 있는 경우에는 먼저 저마그네슘혈증을 교정하는 것이 좋다. 칼륨 용액은 고삼투압성으로 혈관(특히 말초정맥)과 위장관에 자극을 줄 수 있고, 정맥 투여속도를 빠르게 하면 치명적인 부정맥을 유발하므로 적절한 수액에 혼합하여 천천히 투여한다.

iv) 고칼륨혈증: 칼륨의 지나친 투여, 신부전, 산증으로 인해 유발되고, 칼륨을 저류시키는 약물(칼륨보존성 이뇨제, 안지오텐신전환효소 억제제, 안지오텐신 수용체 억제제, 비스테로이드성 소염진통제, 헤파린, 트리메토프림 등) 사용 시에도 발생할 수 있다. 증상은 설사, 감각 이상, 빈맥, 요감소, 심정지 등이 있다.

치료

칼륨 공급을 줄이고, 칼륨제거수지, 인슐린 투여(저혈당 방지를 위해 포도당과 함께), 칼슘 글루코네이트 공급, 투석 등을 시행한다. 칼륨을 포함하지 않거나 함량을 줄여 조성한 정맥영양으로 공급하기도 한다.

v) 저칼슘혈증: 비타민 D 결핍, 칼슘 흡수장애, 부갑상샘저하증, 수혈, 투석 시 항응고제로 사용하는 국소적 구연산에 의한 칼슘 흡착, 저알부민혈증, 저마그네슘혈증, 정맥영양 중 인의 과량 공급, 약(amphotericin B, cisplatin, cyclosporine, bisphosphonate 등) 투여 등에 의해 발생할 수 있다. 증상은 강직, 감각 이상, 과활동성 심부건반사, 경련, QT 간격 연장 등이 있다. 저알부민혈증을 동반하지 않는 저칼슘혈증은 칼슘 보급으로 치료할 수 있다. 긴급 상황이 아니라면, 칼슘 보충은 정맥으로 칼슘 글루코네이트를 천천히 투여한다.

vi) 고칼슘혈증: 부동(Immobilization), 칼슘 과잉 섭취, 약(비타민 D, thiazide 이뇨제), 신장애, 종양용해증후군, 골암, 부갑상샘항진증, 탈수 등이 원인으로 알려져 있다. 증상은 혼돈, 다뇨, 근무력, 오심, 구토, QT 간격 단축 등이 있다.

치료

가능하다면 환자를 움직이게 하고, 칼슘을 포함하지 않도록 조성한 정맥영양액 공급, 탈수인 경우 생리식염수 주입, furosemide, 칼시토닌, 비스포스포네이트 제제, 부신피질호르몬제 등을 투여한다.

vii) 저마그네슘혈증: 설사 등의 배변량 증가, 알코올, 췌장염, 영양재개증후군, 이뇨제의 투여, 당뇨성 케톤산증, 약(이뇨제, amphotericin B, cyclosporine, tacrolimus, foscarnet, cisplatin 등) 투여 등에 의해 발생할 수 있다. 증상은 근무력, 강직, 경련, QT 간격 연장 등이 나타나며, 저칼륨혈증, 저칼슘혈증이 유발될 수 있다.

중등도 및 심각한 저마그네슘혈증인 경우, 마그네슘 제제는 경구흡수가 잘 안 되므로 정맥주사로 보충해야 한다.

viii) 고마그네슘혈증: 과량의 마그네슘 공급 시 특히 신부전이 있는 환자에서 발생할 수 있다. 증상은 호흡마비, 저혈압, 감소된 심부건반사, 기면, 혼수, 서맥, 부정맥, 심정지 등이 있다.

마그네슘 공급을 감량하고, 칼슘을 정맥 주입하거나 투석을 시행하기도 한다.

ix) 저인산혈증: 알코올 중독, 영양불량, 당뇨성 케톤산증, 부갑상샘항진증, 영양재개증후군으로 인해 유발될 수 있으며, 정맥영양공급 시 인이 적절히 공급되지 않으면 저인산혈증이 발생한다. 오심, 구토, 무력, 울혈성 심부전, 심정지, 부정맥, 경련, 발작, 혼수상태, 급성호흡부전, 횡문근 융해증 등이 나타난다.

인을 경구로 투여 시 흡수가 어려우므로 중등도 및 심각한 저인산 혈증일 때는 정맥주사용 인 제제를 통해 보충한다. 인산이수소칼륨 등 정맥주사용 인 제제가 칼륨을 포함한 경우 환자의 칼륨 수치에 유의한다.

x) 고인산혈증: 인의 과잉공급, 신부전, 비타민 D 중독, 종양용해증후군, 부갑상샘저하증에서 나타날 수 있다. 증상은 감각이상, 이완 마비, 정신 이상, 고혈압, 부정맥 등이 있다. 지속적인 혈중 인 농도의 상승은 조직의 칼슘 농도를 상승시켜 조직의 석회화를 유발한다.

치료

인 공급량을 감소시키고 인 흡수 저해제(경구칼슘제, sevelamer, lanthanum 등)을 투여한다.

⑥ 대사성골질환

장기간 정맥영양 투여 시 골다공증, 골연화증 등의 대사성골질환이 생길 수 있다. 정맥영양액 적합성(compatibility) 문제로 인한 칼슘과 인 공급 제한, 칼슘의 소변 배설 증가, 만성 대사성산증, 정맥영양 내 오염물인 알루미늄의 축적, 마그네슘 결핍, 구리 결핍 등이 원인으로 알려져 있다. 따라서 정맥영양으로 인한 대사성골질환을 예방하기 위해서는 과도한 단백질 공급을 피하고 적절한 칼슘과 인, 마그네슘, 구리를 공급하며 대사성산증을 치료해야 한다.

1) 혈당조절 목적

중환자는 심한 대사적 스트레스 상태로 대사가 항진되어 이화작용이 활발하다. 이로 인해 대사율의 증가와 인슐린 저항 및 단백 분해가 야기됨으로써 제지방체중(Lean body mass)이 감소되고, 혈장 내의 글루코코르티코이드, 카테콜아민, 글루카곤, 성장호르몬 등이 증가하게 된다. 중환자에서 고혈당은 당뇨 여부와 상관없이 감염률을 증가시키는 등 악영향을 미치는 것으로 알려져 있어 적절한 혈당조절을 위해 각 센터에 맞는 혈당조절 방침이 만들어지고 있다.

2) 인슐린의 분비와 작용

정상적인 상태에서 인체는 포도당이 혈류에 유입되는 양에 관계 없이 췌장의 인슐린과 글루카곤, 성장호르몬, 카테콜아민 등에 의해서 혈당을 아주 좁은 범위 내로 유지한다. 인슐린은 혈당을 강하시키는 작용을 하는 반면에 글루카곤, 성장호르몬, 카테콜아민, 부신피질호르몬은 혈당을 상승시키는 작용을 한다. 식후에는 인슐린 분비가 증가하고 공복에는 글루카곤 분비가 증가하여 혈당을 정상범위로 유지한다.

① 인슐린은 췌장의 랑게르한스섬의 β-세포에서 분비되는 펩타이드 호르몬으로 혈중포도당 농도를 항상 4~7 mM (70~126 mg/dL) 범위에서 유지시키는 작용을 한다.
② 인슐린은 인슐린 수용체(Insulin receptor)와 결합하여 작용을

나타내는데 골격근, 지방세포와 간세포의 세포막에 인슐린 수용체가 있어서 이들을 인슐린의 표적장기라고 부른다.

3) 인슐린 제제의 종류 및 작용 시간(표 6-2)

표 6-2. **인슐린 제제의 종류 및 작용 시간**

	종류	투여 방법	작용 시작 시간	최대 작용	작용 시간
초속효성	Lispro	피하	15분	30~90분	≤5시간
	Aspart	피하, 정맥			
	Glulisine	피하, 정맥			
속효성	Regular	피하, 정맥	30분	2~4시간	5~8시간
중간형	NPH	피하	2시간	4~12시간	10~16시간
지속형 (용량 의존적)	Detemir	피하	3~4시간	3~9시간	6~23시간 (용량의존적)
	Glargine	피하	3~6시간	–	≥24시간
	Degludec	피하	1시간	9시간	≥24시간

4) 서울아산병원 중환자실 혈당조절지침

● 중환자에게 영양공급을 시작하는 경우 혈당조절이 잘 되지 않는 경우가 많으며, 영양지원 방법에 따라 혈당조절 방법을 바르게 숙지하여야 한다.

● 정맥영양 혹은 경장영양, 지속적 주입 혹은 간헐적 주입방법

에 따른 혈당조절 방침을 세울 필요가 있다.

● 과대사 상태에서 과도한 영양공급은 경계하여야 한다.

(1) 정맥영양환자

① 정맥영양 시작 전에 혈당을 측정한다.

② 가능한 지난 24시간 동안 목표혈당에 도달할 때까지는 포도당을 증량하지 않고 대사의 균형에 이르도록 한다.

③ 혈당이 높은 경우 레귤러 인슐린 지속정맥주입(RI Sliding)을 하며 혈당조절 지침을 따른다.

(2) 경장영양환자

① 경장영양의 지속적 주입

  i) 중환자는 주입속도를 일정하게 유지하여 부주의로 인한 주입 오류를 방지하고 혈당조절과 위장관 내성에 도움을 주기 위해 펌프나 중력을 이용한 지속주입을 원칙으로 한다.

  ii) 혈당조절은 RI Sliding을 이용하며 혈당조절 지침을 따른다.

② 경장영양의 간헐적 주입

  i) 흡인의 위험 및 위장관 합병증의 위험도를 증가시킬 수 있으므로 임상적으로 안정된 환자에게 적용한다.

  ii) 혈당은 "매 식전"과 "취침 전"에 측정하며 NPH로 조절한다.

③ 이행기 환자(정맥영양 → 경장영양)
  ⅰ) 경장영양 섭취량이 목표 열량의 70%에 도달 시 정맥영
    양공급을 중단한다.
  ⅱ) 정맥영양을 중단한 후에는 1~2시간 후 혈당농도를 모니
    터링한다.
④ 주의사항
  ⅰ) 본원 중환자실은 100~180 mg/dL를 목표혈당으로 설정
    하고 있지만 환자의 임상적 상태에 따라 목표혈당은 변
    경될 수 있다.
  ⅱ) 검사 등으로 환자를 이송해야 하는 경우에는 환자의 안
    전을 위해 인슐린 주입을 중단한다.
  ⅲ) 중환자실에서 일반병동으로 전동 시 레귤러 인슐린 지속
    정맥주입(RI Sliding)은 일단 중지하고 해당 병동이나 진
    료과의 지침에 따른다.
  ⅳ) 저혈당(BST < 60 mg/dL) 발생 시 50% 포도당 용액 50
    mL를 정맥주사 후, 15분 뒤 BST를 측정하고, 혈당이
    100 mg/dL 이상이 될 때까지 1시간 간격으로 측정한다.
  ⅴ) 경장영양을 간헐적으로 주입하는 환자에게 중간형 인
    슐린(NPH)으로 혈당조절 시 혈당이 불안정하면 경장영
    양을 지속적 주입으로 변경하고 혈당조절은 지침에 따
    른다.
  ⅵ) 목표혈당에 도달할 때까지 2 hr 간격으로 혈당을 측정
    한다. 목표혈당에 도달한 경우 4 hr 간격으로 혈당을 측
    정한다.

중환자실 통합 혈당조절지침(목표혈당: 100~180 mg/dl)

1. 인슐린 주입 시작
① 본 지침은 중환자실에 입실한 성인 환자를 대상으로 적용한다.
② Insulin 희석 방법: NS 50 cc + RI 50 U
③ RI infusion route는 가능한 단독 투여를 원칙으로 하며, 혼합 투여 시 hub에 연결한다.
 : 타 약물의 주입속도에 영향을 받지 않고, 약물 간의 적합성 및 안정성 고려
④ 초기 인슐린 주입률*

혈당 (mg/dl)	181~220	221~260	261~300	≥ 301
infusion rate (u/hr)	1	2	3	4

2. 인슐린 주입속도 변경**
(현재 Infusion rate가 소수점인 경우 반올림 후 증감을 결정한다.)
① 목표혈당에 도달할 때까지 2 hr 간격으로 혈당을 측정한다.
② 목표혈당에 도달한 경우 4 hr 간격으로 혈당을 측정한다.

현재 infusion rate (u/hr)	infusion rate 증감(u/hr)***
≤ 3	1
4~6	2
≥ 7	3

3. 혈당 변화값에 따른 속도 변경

혈당(mg/dl)	혈당 변화값(mg/dl) 증가	감소	인슐린 주입 변경 (참조: 인슐린 주입속도 변경**)
80~89			인슐린 주입 중단
90~99	≥ 0		유지
		1~20	감소
		≥ 21	인슐린 주입 중단
100~180	≥ 31		증가
	0~30	0~30	유지
		31~50	감소
		≥ 51	1시간 중단 후 감소
181~220	≥ 1	0	증가
		1~40	유지
		41~80	감소
		≥ 81	1시간 중단 후 감소
≥ 221	≥ 1	0	현재 주입 용량에서 infusion rate 증감***의 2배 증가 (인슐린 용량이 10 U/hr 이상인 경우 보고)
		1~40	증가
		41~80	유지
		81~120	감소
		≥ 121	1시간 중단 후 현재 주입 용량에서 infusion rate 증감***의 2배 감소

4. SICU만 해당 – 지속적인 경장영양 적용 대상자를 위한 지침: 포도당수액을 식사로 적용하는 경우도 포함

① 지속적인 경장영양의 경우 익일 MN-6AM은 금식상태로 혈당조절을 시행한다.
② 금식시작 2시간 전인 당일 10PM에 주입 중인 인슐린을 중단한다.
③ 금식 중 혈당 측정 시간은 2AM으로 정하며 측정된 혈당값에 따른 인슐린 주입량은 다음의 표와 같다.

혈당 (mg/dl)	≤150	151~199	≥ 200
infusion rate (u/hr)	0	1	2

④ 2AM 혈당 측정 후 인슐린 주입 여부에 관계없이 다음 혈당 측정 시간은 6AM으로 한다.
⑤ 6AM 관급 주입을 시작하면서 혈당 변화값에 따른 속도 변경표를 적용한다.

5-1. 저혈당 발생 시 지침(혈당 ≤ 80 mg/dl)

① 인슐린 주입을 중지한다.
② 혈당 ≥ 100 mg/dl에 도달 할 때까지 혈당을 1시간 간격으로 측정한다.
③ 첫 번째 측정한 혈당값에 따른 인슐린 주입은 초기 인슐린 주입률의 ½로 시작한다. 다음 측정값부터는 혈당 변화값에 따른 속도 변경표를 적용한다.

5-2. 저혈당 발생 시 지침(혈당 ≤ 60 mg/dl)

① 인슐린 주입을 중지하고 D50W 50 cc를 주입한다.
② 혈당 ≥ 100 mg/dl에 도달 할 때까지 혈당을 1시간 간격으로 측정한다.
첫 번째 측정한 혈당값에 따른 인슐린 주입은 초기 인슐린 주입률의 ½로 시작한다. 다음 측정값부터는 혈당 변화값에 따른 속도 변경표를 적용한다.

6. 담당의에게 보고가 필요한 경우

① 혈당 80 mg/dl 미만과 동반된 의식 저하가 있는 경우 D50W 50 cc를 투여한다.
② D50W 투여 1시간 후에도 혈당이 80 mg/dl 미만인 경우
③ 혈당이 220 mg/dl 이상으로 연속 5회 지속되는 경우
④ 혈당 변화값이 ±200 mg/dl 이상인 경우

7. 기타

① 지속적인 경장영양을 제외한 식사시작 시 인슐린 주입을 중지하며 식전 혈당을 확인하고 담당의와 협의한다.
② 검사 및 수술 등을 위해 중환자실을 떠나는 경우 인슐린 주입을 중단한다.
  - 검사 후 중환자실 복귀 시 주입 중이던 용량으로 재 시작하고 측정 시간을 동일하게 유지한다.
  - 수술 후 중환자실 복귀 시 혈당을 측정하고 초기 인슐린 주입률*에 따라 지침 적용을 시작한다.
③ 일반병동으로 전동 시 인슐린 주입을 중단하고 남은 약은 폐기하며, 전동 후 각 병동 지침에 따라 조절한다.

* 참고문헌: Van den Berghe 외(2002), Yale protocol (2009), T. Lonergan외 SPRINT protocol (2006) (개정: 2019년 11월)

1. 대한중환자의학회. 중환자의학. 4판. 파주: 군자출판사; 2020

2. 서울아산병원 내과학교실. 서울아산병원 내과매뉴얼. 파주: 군자출판사; 2020.

3. Charles M. Mueller, Linda M.Lord, Marry Marian, Stephen A. McClave, Sarah J. Miller, The aspen adult nutrition support core curriculum. ASPEN, 2017.

4. Pierre Singer a, Annika Reintam Blaser b, c, Mette M. Berger d, Waleed Alhazzani e, Philip C. Calder f, Michael P. Casaer g, Michael Hiesmayr h, Konstantin Mayer i, Juan Carlos Montejo j, Claude Pichard k, Jean-Charles Preiser l, Arthur R.H. van Zanten m, Simon Oczkowski e, Wojciech Szczeklik n, Stephan C. Bischoff. ESPEN guideline on clinical nutrition in the intensive care unit. clinical nutrition 2019;38:48-79.

5. Stephen A. McClave, MD 1, John K. DiBaise, MD, FACG 2, Gerard E. Mullin, MD, FACG 3 and Robert G. Martindale, MD, PhD. ACG Clinical Guideline: Nutrition Therapy in the Adult Hospitalized Patient, Am J Gastroenterol 2016;111:315-34.

특수영양
(special nutrients)

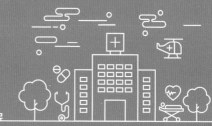

07 특수영양 (special nutrients)

1 특수영양(special nutrients)

영양소에는 열량공급를 포함한 주요 기능 외에도 기존 영양제재와 다른 구조적 차이로 인해 기존 영양소와는 다른 특수 기질을 가지고 있어 질병을 동반한 환자에게 사용되는 경우가있다. 주로 면역과 대사에 관여하게 되는데 이에 대해 개별적인 영양소에 대해 알아보고자 한다.

1) 오메가-3 지방산(Omega-3 fatty acid)

지방의 형태로 공급되는 다중불포화지방산(poly-unsaturated fatty acids: PUFA)으로 alpha-linoleic acid나 어유(fish oil)에서 나온 EPA, DHA 등의 지방산이다. 지방산의 기능은 열량발생뿐 아니라 세포막을 형성하면서 세포기능을 최적화하고, eicosanoid라는 호르몬 역할의 전구물질을 생성한다.

지방산에는 오메가-6계열의 지방산과 오메가-3 계열의 지방산이 있는데 아래 그림에서 보듯이 오메가-6 지방산성분은 주로 과도한 염증반응을 유발하고 중성구 기능 약화, 혈전응집하는 역할을 하는 반면 오메가-3는 오메가 6와는 반대작용을 하는 항염증반응에 기여한다.

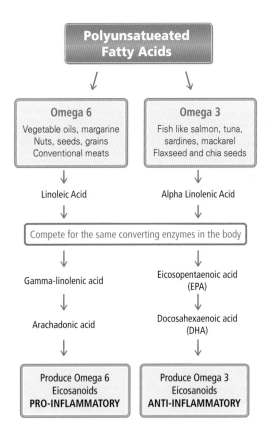

급성기 질병은 대부분 염증반응을 동반하여 대상환자의 정맥영양을 오메가-3 계열의 지방산이 포함된 제제를 사용하였을 때 치료 효과를 보았다는 연구들이 보고되고 있다.

중환자대상으로는 ASPEN 가이드라인(2016)에서는 아직 미국에 오메가-3 지방산 함유 정맥제제가 사용화되어 있지는 않지만 대두유를 통한 오메가-6 지방산은 필수지방산을 공급하기 위한 최소한의 양만 주도록 제안하고, 오메가-6를 대체할 수 있는 다른 지방산(중쇄지방산 medium chain fatty acid, 올리브오일, 오메가3지방산) 등을 주도록 권고한다. 특히 오메가-3 지방산 공급은 중환자 재원기간을 줄이는 등 임상효과가 있다고 있어서 권고하고 있다. ESPEN 가이드라인(2019)에서도 오메가-3의 치료용량에 대해서는 좀 더 연구가 필요하나, 과량이 아니라면 중환자에서도 오메가-3의 사용을 권고하고 있다.

적응증
중환자에게 도움이 되며, 과량투여는 하지 말 것을 권고한다.
ARDS 환자에서 물론 과량이었지만 치료효과를 보이지 않았다.

---

2) 글루타민(Glutamine)

중체내에서 가장 풍부한 비필수아미노산이지만 이화상태에서는 소모량이 많아져 혈중 내 수지가 감소되어 외부에서 공급해 주어야 하는 대표적인 조건부 필수아미노산(conditionally essential amino acid)이다.

이제까지 알려진 기능은 장관과 면역세포의 주 열량원으로 장점막의 투과력을 감소시켜 소화기계 기능을 유지시키고, 골격근을 보존하고, 제지방체중을 유지하여 질소평형을 호전시키고, glutathione의 전구물질로서 항산화(antioxidant) 역할 및 염증반응을 완화시키는 기능을 가진다.

중환자에게 널리 사용되었으나. 최근 연구를 통한 가이드라인은 다음과 같다. 2016년 ASPEN (American Society for Parenteral and Enteral Nutrition) 가이드라인에서는 성인 중환자에서 글루타민을 일상적으로 투여하지는 않아야 한다고 하고 있다. 특히 다장기부전이나 쇼크 환자에게는 글루타민 투여가 오히려 사망률을 높일 수 있어서 투여 환자를 선정하는 데 주의가 필요하다. 2019년 ESPEN (European Society for Clinical Nutrition and Metabolism) 가이드라인에 의하면 외상, 화상 중환자 외에는 글루타민을 추가 보충하지 않아야 하며, 특히 간부전이나 신부전이 있는 불안정하고 복잡한 중환자에게는 글루타민-디펩타이드 주사 공급을 투여하지 않아야 한다. 이 가이드라인에서는 글루타민 경장 공급이 필요한 환자를 외상환자와 화상 환자로 제한하고 있다. 최근 중환자 가이드라인에 따르면, 성인 중환자에서는 정맥을 통한 글루타민 공급은 더 이상 추천되지 않는다.

3) 아르기닌(Arginine)

NO의 전구체로서 NO synthase에 의해 NO로 변화한다. 질소
(nitrogen)의 이송, 저장, 배출 등 중요한 역할을 하며 이화상태에서
는 대사상태의 변화에 따라 필수아미노산으로 작용한다. NO은 소량
일 때는 항염증효과가 있으나 다량의 NO는 혈관확장 등 호염증반응
을 보인다. T 림프구의 기능을 강화시키는 등 면역반응과 소화기계
점막 방어력에 영향을 미친다.

4) 셀레니움(Selenium)

Selenium은 NF-kB의 활성화를 억제하고 ROS (Reactive oxygen species)를 조절하여 항산화적, 면역적, 항염증효과를 보여 antioxidant 로 알려져 있다. 그러나 패혈증의 경우 현재는 상시적 사용을 권고하 지 않고 있다.

참고문헌

1. Anstwurm MA, Engelmann L, Zimmermann T, et al. Selenium in intensive care:results of a prospective randomized placebo-controlled, multiple-center study in patients with severe systemic inflammatory response syndrome, sepsis, and septic shock. Crit Care Med 2007;35:118-26.
2. Berger MM, Chieolero R Antioxidant supplementation in sepsis and systemic inflammatory response syndrome Crit Care Med 2007;35:584-90.
3. Heyland DK, Dhaliwal R, Day A, et al. Optimizing the dose of glutamine dipeptides and antioxidants in critically ill patients: a phase I dose-finding study. JPEN 2007;31:109-18.
4. Heyland DK, Elke G, Cook D, Berger MM, Wischmeyer PE, Albert M, et al. Glutamine and antioxidants in the critically ill patient: a post hoc analysis of a large-scale randomized trial. J Parenter Enteral Nutr 2015;39:401.
5. Novak F, Heyland DK, Avenell et al. Glutamine supplementation in serious illness:A systemic review of the evidence Crit Care Med 2002;30:2022-29.
6. Rice TW, Wheeler AP, Thompson BT, deBoisblanc BP, Steingrub J, Rock P. NIH NHLBI acute respiratory distress syndrome network of

investigators 2011 enteral omega-3 fatty acid, and linolenic acid, and antioxidant supplementation in acute lung injury. JAMA 2012;306:1574.

7. Singh, S. Gopalan and A. Sibal Immunonutrition Indian J Ped 2002;69:417.

8. Stechmiller JK, Childress B, Porter T et al. Arginine immunonutrition in critically ill patients : A clinical Dilema. Am J Crit Care 2004;13:17-23.

08

질환별 영양치료

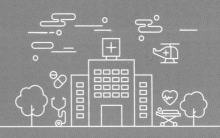

08 질환별 영양치료

1 패혈증

1) 배경

패혈증과 같은 중증질환 상태에서는 스트레스에 대한 신경내분비
반응(Neuroendocrine response)에 의해 이화작용(catabolic) 호르몬
인 코르티졸, 글루카곤, 카테콜아민의 분비 증가와 인슐린저항성 증
가가 일어난다. 그 결과 포도당신생합성(Gluconeogenesis), 단백질
가수분해(Proteolysis), 수분저류(fluid retention) 등이 일어난다.

또한 염증반응에 관여하는 강력한 사이토카인인 인터루
킨-1(IL-1), 인터루킨-6(IL-6), 종양괴사인자 알파(TNF-α)의 분비는
단백질, 지방, 탄수화물 등 에너지 대사 전반에 영향을 미친다. 이와
같은 스트레스 상태에 대한 인체의 대사반응은 단기간 생존을 위한
과정이지만 그와 같은 상태가 지속된다면 인체는 영양위험 상태에
빠지게 된다. 패혈증을 비롯한 중증질환의 환자에게 수행되는 영양
지원은 에너지 소모를 개선하고 단백균형을 보상할 수는 있지만 궁

극적으로 원인질환을 조절하지 못하면 근육소모를 막을 수 없다.

따라서, 영양지원의 복합치료 전략은 패혈증의 원인질환 치료를 기초로 하며 적극적인 혈당조절, 적절한 경장영양 또는 경정맥영양 제공, 통증과 같은 스트레스 요인 최소화, 그리고 불필요한 금식기간 최소화 등을 염두에 두어야 한다.

2) 영양공급

(1) 경장영양 vs. 정맥영양

Surviving Sepsis Campaign 및 ASPEN, ESPEN 등을 포함한 여러 가이드라인에서는 환자가 혈역학적으로 안정화된다면 패혈증으로 진단된 후 24~48시간 이내에 조기에 경장영양을 시작하는 것을 권고하고 있다. 조기에 경장영양을 시행하는 것은 장의 기능을 유지시 켜주고, cholecystokinin의 분비를 촉진시켜 급성 비결석성 담낭염을 예방하며, 장의 면역계를 활성화시켜 면역력을 증가시키는 효과를 보인다. 21개의 RCT를 대상으로 한 메타분석에서 조기 경장영양을 시행한 군에서 사망률을 감소(상대위험도: 0.70, p=0.05)시키고 감염률 또한 감소(상대위험도: 0.74, p=0.01)시켰다고 보고하였다.

그러나, 중요한 전제는 혈역학적으로 안정이 된 후 경장영양을 진행하여야 한다는 것이다. 혈역학적으로 불안정한 상태에서는 내장혈류(splanchnic blood flow)가 감소하여 있으며, 사용되는 승압제 등에 의해 내장혈류공급이 감소하게 된다. 이런 상태에서 경장영양을 공급하게 되면, 소장의 저산소증과 장운동의 감소를 유발하여 역류와 흡인의 위험을 초래할 수 있다. 심한 경우 비폐쇄성 장간막 괴사(non-occlusive mesenteric ischemia, NOMI)와 같은 치명적인 합병증을 유발할 수 있기 때문에 추가적인 수액공급이 없고, 승압제의 요구량이 감소되는 혈역학적으로 안정되는 시점에 조기에 경장영양을 시행할 것을 권고하고 있다.

조기에 경장영양을 적용하는 것은 여러 가이드라인에서 동일하게 권고하나, 정맥영양에 대한 부분은 각 가이드라인 별로 조금씩 다르게 권고하고 있다. 패혈증 환자가 20% 정도 속해 있던 한 대규모 RCT연구(EPaNIC trial)에서 경장영양은 동일하게 시작하면서 열량 요구량에 충족하지 못하는 만큼 입실 후 48시간 이내 조기에 정맥영양을 추가한 early PN군과 7일까지 정맥영양을 공급하지 않은 late PN군을 비교하였을 때 늦게 시작한 late PN군에서 감염률이 더 낮았고, 기계환기 기간과 투석 기간이 더 적었고, 이로 인한 치료비용 역시 더 적게 발생하였다고 보고하였다. 이후에 여러 연구에서 다양한 결과가 보고되었고, 현재까지는 조기에 정맥영양을 하는 것은 사망률에 영향을 미친다는 보고가 적고, 비용적인 측면들을 고려하였을 때 권고되지 않고 있다. 영양상태가 이전에 양호했던 환자에서는 ASPEN 가이드라인에서는 입실 후 7일까지는 정맥영양을 하지 않도록, ESPEN 가이드라인의 경우 입실 후 4일에서 7일 사이까지 경장영양으로 열량요구량에 도달하지 못할 경우 정맥영양을 시작할 것을 권고하고 있다. 입실 전 영양상태가 불량했던 환자의 경우에는 경장영양이 어려운 경우 조기에 정맥영양을 하도록 권고하고 있다.

(2) 에너지 및 영양요구량

중환자에서 적절한 열량요구량에 대한 평가는 중요하고, 여러 가이드라인에서는 간접열량측정계(indirect calorimetry)를 통하여 할 것을 권고하고 있다. 2020년부터는 국내에서도 간접열량측정계의 사용이 보험수가가 적용되면서 여러 병원들에서도 적용하고 있다. 간접열량측정계의 사용이 어려운 경우에는 체중에 기반한 예측식(25~30 kcal/kg/day)을 사용하도록 권고하고 있다.

여러 연구에서는 패혈증 환자의 경우 경장영양에 대한 적응도가 떨어지기 때문에 trophic/hypocaloric feeding을 권고하고 있다. Trophic feeding이란 하루에 500 kcal 또는 10~20 kcal/hr의 속도록 시작하여 입실 첫 1주일 동안 목표 열량요구량의 70~80%까지 적응도에 따라 서서히 증량하는 것을 목표로 한다. 단백질의 경우 적극적으로 공급하는 것을 원칙으로 하며, ASPEN의 경우 1.2~2 g/kg/day, ESPEN의 경우 1.3 g/kg/day의 양을 하루에 공급하도록 권고하고 있다.

포도당의 공급은 정상단백합성의 효율을 증가시킬 수 있는 것으로 알려져 있지만, 과다한 공급과 고혈당은 감염의 위험을 높일 수 있어 적절하게 혈당을 조절하는 것을 권고하고 있다. 2001년에 시행한 대규모 RCT에서 혈당을 80~110 mg/dL로 조절할 때 중환자실 사망률을 낮췄다고 보고한 이후 적극적으로 혈당조절을 하도록 하였으나, 이후 연구들에서 혈당을 110 mg/dL 이하로 적극적으로 조절한 군(intensive insulin therapy)과 혈당 상한을 180 mg/dL 이하로 하였던 군을 비교하였을 때 양 그룹의 사망률에서 큰 차이를 보이지 않았고, 110 mg/dL 이하로 적극적으로 하였던 군에서 저혈당에 의한 부작용이 더 많았음을 보고하여 현재는 110~180 mg/dL을 기준으로 혈당조절을 하는 것을 권고하고 있다.

2 수술

1) 개요

수술은 신체 내 대사에 치명적인 손상을 초래하여 스트레스 호르몬, 염증성 사이토카인을 과다 분비시키고 이화작용(catabolism)을 촉진시켜 글리코겐, 지방, 단백질을 유리시킨다(과대사 상태, hypercatabolism). 손상 정도는 수술시간 및 수술범위에 비례한다고 알려져 있으며, 수술 환자의 영양치료는 이와 같은 이화작용을 최소화하고 동화작용을 촉진시키는 데 있다. 최근에 도입되고 있는 ERAS (Enhanced recovery after surgery)가 이런 노력의 일환이라고 할 수 있다. 실제 입원환자를 대상으로 한 여러 연구에서도 수술 환자에서의 영양불량 빈도는 35~60%로 상당히 높게 보고되고 있다. 그러므로, 수술에 의한 스트레스를 최소화하여야 수술 후 당내인성(Glucose intolerance)을 감소시키고, 수술로부터의 회복을 가속화할 수 있다.

이에, 수술 전후 영양치료 목표는

① negative protein balance 최소화
   - 단백질 평형(nitrogen balance) 유지,
② 면역학적, 근육 및 인지기능 유지,
③ 수술로부터의 회복
   - 빠른 일상으로의 복귀를 도와주는 것으로 설정할 수 있겠다.

외과환자의 영양상태가 합병증 및 사망률과 직접적인 관련이 있다는 것은 여러 임상연구에서 확인되었다. 외과환자는 수술 전 영양상태가 좋을수록 수술에 따른 스트레스에 대한 적응도가 좋아 대사

의 변화를 최소화할 수 있다. 반면 수술 전 영양상태가 불량한 경우, 수술에 대한 대처능력이 현저히 떨어져 적절한 영양치료를 필요로 한다.

수술 환자의 영양평가는

① 현재의 영양상태(BMI, 수술 전 혈청 albumin),

② 최근 영양상태의 변화(체중의 변화, 식사습관의 변화),

③ 외과적 스트레스(수술의 범위, 수술 후 합병증, 감염, 출혈) 등에 의해 결정되게 된다. 이들을 기준으로 영양위험 정도를 평가하여 영양계획을 수립한다.

2) 영양치료

(1) ERAS (Enhanced recovery after surgery, 수술 후 조기회복)

ERAS는 수술 후의 대사스트레스를 감소시키고 기본적인 신체기능의 지지를 목적으로 고안된 근거기반의 multimodal perioperative care protocol로서, 수술 후 빠른 기능적 회복, 합병증 감소를 도모한다. 기존에 금과옥조로 여기던 수술 전 금식, 장세척, 수술 후 장기간 금식 및 경정맥영양지원 등의 경험적 처치들을 확인하여 이를 대체할 근거에 기반한 처치를 도입함으로써, 더 향상된 임상결과를 얻거나 혹은 불필요한 처치를 수술 전후 프로토콜에서 제거할 수 있겠다. ERAS에서 사용되는 주된 방법들은 다음의 그림과 같이 구성되어 있다.

수술 전
- ERAS에 대한 환자교육
- 수술 전 금식 최소화
- 수술 전 2시간까지 탄수화물 보충(carbohydrate loading)
- 조기 영양 및 운동에 대한 인식 교육
- 수술 전 장세척 배제

수술 중
- 적절한 수액공급
- 절개 최소화
- 불필요한 배액관, 비위관사용 최소화
- Short acting 마취제의 사용
- 경막외 PCA 등의 다방면 진통조절

수술 후
- 조기 경구식사 진행
- 비위관의 빠른 제거
- 적절한 통증 및 오심 조절
- 조기 운동
- 배액관 및 line의 빠른 제거

췌십이지장절제술을 대상으로 한 본원에서의 후향적 관찰연구 및 전향적 무작위 임상연구결과를 토대할 때

① 수술 전 무조건적인 경정맥영양지원 배제

② 수술 전 금식 최소화(수술 전 2시간까지 물 및 탄수화물 보충제 (노엔피오®) 섭취)

③ 수술 전 장세척 배제

④ 수술 직후 경구영양 시작(수술 후 1일 물 / 2일 미음 / 3일 죽식)

⑤ 수술 후 비위관 거치 배제

⑥ 수술 후 불필요한 경정맥영양지원 배제

등을 통해 디 단순하면서도 효과적인 수술 전후 처치프로토콜을 확립할 수 있었다.

(2) 수술 전 영양치료

영양상태가 양호한 환자의 경우, 수술 전 특별한 영양치료는 요하지 않는다. 그러나 관행적으로 시행하는 검사 및 장세척을 이유로 장기간 금식이 이루어지지 않도록 유념하여야 한다. 주치의가 인지하지 못한 채 검사 등을 이유로 지속되는 금식은 수술 후 회복에 직접적인 영향을 미칠 수 있다. 가능한 수술 전까지 식사를 유지하고 수술에 필요한 전 처치는 최소화한다. 마취 전 금식기간도 수술 전의 6시간에서 2~3시간 전까지는 물 등은 마실 수 있도록 권유한다.

(3) 수술 후 영양치료

수술 직후 남자는 25~30 kcal/kg, 여자는 20~25 kcal/kg 정도의 열량과 1.5 g/kg의 단백질을 공급한다. 과도한 열량공급은 고혈당, 간기능 이상, 산화적 스트레스 등 대사적 합병증을 일으킬 수 있으므로 가능한 삼가한다. 그러나 중증상태이거나 복부 위장관 문제로 경구식사가 5일 이상 지연될 것으로 예상되면 경장영양 혹은 정맥영양을 시작한다. 비타민이나 미량원소도 하루 필요량을 투여한다.

(4) 영양불량 고위험환자의 수술 전후 영양치료

영양불량 고위험군은

- BMI가 18.5 kg/m² 이하이거나
- 최근 6개월간 체중감소가 10~15% 이상이거나
- SGA (Subjective Global Assessment) C
- 혈청 알부민이 3.0 g/dL 이하로 정의한다.

① 수술 전 영양치료

고위험환자가 주요수술 예정이라면, 수술 전 충분한 기간 동안 10~14일간의 영양치료 후 수술을 시행하도록 권고하고 있다. 가능하다면, 경구나 경장영양으로 영양치료할 것을 권고하고 있다. 일반 식사로 열량요구량을 만족하지 못할 경우에는 경구영양보조제(oral nutritional supplement, ONS)를 수술 전부터 사용할 수 있다.

② 수술 후 영양치료

가능한 빠른 시일 내에 경구식사를 시작하도록 하며, 경구식사가 장기간 불가능할 것으로 예측되는 경우는 수술 시 경장영양튜브를 거치하여 가능한 경장을 통해 식사를 시작할 수 있도록 하는 것이 좋다. 수술 후 불가피한 이유로 5일 이상 필요 열량의 60%에 도달하지 못한다면 경장영양 혹은 정맥영양을 통한 영양치료를 시작한다.

3) 면역영양

환자의 기본적인 영양상태와 관련없이 특정 면역조절기질(specific immune modulating substrate)이 풍부한 경구영양치료는 수술 후 결과를 향상시킨다고 보고되고 있다.

(1) 글루타민(Glutamine)

면역계와 소장에서의 에너지원으로서 주요 기능을 한다. 소장의 기능을 보존해 주며, T 림프구의 기능을 보조한다. 일부 보고에서 고위험환자의 수술 후 두어 시 사망률과 재원일수를 감소시키고, 감염 및 장기기능부전을 감소시킨다고 보고하고 있다. 그러나 고위험군 환자의 수술 후 회복에는 도움이 되나, 저위험군 환자에서는 크게 도움이 되지 않는 것으로 보인다. 현재 ESPEN 가이드라인에서는 적절하게 경구나 경장영양을 할 수 없는, 정맥영양을 필요로 하는 환자에서 정맥주사를 통한 glutamine 공급을 고려해볼 수 있다고 보고하였다. 경구 glutamine 공급은 권고하지 않고 있다.

(2) ω-3 지방산

ω-3 지방산은 ω-6 지방산(대두유기반의 지방산)과는 달리 항염증 기능을 가진다. 집중치료를 필요로 하는 복부수술 환자에서 ω-3 지방산의 투여는 항염증반응을 통해 재원기간을 단축하는 것으로 보고되었다. 수술 후 ω-3 지방산의 고급 역시 경장영양공급으로만 영양 보충이 부족하여 정맥영양을 필요로 하는 환자에서 ω-3 지방산 공급을 추가할 것을 권고한다.

(3) 아르기닌(Arginine)

NO의 전구체로서 T 림프구의 기능을 강화시키는 것으로 알려져 있다. 다른 면역영양과 함께 사용하여 감염률을 감소시키고 재원일수를 감축시키는 것으로 보고되었으나, 이것이 arginine 단독의 효과인지 다른 면역영양 즉 ω-3 지방산과 관련이 있는지는 아직 논란이 되고 있다. 그러나 수술 환자에서는 다른 면역영양과 함께 사용하여 효과를 보였으나 중증환자에서는 사용을 권고하지 않는다. 현재 가이드라인에서는 IV 또는 EN으로의 arginine 단독 공급은 명확한 증거가 없어 권고하지 않고 있다. 대신 arginine과 ω-3 지방산, ribonucleotide 등이 같이 함유되어 있는 면역영양성분이 풍부한 특수제재(specific formula)의 수술 전후 사용은 암수술을 하는 영양결핍환자에서 적용하도록 권고하고 있다.

③ 외상

1) 개요

외상은 예측하지 못한 신체의 손상으로 혈역학적, 면역학적, 대사적 변화를 유발시킨다. 혈역학적으로 대부분의 외상환자는 조직의 손상 및 출혈을 동반하게 된다. 조직손상은 빈맥, 혈압상승, 교감신경 항진을 유발하며 골격근으로의 혈류를 증가시킨다. 일반적으로 출혈 시 주요기관으로의 혈류를 보존하려고 하는 보상기전이 가동하나, 외상환자에서는 조직손상에 의한 보상기전이 더욱 강하게 나타난다. 이는 장점막의 혈류를 감소시켜 세균 전위(Bacterial translocation)를 유발하기도 한다. 면역학적 변화로는 손상 후에 발생하는 사이토카인인 TNF-α, IL-1, IL-6, IL-10 등이 국소적, 전신적으로 다장기부전을 일으킨다. 이는 외상에 의한 일차 가격(first hit) 및 이후 수술, 감염, 출혈 등에 의해 발생하는 이차 가격(secondary hit) 발생에 관여한다. 최종적으로 이화 호르몬(glucagon, catecholamine, corticosteroid)에 의해 대사적 변화가 일어난다. 이들은 당내불인성을 유발하여 혈당을 올려 감염의 가능성을 증가시키며, 단백질을 파괴시켜 간 내에서 아미노산을 에너지원으로 전환하는 당신합성을 촉발시켜 포도당 대신 아미노산을 에너지원으로 낭비하는 악순환을 일으킨다.

불충분한 영양공급과 함께 이와 같은 이화상태는 체내 단백질을 분해시키고 림프구 등의 기능을 저하시키고 상처 치유를 지연시킨다. 이러한 외상환자의 상처 치유 과정에서 영양공급은 매우 중요하다. 특히 단백질 부족은 미세혈관생성, 섬유아세포 증식, 콜라겐 생성, 프로테오글라이칸 생성을 저해한다. 따라서 충분한 단백질 공급은 외상환자에게 중요하게 고려되어야 한다.

2) 영양치료

(1) 영양상태 평가

외상환자에서 입원 시에 영양상태불량인 경우는 드물다. 하지만 기저질환 및 연령에 따라 영양실조가 있을 수 있어 입원 시 다른 중환자와 마찬가지로 영양상태에 대한 평가가 필요하다. 또한 외상 수상 전 영양상태가 양호하더라도 외상의 중증도 및 입원기간 동안 영양공급이 부족할 경우 영양 불균형을 초래할 수 있으므로 치료기간 동안 적절한 영양공급 및 영양상태에 대한 평가가 중요하다.

(2) 영양공급 방법

정맥영양보다는 경장영양을 강력히 권유하는데 이는 면역능력을 유지하여 감염을 감소시키고, 장점막의 위축을 막으며 스트레스 반응을 감소시키고 영양분을 효율적으로 사용하도록 하기 때문이다. 따라서 경한 외상은 금기 사항만 없다면 가능한 조기(24~48시간 이내)에 경구식사를 권유하며, 혈역학적으로 불안정한 중증환자에서도 쇼크에 대한 소생이 종료된 후에는 경장영양을 시도한다. 경추신경손상, 골반골 골절 등을 동반한 중증 외상환자들은 위마비(gastroparesis)로 인해 위장식사가 진행이 되지 않는 경우가 많으므로 장운동촉진제(prokinetics)의 사용 또는 소장 식이를 고려한다. 경장영양으로 환자의 열량요구량을 충분히 공급할 수 없다면 정맥 영양의 병행도 고려되어야 한다.

(3) 열량요구량

열량 및 단백질 공급은 중등도 외상 환자의 경우, 열량 공급은 25~30 kcal/kg/day, 단백질 공급은 1.0~1.5 g/kg를 목표로 한다. 중증 또는 합병증이 있는 외상환자의 경우 열량은 25~30 kcal/kg/day, 단백질 공급은 2.2~2.5 g/kg을 목표로 한다.

척수 손상으로 마비가 발생한 경우 열량요구량은 감소한다. 사지마비(quadriplegia)인 경우 20~22 kcal/kg/day, 하반신 마비(paraplegia)인 경우 23~24 kcal/kg/day로 요구량을 감량하여 설정한다.

(4) 수술 전후 영양 관리

외상환자의 경우 수술 및 검사가 필요한 경우가 있고 이러한 수술 및 검사 중 발생할 수 있는 흡인에 대한 예방으로 경장영양이 중단된다. 이러한 사유로 경장영양의 중단이 반복된다면 적절한 영양 공급이 이루어질 수 없다. 따라서 수술 및 검사에 필요한 금식이 최소한으로 이루어져야 한다.

기관절개와 같은 기도에 대한 조작이 필요한 수술, 복와위(pron position)를 요하는 수술이거나 위장관 등 상부 소화기관에 대한 수술이 아닌 경우에는 금식 시간을 최소화할 필요가 있다. 기관삽관이 되어 있지 않은 환자의 경우 고형식은 6시간, 경장영양 또는 유동식의 경우 2시간의 금식으로 수술 및 검사가 가능하며, 기관삽관이 되어 있어 기도에 대한 보호가 가능할 경우 수술 및 검사 직전 흡인을 통해 금식 시간을 줄일 수 있다. 또한 경장영양의 적응도가 좋은 환자의 경우 간헐적 공급 방식을 통하여 수술 전후로 영양공급을 유지할 수 있다.

3) 글루타민(Glutamine)

외상환자에서 글루타민을 포함한 경장영양은 감염감소 및 상처 회복에 도움이 된다. 따라서 중증 외상환자에서 글루타민(0.2~0.3 g/kg/day)이 추가된 경장영양이 권고되며 기간은 경장영양 초기 5일 동안 투여하며 복잡한 상처 치유의 경우에는 10~15일 정도 더 오래 투여할 수 있다.

4 호흡기질환

1) 개요

급/만성 호흡기질환 환자에서도 영양상태 및 영양치료는 예후에 영향을 미치는 중요한 요소이다. 그러나 일반적인 영양치료원칙 이외에 호흡기질환 환자에서 더 유익한 특이적인 영양치료방법에 대해서는 잘 알려져 있지 않다. 본 단락에서는 급성기를 넘긴 중환자에서 관찰되는 만성 중증질환(chronic critical illness, CCI) 상태에서 지속 기계 환기(prolonged mechanical ventilation, PMV) 중인 환자에서의 영양치료에 초점을 맞추었다. 그리고 추가적으로 만성폐쇄폐질환(chronic obstructive pulmonary disease, COPD)과 유미흉

(chylothorax) 환자에서의 영양치료에 대하여 기술하였다.

2) 지속 기계 환기 중인 환자의 영양치료

지속 기계 환기(PMV)의 정의 중 가장 흔히 사용되는 것은 National Association for Medical Respiratory Center의 것으로, 연속한 21일 이상의 기간 동안 매일 적어도 6시간 이상 기계 환기를 적용하는 경우이다. 중환자실에서 기계 환기를 시행하는 환자의 약 5~10%, 그리고 4일 이상 기계 환기를 시행하는 환자의 약 1/3이 PMV 상태로 진행하게 된다. 급성 중증질환(acute critical illness, ACI)에서 생존하였지만 지속되는 다장기부전 때문에 수주에서 수개월에 걸쳐 높은 수준의 치료가 필요한 환자를 만성 중증질환(CCI) 상태라고 부르는데, 이러한 CCI가 PMV의 주요한 원인 중 하나이다. PMV의 다른 원인으로는 만성적으로 진행하는 신경근병(길랭-바레증후군, 다발경화증, 근이형성증, 척수 손상, 근위축성측삭경화증 등)과 COPD가 있다. CCI와의 가장 큰 차이는 이들 질환에서는 PMV 상태에서 회복할 가능성이 낮다는 점이다. 또한 영양평가 방법 및 영양 필요량이 CCI, 신경근병, COPD에서 각각 다르다. 본 단락에서는 CCI와 관련된 PMV 환자에서의 영양치료에 대하여 기술하였다.

CCI 상태의 PMV 환자의 영양치료에 대하여 개발된 지침이나 프로토콜은 없다. 따라서 큰 틀에서는 ACI에서의 영양치료지침을 적용해 볼 수 있을 것이다. 그러나 ACI와 CCI 상태에는 분명히 차이가 있기 때문에 영양치료에 대한 임상적 판단을 내릴 때 이를 고려해야만 한다.

(1) 영양평가

PMV 환자들은 이전 영양평가를 받은 적이 있을 것이다. 그러나 장기적으로 지속되고 복잡한 성격을 띤 환자 상태를 고려할 때 이 환자들에게는 주기적인 영양 재평가가 필수적이다. 환자의 대사율은 최초 손상 직후에 높아지기 때문에, ACI 때 평가된 열량요구량에 따라 영양공급을 지속한다면 과도한 열량이 공급될 수도 있다.

① 신체계측

ACI와 CCI 상태에서는 체구성이 상당히 바뀌기 때문에 신체계측을 통한 영양평가가 어려울 수 있다. 먼저 환자가 중환자실로 바로 입원하게 되는 경우, 건체중이나 평소체중을 알기 어렵다. 병상을 통한 체중측정은 믿기 어려운 경우가 흔하다. 더 큰 문제는 중증질환의 치료과정에서 체액량과 체구성의 변화 때문에 체중이 크게 변동한다는 점이다. 환자가 최초 수액소생술을 받은 이후에 입원 시 체중을 측정하게 된다면 측정된 체중을 근거로 영양평가를 하기는 어렵다. 심장, 간, 콩팥 등의 장기 기능장애와 이뇨제 등의 약물사용도 치료 중의 체중에 큰 영향을 미친다. ACI 및 CCI 상태에서는 제지방체중(lean body mass)이 감소되는데, 중환자의 96%에서 약 7일의 중환자실 재원기간 동안 총 11.2%의 상완 근육 중부 두께 감소를 보였다는 보고가 있다. 이러한 제지방체중의 감소는 근 위약, 기계환기 이탈의 지연, 사망률 증가와 관련된다. 제지방체중이 감소하는 이유는 열량 섭취가 부족하기 때문이기도 하지만 부동 상태, 스테로이드, 염증반응이 이화상태를 유발하는 것도 중요한 원인이다. 이외 중환자실 입실 전의 영양실조 및 고령(고령에서는 근감소증이 흔함)도 중요한 요인이다. 체구성의 변화를 평가하고 감시하기 위해서는 근육과 지방 손실 정도, 말초 또는 전신부종 정도에 초점을 맞추어 진찰을 해야 하고 체중변화의 경향과 매일의 섭취/배설량을 함께 고려해야 한다.

② 생화학 표지자

알부민이나 프리알부민 등의 혈청 단백질은 질환과 염증의 정도에 따라 변하기 때문에, 영양상태를 평가하거나 영양 섭취 정도의 적절성을 평가하는 데 사용하기 어렵다. 염증이 없는 상태에서는 영양 섭취 적절성을 평가하는데 반감기가 짧은 프리알부민이 도움이 될 수도 있다. C-반응단백질(CRP)이 정상화되고 임상적으로 환자가 회복되고 있는데 간장애가 없는 상황에서도 프리알부민이 지속적으로 낮다면, 에너지 공급이 적절한지 확인해 보아야 할 수 있다.

③ 에너지요구량

환자의 에너지요구량을 평가하는 가장 좋은 방법은 간접열량계(indirect calorimetry)로 측정하는 것이다. 간접열량계에 가장 널리 사용되는 공식은 수정된 Weir 공식이다. 정확한 측정을 위해서는 환자의 VO_2 및 VCO_2가 5분 동안 10% 이상 변동하지 않는 안정 상태에 있어야 한다. 간접열량계를 통한 측정값은 측정 시점의 에너지 소비량만을 반영하기 때문에 하루 중에도 크게 바뀔 수 있다는 것을 알고 있어야 한다. 따라서 간접열량계 또한 주기적으로 시행하여야 한다. 중환자에서는 환자의 초조나 통증 때문에 측정에 필요한 안정 상태를 유지하기 어렵거나, 기관절개관이나 흉관에 의한 호흡기류 유출 때문에 정확한 값을 측정하기가 어려울 수 있다. 간접열량계를 사용할 수 없는 경우에는 예측 공식을 사용하거나 단순하게 체중 기준으로 25~30 kcal/kg/day를 공급할 수 있다. 간접열량계 기준으로 예측 공식의 정확도가 높지 않고(Penn State 2003b 공식의 정확도는 60세 미만에서 69%, 60세 이상에서 77%), 사용하기에 복잡해서 주로 단순한 체중 기반 공식을 사용하게 된다. 최근에는 간접열량계 대신 인공호흡기에서 VCO_2 수치를 얻어 휴식에너지소비량(resting energy expenditure, REE)을 계산하는($REE = VCO_2 * 8.19$) 방법도 제안된 바 있다. 이 방법의 정확도는 예측 공식보다는 높지만 간접열량계보다는 떨어진다. 중요한 것은 주기적으로 에너지요구량을 재평가하는 것이다. 아래 표에 PMV 환자에서 과다 공급과 과소 공급이 일으킬 수 있는 문제에 대하여 기술하였다.

과다 공급	과소 공급
기계환기 이탈 지연	
고지혈증	상처 치유 지연
고혈당	면역력 장애
지방간증	장기기능부전
산화 스트레스 증가	

④ 단백질 요구량

근거가 되는 자료는 별로 없지만 ACI에서와 비슷하게 CCI 상태에서도 대사 요구량을 맞추고 상처 회복을 돕고 면역 기능을 보조하기 위해서 단백질 요구량이 높을 것으로 추정된다. CCI와 관련된 비만하지 않은 PMV 환자에서는 ACI 에서처럼 실제체중으로 1.2~1.5 g/kg의 단백질을 공급할 것을 권장한다. 이 단백질 요구량은 나이, 제지방체중의 분율, 상처 유무, 신장애와 간장애 여부 등에 따라 조정이 필요하다. 단백질 공급에 따른 환자의 반응을 감시하여야 한다. 과도한 단백질 공급은 고암모니아혈증, 질소혈증을 일으켜 고장성 탈수와 고나트륨혈증을 유발할 수 있다.

⑤ 미량영양소 요구량

중증질환이 있으면 산화 스트레스가 증가하기 때문에 특히 항산화제를 포함한 많은 미량영양소에 대한 대사 요구량이 늘어난다. ACI 상태에서의 미량영양소 보충에 대해서는 연구된 바가 있으나, PMV가 필요한 CCI 상태의 환자들에서 시행된 연구는 거의 없다. 하지만 CCI 상태 환자의 이전 치료과정에서 미량영양소가 추가적으로 보충된 적이 없다면, 적어도 일부 CCI 환자에서는 미량원소 결핍이 있을 것이 자명하다. 체내의 미량영양소 상태를 정확하게 평가하는 것은 매우 어려운데, 중환자에서는 더 어렵다. 체액 상태의 변화 및 염증에 의한 운반단백질의 감소 때문에 혈청 미량영양소 농도는 체내 상태를 제대로 반영하지 못한다. 진찰상 미량원소 결핍징후가 관찰될 수도 있지만 이는 대부분 결핍증이 진행한 뒤에 발생하기 때문에 진찰로 초기나 무증상 결핍증을 발견하기는 어렵다. 정맥영양제제에는 안정성 문제로 미량영양소가 포함되어 있지 않기 때문에 정맥영양을 시행할 때에는 미량영양소를 일일 필요량만큼 추가 공급해 주어야 한다.

비타민 D 감소증은 건강한 사람에서도 비교적 흔한데, 중환자에서의 비타민 D 결핍은 나쁜 치료결과와 관련이 있는 것으로 알려져 있다. PMV 환자들은 장기간 햇볕에 노출되지 못하기 때문에 비타민 D 결핍의 위험성이 더 높다. 따라서 혈청 25-OH-vitamin D 농도를 꼭 측정하고 결핍증이 확인된다면 보충해 주는 것이 좋겠다. 전해질 중에는 인이 특히 중요한데, 중증 저인산혈증은 호흡근 기능에 악영향을 미쳐 기계환기 이탈 실패와 관련되기 때문이다. 혈청 인 농도를 정기적으로 감시하여 저인산혈증이 있으면 보충해 주어야 한다. 장 흡수율이 일정하지 않을 수 있어서 중증 저인산혈증 시에는 정맥 주입을 통해 인을 보충하는 것이 바람직하다.

(2) 영양치료

① 영양공급 방법

CCI 상태로 PMV 중인 환자에서의 영양공급 방식으로는 경장영양이 추천된다. 경장영양은 면역력을 증강시키고 장 기능을 유지해주며 정맥영양보다 합병증을 훨씬 적게 일으킨다. 환자가 CCI 상태가 되면 경피적내시경위조루(percutaneous endoscopic gastrostomy, PEG)를 시행하는 것이 흡인 및 폐렴, 비강 손상, 부비동염의 발생 위험을 줄일 수 있으며 환자에게 더 편안하다. 환자가 비만이 심하거나, 복수가 있거나, 위 수술을 받은 적이 있는 경우에는 수술적으로 위조루를 만들 수도 있다. 중증 위마비가 있거나 위장운동촉진제 투여에도 위 영양공급을 견디지 못하는 경우에는 공장에 영양관을 넣어야 할 수도 있다. ACI 상태의 환자에서는 유문 넘어서의 영양공급이 흡인폐렴의 빈도를 줄인다고 보고되어 있으나 CCI 상태의 환자에서는 연구된 바는 없다.

② 영양 제제

CCI 상태의 PMV 환자에게 적합하다고 알려진 제제는 따로 없으며, 환자 개개인의 요구량과 기저질환에 따라 가장 적합한 제제를 선택하여야 한다. 대부분의 PMV 환자에서 표준 경장영양제제가 적절하고 잘 받아들여진다. CCI 상태에서 장기간 관찰되는 염증반응을 고려한다면, 일부 환자에서는 이론적으로 항산화제 또는 어유(fish oil)가 충분히 포함된 경장영양제제가 염증을 줄이고 면역력을 강화시키는데 도움이 될 수도 있다. 하지만 CCI 상태의 환자에서 항산화제, 어유, 셀레늄의 추가 공급이 도움이 되는지, 적절한 용량이 얼마인지에 대해서는 잘 연구되어 있지 않다.

설사, 오심, 구토 등의 위장불내성 증상이 있거나 흡수장애가 있는 환자에서는 반성분(semi-elemental)제제가 도움이 될 수도 있다. 반성분제제에는 디펩티드(dipeptide)나 트라이펩티드(tripeptide), 또는 중간쇄 중성지방(medium-chain triglyceride, MCT)이 포함되어 있다. 작은 펩티드는 장세포가 더 쉽게 흡수할 수 있고, MCT는 흡수하는 데 쓸개즙염이 필요치 않다.

외과 및 외상환자에서 용해되지 않는 섬유소를 포함한 경장영양을 시행하였을 때 장폐색이 발생하였던 증례가 있었다. 보통 섬유소가 들어있는 상품화된 경장영양 제품은 용해되는 섬유소와 용해되지 않는 섬유소를 모두 포함하고 있다. 따라서 장허혈의 위험이 높거나 중증 이상운동증이 있는 중환자에서는 섬유소가 들어있는 제제를 피할 것이 권고된다. 그러나 용해되는 섬유소는 원인 불명의 설사가 지속되는 환자에서 설사를 줄이는 데 도움이 될 수 있다. 또한 PMV 환자는 장폐색이나 장허혈의 위험이 높은 ACI 상태의 환자와는 달리 대개 혈역학적으로 안정적이다. 따라서 CCI 상태에서 PMV 중인 환자에서는 섬유소를 포함하는 경장영양제제가 대변양을 유지해주고 건강한 장 세균총을 유지하는 데 도움이 될지도 모른다.

1980년대의 연구에서 만성폐질환 환자에게서 저탄수화물 고지방 경장영양제제를 공급하면 이산화탄소 생성과 호흡 지수를 감소시키고 호흡기 치료결과를 향상시킬 수 있다는 주장이 제기되었다. 하지만 해당 연구들의 환자들에게는 측정된 에너지 소비량의 1.7~2.25배만큼 영양이 과다 공급되었다. 1992년에 Talpers 등이 과다 공급 시 이산화탄소 생성량이 비례해서 증가하지만 탄수화물만 공급을 늘리면 이산화탄소 생성에는 변화가 없음을 보였다. 그 저자들은 이산화탄소 생성을 증가시키는 것은 전체 열량 중 탄수화물이 차지하는 분율이 아니고 열량 과다 공급 그 자체라고 결론지었다. 따라서 PMV 환자에서 저탄수화물 고지방 제제를 사용할 필요는 없다.

당뇨 환자들을 위해 만들어진 경장영양제제는 지방 대 탄수화물 비가 높고 섬유소를 포함하고 있다. 그러나 당뇨용 경장영양제제가 혈당조절을 개선시킨다는 결과는 일관되지 않으며, 장기적인 사용에 대한 자료가 부족하다. 고지방 성분 때문에 위 배출이 지연되어 문제가 될 수도 있다. 따

라서 당뇨용 경장영양제제를 사용하는 것은 피하는 것이
좋겠다.

③ 경장영양 후 감시

CCI 상태의 환자들은 대부분 경장영양을 잘 견딘다. 보통
매 6~8시간마다 위 잔여용적(gastric residual volume,
GRV)을 측정하곤 하는데, GRV가 500 mL를 초과하는 경우
에만 경장영양을 일시 중단할 것이 권고된다. 이외 복부둘
레, 장 기능, 복통, 구역, 구토 발생 등을 감시하여야 한다.
경장영양이 원활하지 않을 경우 무엇이 문제인지 철저하게
평가하여야 한다. 먼저 투약력를 검토하여야 한다. CCI 상
태의 환자들은 다수의 항균제 투약 때문에 장 세균총이 크
게 바뀌어 있는 경우가 많다. 설사가 지속되는 경우 *C.
difficile* 감염을 꼭 배제하여야 한다. 약물부작용 때문에 장
기능이 떨어지고 변비가 발생하는 경우도 흔하다.

경장영양이 지속적으로 문제를 일으킬 경우에는 정맥영양
을 시행할 수는 있다. 하지만 정맥영양은 감염의 위험을 높
이고, 고혈당 및 대사 이상을 일으킬 수 있기 때문에 가능
한 피하는 것이 좋다. 정맥영양을 시작하기 전에 공장 영양
공급, 위 배출을 촉진시키기 위하여 환자를 오른쪽으로 눕
히기, 농축 경장영양제제, 위장관운동촉진제 사용 등의 방
법을 먼저 시도해 보아야 한다.

(3) 과도기 영양 계획

호흡 기능이 호전되며 기관절개관을 제거할 준비를 할 무렵부터는 환자의 연하기능이 적절하다면 경구식이를 시작해 볼 수 있다. 구인두와 후두의 탈감작, 후두의 회전 및 상승 제한, 부풀린 기낭(cuff)에 의한 식도압박, 후두 결핵의 불사용위축, 성대의 닫힘 반사 기능장애 등 때문에 기관절개관이 있는 경우 흡인이 쉽게 발생한다. 경구식이를 시도해보기 전 비디오투시삼킴검사(video fluoroscopic swallow study, VFSS)를 포함한 철저한 평가가 이루어져야 한다. 흡인을 예방하여 폐렴 발생 위험을 줄이기 위한 모든 노력을 기울여야 한다. 가루로 된 thickener는 시간에 따른 점도 변화 및 사람마다 다른 사용 방법 때문에 그 효과가 일관되지 못하다. 이미 걸쭉하게 만들어져 상품화된 음료를 사용하는 것이 더 나을 수도 있다.

경구식이가 가능하다고 하더라도 시작부터 영양 요구량을 만족시킬 만큼 충분하지는 않은 경우가 대부분이다. 일단 장기간의 치료와 지속적 경장영양 때문에 입맛이 없다. 또한 흡인예방을 위하여 식품의 질감을 변화시키는 것 자체가 입맛을 더 떨어뜨린다. CCI 상태의 PMV 환자들은 심각하게 약화되어 있어 경구식이를 위해 필요한 에너지와 조화 기능이 떨어진다. 따라서 식사시간에 가족이나 직원이 도와주어야 하는 경우가 많다. 그렇지만 재활과 회복 과정에서 혼자서 식사를 하는 것이 필수 단계이기 때문에 환자가 가능한 한 스스로 식사할 수 있도록 만들어야 한다.

경구식이를 격려하기 위해서, 환자가 식사를 선택할 수 있도록 하고, 환자가 좋아하는 음식을 식사에 포함시키며, 상품화된 경구영양음료를 추가하는 것도 좋다. 이러한 시도가 효과적이지 못할 경우

의학적으로 적절하다면 식욕 촉진제를 사용해 볼 수도 있다. 병행하는 경장영양공급을 조절하는 것도 중요한 방법이다. 환자의 위를 비워 포만감을 줄이고 식욕을 돋우기 위하여 식사 1~2시간 전에 지속 공급을 중단할 수 있다. 또는 밤에만 10~12시간 동안 지속주입을 하는 방법도 있다. 이 경우 낮 동안 환자의 경구식이섭취량에 따라 밤 동안의 경장영양량을 조절할 수 있다. 경장영양제제를 농축하는 것도 한 가지 방법이다. 경구섭취량이 영양 요구량의 75% 정도에 도달하면 경장영양을 중단할 수 있다. 경장영양을 중단해도 최소 1주일 동안은 PEG를 제거하지 않은 채 환자가 충분히 경구식이를 섭취하는지 확인하는 것이 좋다. 경구식이가 부족할 때에 추가적으로 경장영양 일회분을 공급할 수도 있기 때문이다.

3) 만성폐쇄폐질환 환자의 영양치료

만성폐쇄폐질환(COPD) 환자에서 영양실조는 흔한 문제로 30~60% 환자들에서 관찰된다. 영양실조는 폐의 구조, 탄성, 기능, 호흡근의 양, 힘, 내구력, 폐의 면역 방어기전, 호흡 조절에 악영향을 미친다. 단백질 부족과 철 결핍은 빈혈을 유발하여 혈액의 산소 운반 능력을 감소시킨다. 저칼슘혈증, 저마그네슘혈증, 저인산혈증, 저칼륨혈증은 세포 수준에서 호흡근의 기능을 악화시킨다. 저알부민혈증은 폐부종을 유발할 수 있다. 계면활성제가 감소하면 폐포 허탈로 인해 호흡일이 증가하게 된다. 기도 점액은 물, 당단백질, 전해질로 만들어지기 때문에 영양실조 시 점액 생성에도 문제가 발생한다. 폐질환 자체도 영양상태에 영향을 미친다. 건강한 사람은 호흡하는데 36~72 kcal/dayay 정도의 에너지를 소비하는 데 반해 COPD

환자들은 그 10배의 에너지를 소모한다. 또한 환자들은 호흡곤란, 저산소증, 피로 때문에 식사를 준비하고 먹는 것 자체를 힘들어하게 된다. 만성질환 때문에 입맛 자체도 크게 떨어진다.

영양실조는 대개 체중(BMI ≤ 20 kg/m²)이나 제지방체중감소로 나타나는데, COPD 급성악화 위험 증가와 생존기간 감소와 관련이 있다. 체중감소는 영양 섭취 불량과 대사량 증가 때문인데 영양 섭취 불량을 주 표적으로 영양치료를 하게 된다. 안정된 COPD 환자에서 영양치료목표는 체중감소를 예방하는 것과 제지방체중감소를 예방하는 것이다. 다음과 같은 전략이 사용된다:

- 소량의 영양가가 높은 식사를 자주 하기
- 하루 중 에너지 수준이 가장 높을 때 주 식사를 하기
- 적절한 열량, 단백질, 비타민과 미네랄을 섭취하여 BMI 20~24 kg/m²을 유지하기
- 전자레인지에 돌려서 쉽게 먹을 수 있는 등의 준비하기 쉬운 음식을 마련하기
- 하루 한 잔 이하의 음주(알코올 30 g)
- 식사 전에 쉬는 시간을 갖기

BMI를 측정하는 것만으로는 제지방체중을 알 수 없고 과다 수분 공급과 탈수를 구분할 수 없다. 폐심장증(cor pulmonale)이 있는 환자에서는 수분저류 때문에 제지방체중의 감소가 가려질 수도 있다. 따라서 수분저류가 있는 환자에서는 신체계측 지표를 주의 깊게 해석하여야 한다.

호흡재활 프로그램에 참여하는 환자의 경우 운동치료의 강도와

빈도에 따라 에너지요구량이 늘어나거나 감소할 수 있다. 간접열량계를 시행하여 열량을 처방하고 열량이 충분히 공급되는지 과다 공급되지는 않는지 감시하는 것이 중요하다. 폐질환에 의한 악액질(cachexia; BMI 남성 <17, 여성 <14 kg/m²)이 있는 환자에서는 실제체중으로 30 kcal/kg의 에너지가 필요하다.

보통 객담 농도를 유지하고 객담을 쉽게 배출할 수 있게 하기 위하여 체중 기준으로 하루 30 mL/kg(60세 이하에서는 35 mL/kg)의 수분섭취가 필요하다. 그렇지만 폐심장증과 이에 의한 수분저류가 있는 환자들에서는 나트륨 및 수분제한이 필요하다. 이뇨제 처방에 따라 칼륨 섭취를 늘려야 할 수도 있다.

철결핍빈혈이 COPD 환자의 10~30%에서 관찰된다. 필요시 수혈이나 철 정주치료가 COPD 환자의 호흡곤란을 개선시킬 수 있다. 또한 잦은 스테로이드 치료, 흡연, 비타민 D 결핍, 부동 상태 등으로 인해 COPD 환자에서 골다공증이 발생할 위험이 높다. 진행된 COPD 환자의 24~69%에서 의미있는 골다공증이 발견된다. 따라서 적절한 수준의 25-OH-비타민 D 수준을 유지하여야 한다.

4) 유미흉 환자의 영양치료

흉수에서의 중성지방 농도가 110 mg/dL를 초과하는 경우 유미흉의 가능성이 매우 높다. 유미흉은 식도절제술, 림프절절제를 동반한 폐절제술, 심장수술 등의 흉부 수술 후에 발생하는 경우 이외에도 암(림프종, 폐암 등), 사코이드증(sarcoidosis) 등에서도 발생할 수 있고 원인 불명의 경우도 있다.

유미흉에서 영양치료의 목표는 고단백, 저지방(10 gram 미만) 식사를 통해 유미를 적게 만들게 해주는 것이다. 이는 하루 1리터 미만으로 유미 배액이 적은 환자에서 특히 효과적이다. 지방을 적게 섭취하면 위장관에서 흡수되는 지방이 줄어들어 유미 생성이 감소한다. 장쇄 중성지방 섭취는 피해야 한다. 지방제한 식사 시에는 지방용해 비타민과 필수지방산 결핍이 발생할 수 있어 필요에 따라 정주로 비타민과 지방 제제 보충이 필요할 수도 있다. 유미 배액이 소실되는 데에는 7~10일 정도 시간이 걸린다. 일단 저지방 식사를 통해 흡수 배액이 줄어들면, MCT를 식이나 경장영양제제에 추가하거나 지방 섭취를 점차 늘려볼 수 있다. MCT는 위장관에서 흡수된 후 림프계를 우회하여 문맥을 통해 바로 간으로 전달되어 유미 생성을 늘리지 않는다. 그렇지만 MCT는 맛이 좋지 않고, 소화불량, 지방변, 고지혈증 등의 부작용을 만들 수도 있다. 하루 1리터 이상 유미 배액이 많은 경우에는 수술적 교정이 필요할 수 있다. 이런 환자들이나 지방제한 식이에 반응이 없는 환자들에서는 정맥영양이 필요할 수도 있다.

5 단장증후군

1) 개요

단장증후군(Short bowel syndrome, SBS)은 크론병, 장간막허혈증, 암 등의 질환이나 수술 후 합병증, 외상 등으로 광범위한 절제 수술 후 소장이 200 cm 이하로 남은 상태를 말하며, 다량영양소나 수분 및 전해질의 흡수가 최소 수준 이하로 장 기능이 감소되어 건강유지 및 성장을 위해 정맥으로 보충이 필요한 상태를 일컫는 장부전 (intestinal failure) 한 분류이다. 소장은 음식, 침, 위장관 분비액을 포함한 약 9 L/day 정도의 액체류가 소장 내로 유입되고 이 중 80% 가 흡수되는 영양소 및 수분흡수의 중요한 기관으로 광범위한 소장 절제는 다량의 수분소실 및 전해질 불균형, 영양소 흡수의 문제를 발생시킨다. 이는 절제 후 남은 소장 부위 및 회맹판 유무, 대장 유무에 따라 다르며, 장기간의 정맥영양지원 시에는 간담도합병증, 대사성 골질환, 중심정맥카테터 관련 감염 등의 합병증도 발생한다. 따라서 단장증후군의 영양치료는 해부학적 상태를 고려하여 영양소와 수분 보충, 전해질 균형을 도모하고 관련된 합병증을 최소화하는 것이며, 나아가 남아있는 장을 통해 영양소 및 수분흡수를 증진시켜 성공적으로 경구식사를 가능하게 함으로서 정상적이고 독립적인 일상생활로 복귀시키는 것을 목표로 한다.

표 8-1. **해부학적 상태에 따른 영양소 관련 문제**

단장증후군시 일반적인 영양문제
대부분의 다량영양소, 비타민(A, D, E, K) 및 무기질(Na, K, Ca, P, Mg) 흡수저하
미량영양소(Zn, Se, Cu) 결핍 발생
배설량 과다로 인한 탈수

해부학적 상태에 따른 문제	
소장만 남은 상태 (end-jejunostomy)	• 회장 말단 절제 : 비타민 B_{12}와 담즙 흡수장애로 설사, 지방변, 빈혈 발생
회맹판 없이 소대장 문합된 상태 (jejunocolic anastomosis)	• 박테리아 과증식(bacteria overgrowth) : 장점막 손상, 담즙염 및 영양소 흡수 불량
회맹판이 있고 소대장 문합된 상태 (jejunoileal anastomosis)	• 섬유소 및 복합당질 발효에 따른 추가적인 에너지 보충 가능 • 흡수되지 않은 지방으로 인해 수분 및 무기질 흡수 감소, 수산 신결석 발생

2) 영양치료

해부학적 상태, 영양소 요구량, 전해질 상태, 배설량, 약물사용 등에 따라 정맥영양의 의존도 및 경장·경구영양의 적응도가 다를 수 있으므로 환자의 상태에 따라 개별화된 영양치료가 필요하다. 또한 수술 후 수개월에 걸쳐 배설 양상이 안정되며 남은 장이 적응하는 데 약 2년 정도는 소요되므로 지속적인 영양관리를 시행한다.

(1) 영양판정 및 영양요구량 산정

영양판정은 영양소, 수화 상태 및 전반적인 건강상태를 확인하기 위해 필요한 과정으로 개개인의 영양문제점을 찾고 중재 계획을 세우는데 근간이 되며, 중재 후 효과 평가와 모니터링의 자료가 되므로 중요하다.

표 8-2. **영양판정 방법 및 영양공급 목표 산정**

영양판정 방법	• 개별적인 영양판정을 위한 자료 수집 • 신체계측, 체중변화, 탈수/근육소모/체지방 　소모/영양결핍환자 관련 신체 징후, 생화학검사결과, 　임상병력, 소화기계 증상, 경장영양/경구섭취량, 식행동, 　정맥영양 및 수액공급량, 배설량, 활동량, 복용 약물 등 • 영양 권장 사항 참고하여 개개인의 영양공급 산정 및 　영양불량 상태를 평가 • 영양 관련 문제 확인
영양공급 목표 산정	• 수화 상태와 장의 흡수 · 배설 균형을 확인 • 다량 및 미량영양소, 수분공급 목표 산정

표 8-3. **영양요구량 산정**

영양지원 종류	열량	단백질
정맥영양	< 20 kcal/kg/day로 시작 25~30 kcal/kg/day까지 증량	1.0~1.5 g/kg/day
경구/경장영양	30~45 kcal/kg/day * 환자에 따라 60 kcal/kg/day까지 산정 고려	1.5~2.0 g/kg/day

(2) 영양지원별 고려사항

① 정맥영양

수술 후 초기에는 정맥영양지원이 주요 영양공급원이며, 합병증 발생 여부를 모니터링하여 영양공급량을 조절한다. 일반적으로 상품제제로 공급하며, 혈중 비타민, 전해질 및 미량원소 수치를 모니터링하여 보충한다. 전해질 불균형, 간·신기능 저하로 영양소 공급 조절 필요시 개별 조성하여 공급한다.

② 경장/경구영양

장기간의 금식은 장 적응을 지연시키고 간담도합병증을 일으킬 수 있기 때문에 환자의 혈역학적 상태가 안정되고 배설량 2 L/day 이하, 복부 상태 호전 시 가능한 조기에 경장/경구영양을 시작한다.

경장/경구영양은 정맥영양과는 달리 남은 장의 해부학적 구조와 점막의 적응도에 따라 다르므로 개별화한다. 안정적인 단장증후군 환자들은 섭취량의 1/2~2/3정도의 열량을 흡수시키므로 일반적인 요구량의 최소 50% 이상 열량 섭취가 필요할 수 있다. 탄수화물은 복합당질을 권장하며, 단순당은 삼투압을 높여 장내 수분배출을 유발하므로 제한한다. 섬유소 섭취는 여러 의견이 있으나 수술 직후에는 저섬유소식을 권장하며, 이후 적응도에 따라 섬유소 섭취를 고려한다. 탄수화물 및 지방의 권장 비율은 소장만 남은 상태와 소대장 문합된 상태에 따라 다르다. 대장이 있는 경우, 지방흡수 문제로 인해 지방변 또는 신결석이 발생될 수 있어 지방 섭취량을 줄이거나 수산섭취 제한이 필요하다. 또한 소화되지 않은 복합당질은 대장내 발효를 통해 500~1000 kcal/day의 열량을 발생시키므로 복합당질 비율을 높이고 지방 비율을 낮추는 것이 권장된다. 비타민 및 무기질은 모니터링하여 부족시 보충하며 당알콜이 함유되지 않은 종류로 복용한다.

경장영양제제는 삼투압이 높지 않은 중합제제(polymeric formula)를 우선 적용하며, 지속적 주입(continuous feeding) 방법을 권장한다. 중합제제는 성분제제(elemental formula)와 비교 시 영양소 흡수, 수분 및 전해질 소실 정도가 비슷하며, 삼투압이 낮아(< 400 mOsm) 일반적으로 적응도가 좋고 가격도 저렴하다. 따라서 심한 흡수장애가 아니라면 중합제제를 우선 적용한다. 경장영양을 지속적으로 주입하거나 혹은 식사와 함께 병행 시 지속인 장내 자극을 통해 다량 영양소 흡수를 증가시킬 수 있으므로 경구섭취 중에도 충분한 영양소 흡수를 위해 경장영양지원 병행을 고려하도록 한다.

음식과 수분은 소량씩 자주 섭취하는 것이 중요하며 흡수를 위해 충분히 잘 씹어야 하고 염분은 충분히 섭취하도록 한다. 배설량에 따라 수분섭취 조절 및 경구수분보충제(Oral rehydration solutions, ORS)를 병행하도록 한다. 성공적인 장 적응을 위해 장기간 식행동의 변화가 필요하므로 식사관리에 대한 환자 및 가족의 이해와 전반적인 영양

관리를 환자 스스로 이행하도록 심화된 교육 및 상담, 모니 터링을 시행한다.

(3) 단계별 영양치료 계획

수술 후 남아있는 장은 해부학적 및 기능적인 소실을 보상하기 위한 적응 기간을 거친다. 장 적응은 장 길이의 변화 없이 소장 내의 융모의 길이가 길어지고 흡수표면적이 넓어져 영양소 및 수분, 전해 질 흡수를 증가시키는 것을 말하며, 수술 후 급성기(early), 적응기 (adaptive), 유지기(maintenance)의 3단계를 거쳐 적응한다. 수술 직후에서 3~4주 기간의 급성기에는 배설량이 많을 수 있으므로 수 분 및 적절한 영양공급을 위해 수액보충과 정맥영양을 공급하며, 이 후 3개월은 배설량이 안정되면서 남은 장이 적응하는 시기이므로 경 장영양이나 경구식사 병행을 통해 장 적응을 촉진시킨다. 일반적으 로 2년까지를 적응기로 보며, 이후를 유지기로 본다. 적응기는 배설 량이 조절되면서 장 적응이 거의 완료되는 시기로 정맥영양을 점차 적으로 줄이고 경장/경구영양을 서서히 증가시키며 적응도에 따라 정맥영양공급중단을 고려한다. 다만 배설량이 조절이 되지 않을 시 에는 장기간 정맥영양지원 병행이 필요하다.

표 8-4. **적응 단계별 정의**

단계	정의
급성기	단장증후군 발생 이후 혈역학적, 대사적 안정을 회복하도록, 수액 및 전해질 요법을 포함한 소생술을 시행하는 단계.
적응기	장의 흡수력을 증가시키도록, 보조적 수액 및 정맥영양과 함께 경구식시를 점진적으로 증량하는 단계.
유지기	독립적인 경구식사만으로도 영양상태가 안정적으로 유지되도록, 식단조절/약물치료/수술적 치료 적극적으로 시행하는 단계.

① 급성기

수술 후 혈역학적으로 안정화되면 정맥영양공급을 시작한다. 단장증후군 환자는 경구/경장영양만으로 영양목표량에 이르는데 수주에서 수개월이 예상되므로 조기에 정맥영양을 함께 시작한다.

i) 정맥영양

정맥영양	• 상품제제: 목표열량을 기준으로 투여속도/용량에 맞춰 사용 (보험 1bag/일 인정) – 어유 혼합 지방유제 및 아연 포함제제 선호 – 참고: 원내 TPN 비교표 • 원내조제 정맥영양: 전해질 불균형, 간기능/신기능 이상이 있는 경우 영양집중지원팀(NST)에 의뢰
비타민	매일 투여: 타미풀 주 처방(참고: 원내 주사용 비타민제제[별첨6])

미량원소	매일 투여(참고: 원내 주사용 미량원소제제[별첨7])
	- 담즙정체가 없는 경우(d-bilirubin ≤ 2 mg/dL): 후루트만 주 0.25 vial (0.5 mL)/day
	- 담즙정체가 있는 경우(d-bilirubin > 2 mg/dL): 징크에스 주 1 vial (5 mg/5 mL)/day
	장루배설량 1 L/day 이상인 경우: 아연 추가 투여 고려(비보험 약제)

* 장기간 정맥영양 투여 환자에서 Vitamin K 와 철분제의 추가 공급 고려

② 적응기

정맥영양과 함께 혈역학적 상태 및 위장관기능을 고려하여 조기에 경구/경장영양을 시작한다. 또한 경구/경장영양 섭취량이 목표량의 50%에 이르기까지 정맥영양은 감량없이 지속한다. 장루배설양이 지속적으로 많은 경우(1 L/day) 약물 및 호르몬치료를 시작한다.

i) 경장영양

경장영양	권장 사항
공급방법	지속적 주입으로 공급
	• 단장증후군식
	10 cc/hr로 시작하여 적응도 양호 시 매일 10~20 cc/hr씩 증속
	• ½희석 특별관리식(섬유소 없는 제제)
	20 cc/hr로 시작하여 적응도 양호 시 매일 10~20 cc/hr씩 증속
	• 기본균형식(섬유소 없는 제제)
	20 cc/hr로 시작하여 적응도 양호 시 매일 10~20 cc/hr씩 증속

경장영양	권장 사항

경장영양제제	• 중합제제(Polymeric formula) > 성분제제(Elemental formula)
	  : 비용이 저렴하고삼투압이 낮아 적응도가 좋음
	• 저삼투압식(<400 mOsm/kgH$_2$O): 단순당 함량 적은 것
	• 섬유소 없는 제제로 시작하여 적응도 양호 시 섬유소 함유
	  제제로 변경 고려
	• 경장영양제제 선택 시 영양집중지원팀(NST) 회신 내용 참조

ii) 경구영양

경장영양	권장 사항
공급방법	• 남은 장의 해부학적 구조와 점막의 적응도에 따라 개별화 • 저삼투압식 및 저섬유소식에 준한 식사를 적응도에 따라 진행 • 단순당 함량 높은 간식은 제한 • 원내 치료식 중 장부전식(미음→죽 1단계→죽 2단계)진행, 이후 식사는 저섬유소식(저잔사식)으로 진행 권장

식사원칙	• 하루 5~6회이상 식사와 간식을 소량씩 자주 섭취한다.
	• 음식을 잘게 부수어 삼킬 수 있도록 꼭꼭 씹어 먹는다.
	• 단순당 위주의 음료나 간식 섭취를 피하고, 복합당질 위주로
	  섭취한다.
	• 매끼 식사나 간식에 양질의 단백질 음식을 섭취한다.
	• 식사 중 물 섭취를 줄이고, 식사 전후로 수분을 따로 섭취한다.
	• 의료진 지시에 따라 필요시 섬유소가 적은 식품 위주로 섭취한다.
	• 의료진 지시에 따라 비타민/무기질 보충제[별첨8,9]를 섭취한다.
	• 소장과 대장이 연결된 경우, 지방 섭취를 줄인다.
	• 소장과 대장이 연결된 경우, 신장결석 발생의 위험 시
	  수산섭취를 줄인다.
	• 배설양이 많은 경우, 일반 수분섭취를 줄이고
	  경구수분보충제(ORS)를 마신다.
	• 식사일지를 작성하여 필요시 개별적으로 음식 조절을 한다.

iii) 남은 위장관에 따른 경구/경장영양요구량의 차이점

경장영양	공장루/회장루	공장-대장 문합
탄수화물	40~50%(단순당 제한)	50~60%(단순당 제한)
단백질	20~30%(*신기능 저하가 있는 경우 조정 요함)	
지방	30~40%(필수지방산 포함)	20~30%(필수지방산 포함)
섬유소	조절 필요함	수용성 섬유소 5~10 g/day
수산	제한 필요 없음	제한 필요함
비타민	지용성 비타민 모니터링하여 보충 말단 회장부가 없는 경우, vitamin B_{12} 보충	
무기질	•염분– 자유롭게 섭취 •아연, 마그네슘, 철 등 부족 시 보충	•염분–일반적인 섭취량 유지 •아연, 마그네슘, 철 등 부족 시 보충
수분	•등장액(Isotonic) 위주로 섭취(식사와 구분하여 수분섭취) •장루배설량 > 1 L/day인 경우 – 경구수분은 1 L/day 이하로 제한하고 정맥수액/ 경구수분보충제로 보충	

iv) 정맥영양

경구/경장영양으로 영양요구량의 50%에 도달하고 적응도가 양호한 경우, 정맥영양공급량 감량을 고려한다.

v) 경구수분보충제

장루배설량이 지속적으로 많은 경우(1L/day), 수분제한 및 경구수분보충제를 복용한다.

권장사항	장루배설량 과다 시	
	물을 포함한 저장액/고장액을 1 L/day 이하로 제한하고, 경구수분보충제를 1 L/day이상 소량씩 자주 섭취하도록 한다.	
제한음료	저장액(Hypotonic fluid) : 0~53 mOsm/kg	고장액(Hypertonic fluid) : 445~1,905 mOsm/kg
	물, 무설탕 차, 블랙커피, 무설탕음료(소다, 레몬에이드, 펀치)	과일주스, 설탕 함유된 소다나 음료, 아이스크림, 에너지 음료, 과일 요거트, 농축영양음료

자가조제법 * 작은술/큰술 : 계량스푼 * 컵: 240 mL	베이스	조제법
	물	물 900 mL, 소금 ¾작은술, 설탕 2큰술 추가 사항: 맛을 위해 무가당 분말 사용
		물 1,000 mL, 소금 ½작은술, 설탕 2큰술, 베이킹소다 ½작은술, potassium chloride ¼작은술
	이온음료	게토레이 2컵, 물 2컵, 소금 ½작은술
		게토레이G2 4컵, 소금 ¾작은술

vi) 경구/경장영양 적응도 향상을 위한 약물치료

  (i) 소화액분비억제제제: 위산 등 위장관 소화액 분비를 억제하여 배설량을 감소시킨다.

약물_성분명		용량/용법	주의사항 및 모니터링
H₂ blocker	Cimetidine	PO/IV, 300 mg q6 hr	– CrCl<50 mL/min: 50%감량, 300 mg q8~12 hr – 부작용) 의식변화, 혈소판감소증 – 약물상호작용 주의
	Famotidine	PO/IV, 20 mg q12 hr	– CrCl<50 mL/min: 10 mg q12 hr or 20 mg q36~48 hr – 부작용) 격앙(agitation), 혈소판감소증
	Ranitidine	PO, 150 mg q12 hr IV, 50 mg q8 hr	– CrCl<50 mL/min: PO, 150 mg QD/ IV, 50 mg, q12 hr – 부작용) 혈소판감소증
PPI	Pantoprazole	PO/IV, 40 mg QD	– 부작용) CDAD, 저마그네슘혈증, 골다공증 – 약물상호작용 주의: Clopidogrel, Voriconazole 등 – Pantoprazole 산제 조제 불가
	Esomeprazole	PO/IV, 40 mg QD	
	Lansoprazole	PO, 30 mg QD	
Octreotide		SC, 50~100 mcg q8 hr	– 혈당조절 주의 – 반응에 따라 3~4일 간격으로 용량 조절 – 장 적응(Intestinal daptation)에 부정적 영향 미칠 수 있음 – 약값 전액 환자 부담
Somatostatin		IV, 3 mg + NS 250 mL : Loading 0.25 mg, maintenance 0.25mg/hr	– 혈당조절 주의 – 장 적응(Intestinal daptation)에 부정적 영향 미칠 수 있음 – 약값 전액 환자 부담

PPI, Proton-pump inhibitor; CDAD, Clostridium difficile associated diarrhea

(ii) 지사제: 설사 조절을 위해 사용하지만 위장관 적응에 는 부정적인 영향을 미칠 수 있으므로 유의한다.

약물	용량/용법	주의사항
Loperamide (로파인 캡슐)	4 mg TID-QID 시작 증상에 따라 서서히 증량 (최대 32 mg/day) : 일반 설사 최대 16 mg/day) 식사 30~60분 전, 자기 전 복용	– 회장이 많이 절제된 환자에서 더 고용량 필요할 수 있음 – 간부전 환자 주의 – 중추신경계 부작용 주의 : 졸음, 현기증, 어지러움 등
Codeine (인산 코데인 정)	20 mg TID 시작, 증상에 따라 서서히 증량 (최대 240 mg/day)	– 약물의존성 위험 – 부작용) 의식 저하, 혈압저하, 호흡저하 – 신부전 시 용량 조절 CrCl 10~50 mL/min: 25%감량 CrCl < 10 mL/min: 50%감량
Cholestyramine resin (퀘스트란 산)	4 g QD : 일주일 간격으로 4 g씩 증량, 1~4회로 분할 투여 : 최대 36 g/day	– 담즙 흡수장애로 인한 만성 설사에서 투여 – 공장루/회장루 환자를 제외한, 절제된 회장이 1 m 미만인 환자에서만 투여 고려 – 절제된 회장이 1 m 이상인 경우, 지방변증 악화, 지용성 비타민 흡수저하 주의 – 다른 약물의 흡수저하 유발 우려

(iii) 췌장효소소화제: 지방 흡수를 증가시키기 위해 사용한다.

약물 상품명	용량/용법	1정/캡슐 당 성분 함량(USP단위)				
		Pancreatin	Lipase	Amylase	Protease	기타 성분
노자임	1~2cap TID 식중 복용		25,000	93,375	78,125	
노자임 40000	1cap TID 식중 복용		40,000	103,750	93,750	
베스자임	1~2T TID	400 mg	(10,000)	(31,125)	(31,250)	bromelain 30 mg, dimethicone 40 mg
파자임	1~2T TID 식후 복용	40 mg	(480)	(4,000)	(6,000)	simethicone 25+70 mg
판크론	1-2T TID 식후 복용	175 mg				ox-bile ext. 25 mg dimethicone 25 mg hemicellulase 50 mg

(iv) 항생제: 장내세균 과증식에 의한 설사 등 부적응이 있는 경우 사용할 수 있다(Rifaximin, Amoxicillin-clavulanate, Metronidazole).

v) 호르몬치료

약물치료에도 불구하고 증상이 조절되지 않으면 고려한다.

약물	용량/용법	주의사항
Growth hormone (Zorbtive)	SC, 0.1 mg/kg QD (최대 8 mg QD) 치료기간: 4주	– 국내 허가사항 없음 – 부작용) 체액저류, 말초부종, 관절통, 팔목터널증후군, 내당능력저하 – 65세 이상 고령 환자: 부작용 발생에 대한 주의 필요, 저용량으로 시작 추천 – 신/간부전 환자 주의
GLP-2 analog : Teduglutide (가텍스 주)	SC, 0.05 mg/kg QD	– eGFR < 60 mL/min/1.73 m^2: 50% 감량, 0.025 mg/kg QD – 위장관/췌장/간담도계 악성종양 환자에서 금기 – 부작용) 두통, 오심, 구토, 복통

③ 유지기

i) 영양치료

경구/경장영양이 목표량의 50%에 이르면 정맥영양을 감량하고 70%이상 공급 시 정맥영양 중지를 고려한다.

ii) 약물 및 호르몬 요법: 적응기 참조

iii) 수술적 치료

위장관 재건술 소장 이식	목적: 남아있는 장을 이용하여 기능을 최대화하기 위함. 적응증: 영양과 약물치료가 최대한 이루어지고, 환자가 안정적이며, 　　　　초기 장 적응 시기(2년) 후에 고려
	STEP (serial transverse enteroplasty procedure) / Bianchi Procedure (longitudinal intestinal lengthening)
소장 이식	적응증: 정맥영양에 의한 반복적인 심각한 합병증 (간기능 이상, 중심정맥관 혈전, 감염, 탈수)

3) 장기간 영양치료에 따라 발생할 수 있는 합병증

합병증	원인 및 분류	예방 및 치료
수분, 전해질, 영양소 결핍	① 다량의 설사 　과도한 수분과 전해질, 　미량원소 손실 ② 저칼륨혈증, 　저마그네슘혈증, 　저칼슘혈증 ③ 지방흡수저하 　지용성 비타민, 　필수지방산 결핍	① 적절한 수분평가 　소변량 > 1L/day, 소변 나트륨 　농도 ≥ 20 mEq/L 　주기적인 전해질, 미량원소 검사 ② Vitamin B_{12} 결핍 　회장 말단 50 cm 이상 제거된 　경우 보충제 필요 ③ 지용성 비타민, 필수지방산 보충 ④ 아연, 셀레늄 보충(다량의 대변으로 　손실 있을 때) ⑤ 장기 정맥영양 투여 시 영양소 보충 　(철분, Vitamin K, 미량원소)
간담도 합병증	(원인) 장기간 정맥영양, 과도한 에너지 공급, 대두유의 식물 스테롤, 장내세균 과증식 (분류) Steatosis, cholestasis, cirrhosis, cholelithiasis, intestinal failure- associated liver disease (IFALD)	① 경구섭취 격려, 경장영양 시도 　- 정맥영양공급량 조절 　- 정맥영양 과다 공급(열량요구량의 　　80% 초과) 금지 　- 탄수화물 감량(≤7 g/kg/day) 　- 지방유제 감량(≤1 g/kg/day) 　- 필수지방산 결핍방지 　- 단백질 공급 최적화: 과잉/결핍방지 ② 정맥영양 주기적 공급 조기 시행 　(Early initiation of Cyclic PN) ③ 약물요법: Ursodeoxycholic acid ④ 장내세균 과증식 예방/치료 　- metronidazole, rifaximin

합병증	원인 및 분류	예방 및 치료
신장결석	① 지방 흡수저하되면, oxalate는 지방산과 경쟁적으로 작용 ② 지방산이 칼슘과 결합 ③ 과도한 oxalate는 대장에서 흡수, 신장으로 배설(정상적으로, oxalate는 칼슘과 결합 대변배출) ④ 탈수, 대사성산증, 저마그네슘혈증 있을 때, oxalate는 고농축되어 신장에서 oxalate stone 형성	대장이 남아있는 환자 ① Low fat, low-oxalate diet ② 칼슘 섭취 증량 ③ 충분한 수분섭취
대사성골질환	정맥영양, 장의 구조적 변화로 흡수장애, 스테로이드 사용 등 분류) Osteomalacia, osteoporosis, osteopenia and secondary hyperparathyroidism	① Bone density - 매 2~3년(골다공증 시에는 매년) ② Ca, P, vitamin D의 공급을 적절히 하는 것이 최선의 예방과 치료
장내 세균 과증식	장내경 증가 및 장관 운동속도 변화, antiacid and antimotility agents 영향) 영양소 흡수저하, 지방흡수저하, vitamin B_{12} deficiency, 가스 팽만, 설사, IFALD 위험성 증가, 만성 위장관 출혈유발	항생제 사용으로 증상 경감 가능

합병증	원인 및 분류	예방 및 치료
젖산산증 (D-lactic acidosis, DLA)	흡수되지 않은 탄수화물이 박테리아에 의해 D-lactate (DL)이 과잉 생성(소대장 문합술의 경우). 매우 드물게 발생 (영향) 혼수, 어눌한 말과 행동, 보행장애, 기력저하	① 식사조절 ② 탄수화물 섭취 줄이고, 단순당 제한 ③ DL 함유된 음식 제한 ④ 항생제 사용 고려 ⑤ 유산균사용(LA무생성 종류)
중심 정맥 관련 혈행성감염	중심정맥 카테터 관련 감염 (영향) sepsis유발	① 카테터 부위 상태를 관찰한다. 　1) 삽입부 관리 　　카테터의 상태, 봉합상태, 삽입 부위, 주의 피부를 관찰하고 불편감 없는지 확인 　2) 카테터허브(hub) 관리 　　일회용 알코올 패드로 injection cap 표면과 옆면을 감사써 360도 돌려가며 닦는 것을 총 6회 쥐어짜듯이 소독 　3) 관세척(cathether flushed) 　　관류(flushing)는 혈액이나 섬유소를 정맥관에 남지 않도록 내강에서 씻어내도록 한다. ② 삽입 부위 상태에 따라 gauze 또는 투명 멸균드레싱 적용한다.

4) 모니터링

수술 후 입원기간 중에는 체중, I/O, 혈액검사 결과(비타민, 전해질 등 포함), 약물(지사제, 소화액분비억제제, 췌장효소소화제, 항생제, 영양제 등), 배설량 및 배설 양상, 영양공급량 및 섭취량, 중재순응도 등을 가능한 매일 모니터링한다. 정맥영양을 줄여가는 기간동안 비타민 및 무기질 혈중농도는 매 1~3개월마다 평가하여 부족시 보충한다. 대사적 골질환의 위험이 높으므로 골밀도 검사를 초기시행, 이후 1~3년마다 모니터링하여 평가하도록 한다. 비타민 및 무기질 검사에 대해 언제마다 재측정하는 것이 좋을지에 대한 가이드는 없으므로 [단장증후군 환자의 검사 일정표] 별첨2를 참고하도록한다.

별첨 1. 단장증후군 환자의 치료 알고리즘

진단명					
소장	전체 소장 길이 cm		절제된 소장 길이 cm	남은 소장 길이 cm	
회맹판	☐ 유 ☐ 무				
장루	☐ 유 ☐ 무				
	● 장루가 있는 경우				
	장루 형태	☐ Loop		☐ End	☐ Double Barrel
	장루 위치	☐ Proximal	treitz ligament – stomy cm		
		☐ Distal	stomy – distal end (IC valve) cm		
복구 가능성	☐ 가능 ☐ 불가				

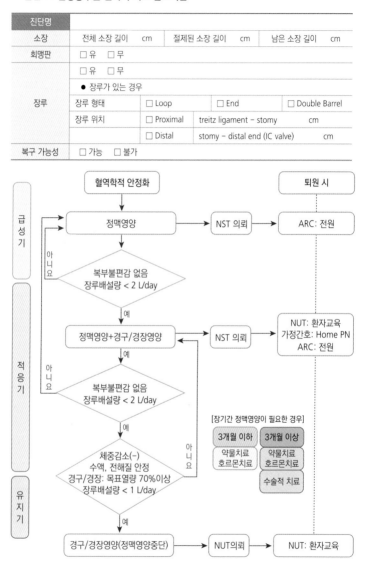

214

별첨 2. 단장증후군 환자 검사 일정표

항목	입원		외래		
	술 후 7일 이내	술 후 7일 이후	2주	4주	매달
CBC PT, aPTT Na, K, Cl Creatinine, BUN AST, ALT, Total bilirubin Glucose Albumin	매일	2회/주	O	O	O
prealbumin	1회/주		O	O	O
Triglycerides	O		O (경구/경장 < 30%)	O (경구/경장 < 30%)	O (경구/경장 < 30%)
Vitamin D, Vitamin E Vitamin B₁, B₁₂, Folate Zinc, Copper	1회/월 (경구/경장 < 30%)				
Nitrogen balance, Indirect calorimetry	임상적으로 필요시	X			
Bone density	1회/년				

별첨 3. 단장증후군 자가점검표

날짜	체중	장루양(대변횟수)	정맥영양제투여(O, X)

별첨 4. 단장증후군 외래 점검표(환자용)

전신상태	□ 복통 및 복부불편감 □ 체중감소 □ 전신부종 □ 설사, 지방변 □ 전신 피로감 □ 카테터 관련 문제(38도 이상의 고열, 삽입 부위 발적/고름/출혈/부종, 카테터손상, 탈관)
식습관	□ 소량씩 자주(하루 5~6회 이상)먹는다. □ 음식을 잘게 부수어 삼킬 수 있도록 꼭꼭 씹어 먹는다. □ 식사 중 물 섭취를 줄이고, 식사 전후로 수분을 따로 섭취한다. □ 단순당 위주의 음료나 간식 섭취를 피하고, 복합당질 위주로 섭취한다. □ 필요시 섬유소가 적은 식품 위주로 섭취한다. □ 비타민 · 무기질 보충제를 섭취한다. □ 식사일지를 작성한다.

별첨 5. **단장증후군 외래 점검표(의사용)**

위장관 상태 (공장루/회장루/공장-대장 문합술/공장-회장 문합술)			
영양상태 평가	고도불량	중등도불량	경도불량
체중/섭취량/배설량	별첨 3 참조		
약물투여 필요여부	현재 복용약물:		
	유		무
정맥영양 필요여부	유		무
영양관련 합병증	유		무
카테터합병증	종류:	기간:	
	유		무
장루관련 합병증	유		무
수술적 치료 필요성확인	가능		불가

별첨 6. 원내 주사용 비타민(Vitamins)제제

	A (IU)	D (IU)	E (IU)	K (mcg)	Thiamine B₁ (mg)	Riboflavin B₂ (mg)	Niacin B₃ (mg)	Pantothenic acid B₅ (mg)	Pyridoxine B₆ (mg)	Cyano-cobalamine B₁₂ (mcg)	Pantothenic acid C (mg)	Folate (mcg)	Biotin (mcg)
TPN 시 [ASPEN] 권장량	3,300	200	10	150	6	3.6	40	15	6	5	200	600	60
타미풀주	3,300	200	10	-	3.81	3.6	40	15	4	5	100	400	60

별첨 7. 원내 주사용 미량원소(Trace elements)제제

		Zn (mg)	Cu (mg)	Mn (mcg)	Cr (mcg)	Se (mcg)	Fe (mg)	I (mcg)	F (mcg)	Mo (mcg)	보험
TPN 시 권장량	[AMA-NAG]	2.5~4	0.5~1.5	150~800	10~15	-					
	[ASPEN]	2.5~5	0.3~0.5	60~100	10~15	20~60	-	-	-		
후루트만주	0.25 vial (0.5 mL)/d	2.5	0.5	250	5	-					500원
징크에스주	5 mg / 5 mL	5	-	-	-	-					비급여
징크트레이스주	10 mg / 10 mL	10									비급여
셀레나제 100프로주	100 mg / 2 mL					100					비급여
셀레나제 티프로주	500 mg / 10 mL					500					비급여
지씨 셀레늄 주	200 mg / 4 mL					400					비급여

별첨 8. 경구용 멀티비타민/미네랄 보충 약물

A.S.P.E.N 1일 요구량 (경구)	원내 멀티비타민/미네랄제제						
	센티렉스 어드밴스정 (1T)	엘레비트정 (1T)	아로나민씨 플러스정 (1T)	임팩타민 파워정 (1T)	레날민정 (1T)	올비탈 아이시럽 (10 mL)
Vitamin A (IU)	3,000 / 2,333	3,000	3,600	–	–	–	5,000
Vitamin D (IU)	600~800	400	500	–	–	–	400
Vitamin E (IU)	15	50	15	20	–	–	10
Vitamin K (mcg)	120 / 90	55	–	–	–	–	–
Thiamine (B$_1$) (mg)	1.2 / 1.1	4.2	1.56	27	36	1.5	5
Riboflavin (B$_2$) (mg)	1.3 / 1.1	3.85	1.8	5	50	1.7	5
Niacin (B$_3$) (mg)	16 / 14	14	19	50	50	20	25
Pantothenic acid (B$_5$) (mg)	5	12	10	20	50	10	5
Pyridoxine (B$_6$) (mg)	1.3-1.7	6	2.6	5	50	10	1.5
Biotin (B$_7$) (mcg)	30	45	200	22.5	50	300	50
Cyanocobalamine (B$_{12}$) (mcg)	2.4	22	4	6	50	6	–
Ascorbic acid (C) (mg)	90 / 75	120	100	600	30	60	75
Folate (mcg)	400	400	800	250	200	100	–

A.S.P.E.N 1일 요구량 (경구)		원내 멀티비타민/미네랄제제					
		센티렉스 어드밴스정 (1T)	엘레비트정 (1T)	아로나민씨 플러스정 (1T)	임팩타민 파워정 (1T)	레날민정 (1T)	올비틸 아이시럽 (10 mL)
Zinc (mg)	11 / 8	8	7.5	7.5	15	–	–
Copper (mg)	0.9	0.5	1	–	-	–	–
Manganese (mcg)	2,300 / 1,800	3,000	1,000	–	–	–	–
Chromium (mcg)	30~35 / 20~25	35	–	–	–	–	–
Selenium (mcg)	55	55	–	25	–	–	–
기타		Ca 250 mg Mg 64 mg Fe 10 mg I 150 mcg Mo 50 mcg	Ca 125 mg Mg100 mg Fe 60 mg P 125 mg –	– – Fe 4.4 mg			

비고) 남성과 여성 기준이 다른 경우 남성요구량 / 여성요구량으로 표기함

별첨 9. 경구용 단일 미네랄/전해질 보충 약물

성분명	상품명	함량	용법/용량
Calcium carbonate /cholecalciferol	칼디업 츄어블 정	1정 1,500 mg (Ca 600 mg) / 400 IU	1T QD
	카비드 츄어블 정	1정 1,250 mg (Ca 500 mg) / 400 IU	1~2T QD
	디카맥스 1000 정	1정 1,250 mg (Ca 500 mg) / 1,000 IU	1T QD
	디카맥스 D 정	1정 250 mg (Ca 100 mg) / 1,000 IU	1T QD
Calcium citrate /cholecalciferol	칼테오 40 정	1정 750 mg (Ca 158 mg) / 400 IU	2T QD
Magnesium /pyridoxine	마그네스 정	1정 Mg lactate 470 mg (Mg 48 mg) Vit.B6 HCl 5 mg	2T TID
Potassium chloride	케이콘틴 서방정	1정 KCl 600 mg (K+: 8.05 mEq)	-
	염화칼륨 산	1 g 당 K+: 13mEq	
Sodium chloride	염화나트륨 산	1 g 당 Na+ 17mEq	-
Selenium	세파셀 정	1정 100 mcg	1~2T QD
	셀레나제 100퍼오랄액	100 mcg/2 mL/BTL	1~2BTL/day
Zinc sulfate monohydrate	라이트징크 시럽	Zn 로 10 mg/5 mL/PK	소아 적응증
Zinc sulfate	황산 아연 산	1 g 당 Zn 50 mg	0.5~1 g TID

1) 간성뇌증(Hepatic encephalopathy)에서의 영양관리

간성뇌증은 간기능 저하 상태에서 발생하는 의식 및 지남력 장애, 각종 신경학적 이상을 특징으로 하는 신경 정신학적 증후군(Neuropsychiatric syndrome) 영양학적으로 단백질 과다 섭취, 탈수, 전해질 불균형 등의 유발 인자 등에 의해 발생될 수 있다.

(1) 단백질 섭취량 및 권장 단백질 종류

- 간경변증 환자에서는 체중 kg당 하루 1~1.5 g의 단백질 섭취가 권장되며, 간성뇌증 초기에만 단백질을 가능한 제한하고 회복기에는 환자가 견딜 수 있는 양으로 점진적으로 단백질 섭취량을 증가시킨다.

- 간성뇌증을 유발하는 독소는 주로 장에서 기인하기 때문에 급성 간성뇌증 환자에서 단백질 섭취를 제한하는 것이 이전의 치료원칙이었으나, 최근에는 단백질 섭취 제한을 너무 엄격하게 시행하지 않는 것이 권고되고 있다. 이는 장기간의 지나친 단백질 섭취 제한이 단백질의 분해대사(catabolism) 증가 및 간기능 저하뿐만 아니라 체외 암모니아 대사의 주된 장소인 근육량을 감소시킴으로써 오히려 체내 암모니아 농도를 더욱 증가시킬 수 있기 때문이다.

- 식물성 단백질은 간성뇌증을 악화시키지 않으면서 질소평형

(Nitrogen balance)을 호전시키며, 식물성 단백질에 풍부한 식이섬유는 위장관 운동을 빠르게 하고 장내세균에 의한 발효를 유발하여 장관 내 산도를 감소시킨다.

- 분지쇄 아미노산(Branched-chain amino acid)이 간성뇌증 환자에서 영양상태를 호전시켜 간성뇌증 환자의 의식 회복에 도움을 준다는 보고가 있다. 따라서 단백질 섭취로 인한 간성뇌증이 악화 또는 재발하는 경우 단백질 공급원으로 경구용 분지쇄 아미노산을 이용할 수 있다. 정맥주사용 분지쇄 아미노산은 간성뇌증 치료에 도움이 되지 않는다.

(2) 열량 공급

- 열량은 이상체중(Ideal body weight) kg당 35~40 kcal를 제공해야 된다.

- 가능하면 경구영양을 하는것이 좋으나 어려울 경우에는 경장영양을 시행하는 것을 고려한다.

(3) 미량원소 및 비타민 공급

- 필수 미량원소 중 하나인 아연(Zinc)은 단백질 및 질소 대사 조절에 중요한 역할을 한다. 아연이 결핍되면 요소회로 효소 및 글루타민 합성 효소의 작용이 저하되는데 이때 아연을 공급하면 요소회로가 활성화된다. 간성뇌증 환지에서 아연 보충의 효과는 확실하지 않으나 간경변 환자에서 아연 결핍이 간

성뇌증의 유발인자로 작용할 수 있으므로, 아연이 결핍되어 있는 경우 아연을 보충해 주는 것이 도움이 될 수 있다.

- 베르니케 신경병증이 의심되는 경우에는 포도당류를 주입하기 전에 고용량의 티아민(Thiamine)을 먼저 공급해야 한다.

2) 급성간부전(Acute Liver Failure)

급성간부전은 간성뇌증과 혈액응고장애의 특징적인 소견을 보이는 급성 간손상으로 비교적 드물지만, 사망률이 높은 치명적인 질환이다.

(1) 영양관리

- 급성 간부전은 급성 질환이므로 대부분 환자들의 초기 영양상태는 양호하다. 그러나 간기능이 악화되면서 급격히 이화대사 상태(catabolicmetabolism)로 진행하므로, 체세포 손실을 막고 간세포 재생을 촉진하기 위해서는 조기에 영양공급을 해야 한다.

- 영양상태 및 혈당, 인, 칼륨, 마그네슘 수치에 대해 주기적으로 모니터링 하는 것이 필요하다.

- 열량 공급의 목표는 하루에 체중 kg당 35~40 kcal를 공급하는 것이다. 가급적 비위관 등을 통한 경장영양을 시도하는 것이 좋으나, 위장관 출혈이나 장 마비(Ileus) 등으로 인해 어려운

경우에는 정맥영양을 시행한다.

- 포도당은 지속적으로 주입하여 저혈당에 빠지지 않도록 해야 한다.

- 단백질은 하루에 60 g 정도로 공급하는 것이 권장된다.

7 췌장염

1) 급성췌장염(Acute pancreatitis)의 영양치료

(1) 배경

급성췌장염은 여러 원인에 의해 선방세포(acinar cell)가 손상되어 췌장에 국소적 염증이 발생하여 췌장 주변 조직과 타 장기까지 손상을 일으키는 질환이다. 대부분 경증으로 3~5일 내에 호전되지만 중증의 경우에는 가성낭종 췌장 궤사, 농양 형성 등의 국소 합병증뿐만 아니라 전신염증반응으로 다장기부전 및 사망에 이를 수 있다. 중증 췌장염의 사망률은 매우 높아 무균 괴사성 췌장염은 10%, 감염성 췌장염의 경우 집중치료에도 불구하고 30~40%에 이른다.

급성췌장염은 영양학적인 측면에서 심한 단백이화(catabolic state) 및 에너지요구량 증가가 특징이다. 따라서 심한 이화상태 또는 5~7일 이상 적절한 경구섭취가 이루어지지 않을 것으로 예상되는 중증 급성췌장염에서는 영양지원을 고려해야 한다. 따라서 급성췌장염의 중증도(severity)에 따른 적절한 영양 요법에 대해 알아보고자 한다.

(2) 영양공급의 경로

경장영양(Enteral nutrition) 또는 정맥영양(Total parenteral nutrition)의 영양치료방법의 결정은 췌장염의 중등도 및 환자의 영양상태에 따라 결정해야 한다. 1990년대 후반까지만 해도 금식 및 비경구영양이 췌장을 쉬게 한다고 하여 급성췌장염의 표준치료였으나, 여러 전향적 연구에서 정맥영양의 경우 감염 및 정맥 도관과 관련된 합병증이 보고되었고 경장영양이 중증급성췌장염의 치료에서 합병증 발생 및 사망률 감소를 가져올 수 있다고 알려지면서 현재 경장영양이 적극 이용되고 있다. 경장영양은 장의 mucosal barrier를 유지시켜 disruption을 방지하게 된다. 이는 bacterial translocation을 예방하게 되어 infected necrosis를 예방할 수 있다. 최근에 시행한 메타분석에서 경장영양군에서 감염 합병증, 장기 부전 및 사망률이 통계적으로 유의한 감소를 보였다고 한다. 따라서 급성췌장염에서 영양지원이 필요한 모든 경우는 경장영양을 우선 시도해야 한다. 이에 정맥영양은 경장영양이 불가능한 경우(경장영양 불내성, 장기간의 장폐쇄, 복잡 췌장 누공, 복부 구획 증후군 등)에 고려해야 한다. 또한 경장영양 초기에 경장영양만으로는 목표 에너지요구량을 충족할 수 없는 경우 정맥영양을 병행하고, 경장영양을 증가시키면서 정맥영양은 차차 감량한다. 전통적으로 영양공급로는 경비공장 영양관(Nasojejunal tube)이 일반적으로 선호되었었다. 일반적으로 췌장 외분비기능의 자극을 피하기 위해 가능한 Treitz ligament 이하로 공장 영양관(Jejunal tube)을 삽입해 영양공급하는 것을 추천한다. 그러나 드물게 feeding tube가 proximal migration되어 췌장을 자극함으로써 오히려 병의 진행을 조장한다는 보고가 있고, 투시방사선을 이용하지 않으면 jejunum에 정확히 유치하기 어렵다는 단점이 있다. 최근의 보고에 따르면 경비위 영양관(Nasogastric tube)을 이용한 영양공급이 공장 영양관을 이용하는 것과 비교해 안전성이나 사망률 등에 차이가 없고, 특히 중환자실 치료가 필요한 경우 경비위 영양관은 삽입이 비교적 쉽고 관을 유치하기도 용이하다.

(3) 중등도(severity)에 따른 치료

① 경증 급성췌장염(Mild acute pancreatitis)

영양위험(nutritional risk)이 있는 췌장염 환자는 선별해야 한다. 경증의 급성췌장염에서 자연적인 식사진행은 대부분 3~7일 내 가능하므로 정맥영양이나 경장영양이 필요하지는 않다. 일반적으로 경증의 췌장염에서 환자는 통증이 없어지면 짧은 기간 금식 후 경구식사가 가능하고 통증이 없으면 가능한 빨리 경구식사를 진행하는 것이 좋다. 경구영양 섭취의 시작시점으로는 복통이 감소하기 시작하고 염증지표(Inflammatory marker)가 호전되기 시작하면 경구영양을 시작할 수 있다. 통증 및 혈액학적 검사가 완전히 호전될 때까지 기다려서 경구영양을 시작할 필요는 없다. 또한 일반적으로는 식사를 시작 후 혈청 amylase와 lipase가 약간 상승할 수 있지만 복통이 없다면 식사를 지속시킨다. 한 전향적 연구에 따르면 빠른 경구영양은 경증 급성췌장염에서 안전하고 병원 재원기간을 줄일 수 있다고 보고되었다. 최근 보고에 따르면 low fat solid diet [(1,200 calories, 35 g fat/day)]가 clear liquid diet보다 입원기간을 현저히 단축시켰다. 따라서 경증 급성췌장염 환자의 경우 clear liquid diet부터 식사를 진행할 필요 없이 환자가 임상적으로 호전되고 있다면 low-residue, low-fat, soft diet로 식사를 시작할 수 있다.

② 중증 급성췌장염의 치료(severe acute pancreatitis)

영양공급은 중증도와 관계없이 금식기간이 5~7일 이상으로 예정되는 경우에는 반드시 고려해야 한다. 특히 중증 급성췌장염 환자의 경우 조기(48시간 이내) 영양공급을 고려해야 한다. 조기 경장영양을 하면 환자들의 사망률 및 폐렴 발생률이 의미 있게 감소했다. 하지만, 병원 방문 후 48시간이 지나 지연 경장영양을 하면 조기 경장영양을 한 군보다 사망률의 감소효과가 적었다. 앞서 언급한 바와 같이 경장영양은 장벽 기능을 안정화시켜 적절한 영양공급뿐 아니라 전신 합병증을 예방하고 이환율 및 사망률을 감소시킬 수 있다. 또한 정맥영양과 관련된 감염, 패혈증 같은 합병증 역시 피할 수 있으며 가격도 비교적 저렴하다.

경장영양에 사용되는 식사종류로는 elemental, semielemental, polymeric 식사로 구분할 수 있다. 일반적으로 elemental와 semielemental 식사가 polymeric 식사에 비해 흡수력과 적응도면에서 우수하나 비싸다는 단점 이 있다. 최근에 시행된 메타분석에 따르면 식사종류에 관계없이 예후는 큰 차이가 없는 것으로 보고되었다. 경장영양을 시작할 경우 주기적(cyclic) 주입 또는 bolus 주입보다는 지속적으로 경장영양을 하는 것을 추천한다. 투여 칼로리는 25~35 cal/kg/day 정도가 적당하다. 또한 경장영양제 구성에 있어서, 지방(30%), 탄수화물(50%) 그리고 1.2~1.5 g/kg/day의 단백질로 구성된 식사가 요구된다. 처음에는 25~50 mL/hr의 속도로 지속주입을 시작한다. 환자가 통증 및 설사가 없고 장운동이 활발하다면 8시간마다 20~25 mL/hr씩 증량한다. 환자의 순응도에 따라 최대 100 mL/hr까지 증량할 수 있다. 경장영양을 시작한 후에 환자가 견디지 못한다면 경장영양제 성분을 small peptide-based medium chain triglyceride (MCT) oil formula로 변경하여 시도하는 것을 고려해야 한다. 그럼에도 불구하고 2~3일 이내에 목표량에 도달하지 못한다면 보조 정맥영양을 고려해야 한다.

정맥영양의 조성으로는 포도당이 탄수화물의 에너지원으로 선호되고 총칼로리의 50~70%가 되게 한다. 혈당 모니터링을 통해 고혈당증이 되지 않게 주의하며, 필요하다면 인슐린을 같이 투여한다. 고중성지방(hypertriglyceridemia) 유발 급성췌장염에서 지방유제 사용은 피해야 하지만, 다른 원인의 급성췌장염에서 사용은 안전하며, 목표 칼로리 공급에 유리하다. 지방유제 투여용량은 하루 0.8~1.5 g/kg로 하고, 혈중 중성지방 수치는 12 mmol/L 이하로 유지해야 하며, 12시간 이상 12 mmol/L가 지속되는 경우 지방유제 정주를 일시 중단한다. 콩지방유제(soybean emulsion)외 다른 지방성분(오메가-3 지방산, 올리브유, 중쇄중성지방, 어류지방 등)이 임상적으로 더 유용하다는 증거는 분명하지 않다. 면역조절기능이 있는 특정 성분을 첨가하여 영양공급을 하는 것을 imunonutrition이라고 한다. 면역조절기능이 있다고 알려진 성분으로 glutamine, arginine, nucleotides, 오메가-3 지방산 및 probiotics 등이 있다. 실험모델에서 glutamine과 오메가-3 지방산을 첨가했을 때 급성췌장염의 중증도가 감소하는 것이 보고되었다. 실제 임상시험에서는 재원기간의 감소, 장점막 투과성 및 혈중 내독소 농도를 감소시켰지만, 합병증 발생률, 사망률 및 입원기간의 의미 있는 차이는 없었다. 그러나 정맥영양의 경우 glutamine을 투여한 군에서 합병증, 수술률 및 사망률의 감소가 의미 있게 감소하였다. 따라서 급성췌장염 환자에서 경정맥영양을 시행하는 경우는 glutamine 공급(0.30 g/kg Ala-Gln dipeptide)을 고려해야 한다.

(4) 결론

급성췌장염에서 중증도에 따른 적절한 영양지원은 환자의 건강 회복에 중요한 역할을 한다. 특히 중증 급성췌장염의 경우 내원 후 48시간 이내에 질환의 악화 및 합병증 발생 여부가 결정되는 관계로 합병증 예방에 영양공급은 필수적이다. 조기 경장영양은 합병증 및 사망률을 감소시키고 입원기간의 감소 및 비용의 감소도 가져올 수 있다. 투여 방법에서 경장영양이 정맥영양보다 우위에 있으나 필요한 만큼의 영양공급이 이루어지지 않는 경우 정맥영양을 보조적으로 사용하는 것이 바람직하다.

8 저체온 치료 환자의 영양

심정지 환자의 순환 회복률은 50% 이상이지만, 병원에서 퇴원하는 생존율은 약 5% 정도이다. 생존율이 낮은 원인은 다양하지만 무엇보다 심정지 후 발생하는 다양한 임상증상 및 증후군(post-cardiac arrest syndrome)의 치료가 부족한 경우가 대부분이다. 이러한 증상 및 증후군의 원인은 대표적으로 심정지 후 뇌손상, 심정지 후 심근 기능부전, 전신의 허혈-재관류 손상 등이 있다. 이러한 불량한 예후를 극복하기 위해 다양한 시도가 있었으나 현재까지 저체온 치료(therapeutic hypothermia, TH 혹은 target temperature management, TTM) 만이 뇌손상의 효과적인 치료로 알려져 있다. 예컨대, 우리나라 KORHN (Korea Hypothermia Network Registry) 데이터로 2010년 10월부터 2018년 12월까지 병원 방문 전 발생한 심정지 환자 중 저체온 치료를 받은 1,373명을 분석하였다. 저체온 치료를 받은 환자의 6개월째 생존율은 40%, 신경학적 예후가 좋은 비율은 30%로 확인되었다. 즉 저체온 치료는 환자들의 생존율뿐 아니라 생존 시 정상 생활이 가능할 수 있게 뇌손상을 최소화하는 것으로 확인되면서 중환자치료 분야에서 사용률이 높아지고 있다.

저체온 치료적응증은 다양하다. 극심한 뇌손상(뇌출혈, 뇌경색, 뇌부종, 뇌수막염 등) 및 심정지로부터 순환회복이 되었으나 환자가 혼수상태인 경우, 신생아 저산소허혈, 발작지속상태 그리고 급성간부전 등이 있다. 저체온 치료의 목표는 환자를 경도의 저체온(심부온도 32~34°C)으로 유지함으로써 2차적 뇌손상을 예방 및 치료하는 것이다. 이러한 치료의 기전은 정확하게 알려져 있지 않지만 체온이 1°C

감소하면서 뇌의 대사가 6% 정도 감소하기 때문에 산소소모가 줄어드는 것으로 생각된다. 그 외 혈액-뇌 장벽의(blood brain barrier) 보호, 뇌손상을 유발하는 신경전달물질의 생성 및 분비를 억제, 뇌압 감소 그리고 미세혈류(micro-circulation) 개선 등이 있다.

저체온 치료 시 다양한 부작용이 발생할 수 있다. 대표적인 부작용인 심혈관계/호흡기계/소화기계/내분비 장애는 물론, 몸 떨림, 전해질 장애, 산염기 장애, 면역기능저하 그리고 약물대사기능저하 등이 있다. 특히 저체온 치료 중에는 신체 면역력이 감소되는 것은 물론 세균 증식이 활발해질 수 있어 폐렴 등의 감염 위험이 높아진다. 또한 저체온 치료 중에는 열이 발생하더라도 체온 확인이 불가능하므로 감염 상태 발견이 늦어질 수 있다. 무엇보다 중요한 것은 영양상태 평가의 한계점이다. 저체온 치료를 받는 환자의 정확한 신체 대사량 및 영양상태를 평가하는 것은 매우 어렵다. 예컨대 저체온 치료에서 가장 흔한 합병증인 몸 떨림의 경우, 조직의 대사량과 산소 소모량을 증가시켜 환자의 기초대사량을 5배까지 증가시킨다.

중환자실에서 위독한(critically ill) 환자의 영양평가는 매우 중요하다. 그 이유는 일반적으로 중증질환의 중증도에 비례하여 이화성 스트레스(catabolic stress)가 유발하며 이는 환자의 다발성 장기기능 장애, 회복 지연 및 심각한 영양결핍환자 그리고 사망률에 큰 영향을 끼치기 때문이다. 적절한 영양요법은 이화 반응을 약화시키고 장기간의 과대사 상태로 인한 유해한 영향을 피하는 데 중요한 역할을 할 수 있다. 현재 여러 국제 지침을 바탕으로 중환자실 환자의 인공영양, 투여경로, 에너지목표량 등에 대한 권장 사항을 제시하고 있다. 하지만, 이러한 국제적 지침에도 불구하고 저체온 치료 환자의 영양에 대한 연구는 부족하며 정립되지 않았다. 특히 일반 중환자실 환자에게 적용되는 인공영양 권고가 저체온 치료를 받는 환자에게 동일한 조건으로 적용될 수 있는지 여부는 여전히 논란의 여지가 있다. 일부 연구자들은 저체온 치료중인 유도(induction), 유지(maintenance) 그리고 재가온(rewarming) 기간에 영양공급이 제공되지 않아야 한다고 주장한다. 반대로 다른 연구자들은 영양공급은 필수적이지만, 저체온증으로 인한 낮은 기초대사율과 관련된 감소된 수요(reduced demand)를 반영하여 평가하는 것이 바람직하다고 평가한다. 저체온 치료기간 동안 에너지 요구와 관련된 여러 연구들이 존재하지만, 이러한 연구들의 결과는 다양하며 일치하지 않는 경우가 많다. 그러므로 현재까지 임상에서는 저체온 치료의 재가온(rewarming phase) 단계 전에는 경장영양을 시작하지 않으려는 경우가 많다. 여러 질환 중 허혈성 또는 출혈성 뇌졸중 및 중증 외상성 뇌손상 환자를 대상으로 하는 저체온 치료에서의 예상 에너지 소비(expected energy expenditure)에 대한 연구가 활발히 이루어 지고 있다. 예컨대 저체온 치료를 받는 기계환기 환자에게 근육이완제를 투여하는 경우, 기준치의(baseline) 75~80%에 이르는 휴식 에너지 소비(resting energy expenditure)의 감소가 확인되었다.

2019년 일본에서 저체온 치료를 받은 1,682명의 환자를 대상으로 하는 경장영양 연구결과가 발표되었다. 저체온 치료 후 48시간내 조기 경장영양치료를 받은 환자군과 경장영양을 받지 않은 환자군을 비교하였을 때 사망률과 감염 발생률의 유의한 차이는 발견되지 않았다. 하지만 하위집단 분석(subgroup analysis)에서는 조기 경장영양 치료를 시작한 환자군 중 BMI < 18.5 kg/m² 인 경우, 유의한 사망률 저하를 확인할 수 있었다. 다른 연구에서는 저체온 치료를 받는 환자군에서만 유의한 에너지 결핍이 확인되었다. 또한 저체온 치료 중에는 경장영양 시 위장관 불내성으로 인한 위 잔여량(gastric residual)이 종종 확인되었다.

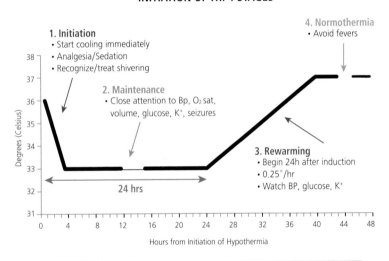

INITIATION OF TH: 4 STAGES

그림 8-1. **저체온 치료(therapeutic hypothermia)의 4 단계 및 단계별 신체적 변화**

영국에서는 심정지 후 환자(post-cardiac arrest) 55명을 대상으로 저체온 치료를 진행하면서 조기 경장영양의 효능을 평가하였다. 이 연구에서는 환자군을 목표 심부체온 기준으로 3그룹으로 나누어 평가하였다. 첫 번째 그룹은(저체온) 24시간 동안 체온 32~34°C 유지, 두 번째 그룹은(재가온) 24시간 동안 36.5°C 유지, 그리고 세 번째 그룹은(정상체온) 37.5°C 이하로 유지하는 것이다. 첫 번째 그룹의 경우 평균적으로 경장영양의 72% 소화(사분범위 68.7%: 범위 31.3~100%) 하였으며, 두 번째 그룹의 경우 평균적으로 95% 소화(사분범위 66.2%: 범위 33.7~100%), 세 번째 그룹의 경우 평균적으로 100% 소화(사분범위 4.75%: 범위 95.3~100%)되는 것을 확인하였다. 또한 가장 많은 구토 및 영양공급의 역류(regurgitation of feed)는 저체온 치료 후 24~48 시간에 가장 많이 발생하였다.

저체온 치료 중에 환자의 열량요구량을 평가할 수 있는 방법중의 하나가 간접 열량(indirect calorimetry) 측정법이다. 간접열량측정법을 통해 저체온 치료 시 초기에는 에너지요구량이 낮지만 재가온 시기에는 점점 증가되는 것이 확인되었다. Harris-Benedict 계산법 또한 기초 에너지요구량을 추정하는 데 사용된다. 하지만 Harris-Benedict 계산법은 환자의 요구 열량을 과대 및 과소 평가하는 경우가 종종 있다.

- **간접열량측정법(Indirect calorimetry)**

  Weir 공식: REE = [3.94 (VO₂) = 1.11 (VCO₂)]1.44 – [2.17 (Urine
  urea nitrogen)]

- **Harris – Benedict 측정법**

  남자 Body Energy Expenditure (BEE)

  = 66.47 + (13.7 X 체중 kg) + (5 x 키 cm) – (6.76 X 나이 years)

  여자 Body Energy Expenditure (BEE)

  = 665 + (9.6 X 체중 kg) + (1.8 x 키 cm) – (4.7 X 나이 years)

에너지 소비 감소의 주요 원인으로는 대뇌 및 전반적인 신진 대사(overall metabolism)의 하향 조절(downregulation)과 근육이완제 투약 등이 있다. 이와 반대로, 저체온 치료의 가장 대표적인 부작용인 몸 떨림(shivering)의 경우, 전신 신진 대사의 단계적 증가와 밀접한 관계가 있는 것을 알려졌다. 요컨대, 저체온 치료기간 동안 전달될 최적의 에너지 양은, 질병군의 따라 같은 것은 아니며, 환자 개개인의 상태마다 다르므로 정확히 평가하는 것이 필수적이다. 저체온 치료유지기간 동안 다양한 전해질(칼륨, 마그네슘, 인산염 등)의 혈청 레벨이 감소하기 때문에 이를 확인하고 교정하는 것은 중요하다. 저체온 치료의 재가온(rewarming) 기간에는 이러한 전해질은 세포내 저장소(intracellular stores)에서 방출되어 세포외 공간으로 이동한다. 그러므로 반발성 고칼륨혈증(rebound hyperkalemia)을 유의해야 한다. 그 외 저체온 치료기간 동안 인슐린저항성이 발생하여 고혈당증을 유발할 수 있다. 하지만 재가온 기간에는 신체에서는 인슐린 감수성은 급격히 증가하여 인슐린 용량을 적절하게 조절하지 않으면 현저한 저혈당을 유발시킬 수 있다.

표 8-5. 저체온 치료(Cooling period)가 신체 시스템에 미치는 영향

시스템	합병증
심혈관계	고혈압, 빈맥, 정맥 혈전증, 심근경색
응고	응고장애, 혈소판 활성화
전해질 불균형	저칼륨혈증, 저마그네슘혈증, 저인산혈증
면역	수술부위 감염, 원내 감염
내분비계	스테로이드 및 인슐린 불균형, 갑상선 자극 호르몬 불균형
근골격계	몸 떨림(shivering)
약물대사	약물청소율(drug clearance) 지연

표 8-6. 저체온 치료(Rewarming period) 중 발생할 수 있는 합병증

혈관확장으로 인한 저혈압
산염기 장애
전해질 불균형(고칼륨혈증, 저인산혈증)
고혈당
횡문근융해
부정맥 – 심실세동
마비성 장마비
출혈체질(bleeding diathesis)

허혈성 손상 후 재관류 시, 자유 라디칼(free radical)이 생성되며 이는 조직손상을 악화시킬 수 있다. 심정지 기간에는 심각한 장허혈이 발생하여 박테리아와 내독소(endotoxin)의 전좌(translocation) 유발하여 조기 장기능 장애를 유발한다. 위독한 질병(critically ill)과 저체온증은 위 배출을 지연시키고 장폐색/정체(peristalsis) 감소시키는 것으로 알려져 있으며 이는 모두 장내 영양공급의 불내성(intolerance of enteral feeding)을 유발한다. 보고에 따르면 위독한 질병상태의 환자에서 장폐색 발생률은 50~80%이며, 기계환기 치료를 받는 환자의 70%에서 지연된 위 배출이 확인되었다. 병원 밖 심장마비(out-of-hospital cardiac arrest) 환자의 60%에서 장기능 장애가 발생되는 것으로 확인되었다. 아직까지 심정지 후 저체온 치료를 받고 있는 환자에서 영양공급 후 발생하는 장내공급 내성에(tolerance of enteral feed) 대한 데이터는 없다.

저체온 치료를 받는 심정지 환자에서 위 정체가 발생할 경우(gastric stasis), 유무 후 경장영양(post-pyloric feeding)을 시도하는 것이 장내 영양공급에 좋은 전략이 될 수 있다. 저체온 치료 중인 환자들에게 적절한 장운동촉진제(prokinetic agents)를 투약하는 것은 권장된다. 하지만 너무 장시간 소화기계 장운동촉진제를 투약하는 것은 오히려 경장영양공급에 내성을 유발시킬 수 있다.

결론적으로 저체온 치료 환자의 경우 조기 소량의 경장영양이 가능하다. 하지만 의료진은 경장영양을 시작하기 전에 저체온 치료기간의 에너지요구량과 장내 불응증이 전반적으로 환자에게 끼치는 혈역학적 상태를 고려해야 한다. 저체온 치료 환자를 대상으로 하는 영양요법(최적의 칼로리 섭취량, 영양 시기, 방법, 및 목표 온도관리 등)에 대한 보다 많은 연구가 필요하다.

9 지속적 신대체요법(CRRT) 적용 환자의 영양지원

1) 지속적 신대체요법(CRRT)은 체액을 조절하고 장부종을 호전시켜 경장영양의 적응도를 호전시킬 수 있다.
2) CRRT 적용 중인 환자에서 VCO_2 측정이 정확하지 않아 indirect calorimetry를 이용한 REE의 측정은 정확하지 않을 수 있다.

   Target of calory: 25~35 kcal/kg/day

   Initial stage: 30% of the value obtained (10 kcal/kg/day)

   Anabolic phase: maximum value (35 kcal/kg/day)

3) 급성신부전(AKI)으로 CRRT를 시행하는 중환자에서 증가되는 질소(nitrogen) 손실을 보충하기 위해 적정한 단백질 공급이 필요하다.

   : 최대 2.5 g/kg/day

> ■ 근거
>
> ① 지속적 신대체요법 시행 시 심각한 아미노산 손실(10~15 g/day)이 발생할 수 있다.
> ② 급성신부전으로 지속적 신대체요법 중인 환자에서 단백질이화 속도(protein catabolic rate, PCR)로 유추되는 제지방의 이화작용(Lean body mass catabolism)은 1.4~1.8 g/kg/day이다.
> ③ 고질소(high nitrogen) 섭취는 실제로 소변 배출률(rate of urea production)을 증가시킬 수 있기 때문에 너무 과한 단백질(> 2.5 g/kg/day) 섭취는 이점이 없는 것으로 입증되고 있다.

4) 투석 중 정맥영양은 신장질환으로 투석을 받는 영양불량 환자들에게 영양 보충제로 사용되어서는 안 된다.

5) 환자들의 전해질 공급은 혈중 칼륨(K), 마그네슘(Mg), 인(P) 그리고 칼슘(Ca)의 농도를 모니터링하면서 조정해야 한다.

> ■ 근거
>
> 급성신부전(AKI) 상태의 외상환자 중 정맥영양(PN)과 CRRT를 받는 경우, 투석액 유출액 내 칼슘(Ca)과 마그네슘(Mg)의 심각한 손실이 있을 수 있어 지속적으로 칼슘(Ca)과 마그네슘(Mg)을 투석 중 공급받아야 할 필요가 있다.

6) 수용성 비타민의 손실이 많이 발생하여, 하루 권장량보다 추가
   공급이 필요하다.

   (100 mg of vitamin B_1; 2 mg of B_2; 20 mg of B_3;10 mg of B_5;
   100 mg of B_6; 200 μg of biotin;1 mg of folic acid; 4 μg of B_{12};
   and 250 mg of vitamin C)

🔟 체외막형산소기(ECMO) 적용 환자의 영양지원

1) 영양치료는 전반적으로 중환자 영양치료를 따른다. 모든 중환자
   들과 마찬가지로 충분한 칼로리와 단백질의 공급은 필수적이다.

2) 경장영양

(1) 적응증

혈역학적으로 안정화된다면 명백한 장운동의 징후가 없더라도
경장영양을 시도할 수 있다.

■ ECMO 적용환자에서 특수하게 혈역학적 안정을 고려할 점(1)

- ECMO는 전신의 염증반응을 활성화시켜서 장벽의 기능부전을 야기하고
  세균의 전위가 일어나게 해서 식사를 어렵게 할 수 있음.
- 정동맥(VA) 모드 ECMO 환자에서는 박동 혈류가 감소될 수 있어서 미세
  순환과 소화관 순환이 떨어질 수 있음.

- 혈역학적으로 안정된 상태인지 확인: 평균동맥압 50 mmHg 이하이면 중단
- 체외막형산화기 flow가 안정적으로 유지되는지 확인: 환자가 필요로 하는 C.I.를 유지하는지 확인
- 저용량의 승압제(norepinephrine, vasopressin) 사용 상태인지 확인: 승압제의 용량이 지속적으로 증가하는 상태라면 중단 고려
- 출혈위험 여부확인: 혈소판수치, 혈액응고 검사결과 등 확인 시 출혈의 위험이 높은 경우 중단 고려
- 모든 환자에서 스트레스성 궤양 예방을 하는 것이 필요함.
- 정맥영양: → 경장영양: 평균동맥압 50 mmHg 이하이면 경장영양 중단 고려

(2) 개시

혈역학적으로 안정화된 후 24~48시간 내에 경장영양을 시작한다.

10~20 cc/hr fiber free 제제를 사용한다. 소량 시작한 후 적응도가 양호하면 2, 3일에 걸쳐 환자의 영양요구량에 맞춰 증량한다. 환자가 양압환기를 적용하지 않는 경우(awake ECMO) 일반 치료식을 고려할 수 있다. 경장영양 중 감시해야 할 사항은 다음과 같다.

→ 장마비, 복부팽만, NG tube, 잔량이 많은 경우, 변비 유무, 장음, 대변 양상

3) 정맥영양

경장영양을 진행하는 과정에서 부족한 영양에 대해 보조적으로 정맥영양을 시행하도록 한다. 또한 단백질 요구량(>1.2 g/kg/IBW)을 충족하지 못할 경우 추가적인 단백질 보충 주입을 적극 고려한다.

4) ECMO 이탈 시 영양요법

경장영양 진행 중에 ECMO 이탈을 계획하고 있는 경우 혈역학적 불안정상태가 초래될 수 있으므로 경장영양을 정맥영양으로 대체하고 일단 중단 후 혈역학적 안정기에 이르면 다시 시작하도록 한다.

11 말기환자에서의 영양지원

1) 말기환자의 정의

(1) 2016년 제정된 [호스피스 · 완화의료 및 임종과정에 있는 환자의 연명의료결정에 관한 법률]에 따르면 말기환자란, 적극적인 치료에도 불구하고 근원적인 회복의 가능성이 없고 점차 증상이 악화되어 보건복지부령으로 정하는 절차와 기준에 따라서 담당의사와 해당분야의 전문의 1명으로부터 수개월 이내에 사망할 것으로 예상되는 진단을 받은 환자를 말한다.

표 8-7. 보건복지부령으로 정하는 절차와 기준, 말기 진단 시 종합적 고려

임상적 증상	다른 질병 또는 질환의 존재 여부
약물투여 또는 시술 등에 따른 개선 정도	종전의 진료 경과
다른 진료 방법의 가능 여부	

표 8-8. 말기 임상 판단 기준. 대한의사협회

1) 암

다음 항목 중 1개 이상에 해당하는 경우

(1) 적극적인 암 치료에도 불구하고 암으로 인하여 수개월 이내에 사망할 것으로 예상되는 상태

(2) 암의 진행으로 인하여 일상생활의 수행 능력이 심각히 저하되고 신체 장기의 기능이 악화되어 회복을 기대하기 어려운 상태

2) 후천성면역결핍증(인체면역결핍바이러스)

인체면역결핍바이러스(HIV) 감염인이 다음 중 1개 이상에 해당하면서, 기능 수준이 Karnofsky Performance Status (KPS) ≤50%로 저하를 보인 경우

(1) 다약제 내성으로 3개월 이상의 항레트로바이러스제 치료에도 불구하고 CD4 세포 <25 cells/uL이거나 HIV RNA >100,000 copies/mL인 경우

(2) 임상적으로 중증인 뇌병변장애(중추신경계림프종, 진행성 다발성 백질 뇌병증, HIV 뇌병증, HIV 관련 치매, 치료에 불응하는 뇌톡소포자충증 등)

(3) 에이즈 정의 암 또는 기타 암성 질환 말기

(4) 말기 심부전, 말기 호흡부전, 말기 간경화, 투석하지 않고 있는 말기 신부전

(5) 기타 상기 합병질환이 아니더라도 감염 전문의의 판단에 따라 말기 호스피스 돌봄이 필요하다고 판단되는 경우

3) 호흡기질환(만성폐쇄성폐질환, 폐섬유증, 기관지확장증 외 만성호흡기질환 포함)

다음 항목 중 1개 이상에 해당하는 경우

(1) 매우 심한 만성호흡기질환으로 인하여 숨이 차서 의자에 앉아 있는 것도 어려운 경우

(2) 장기간의 산소 치료를 필요로 하는 경우로서 담당의사의 판단으로 수개월 내에 사망이 예상되는 경우

(3) 호흡부전으로 장기간 인공호흡기가 필요한 경우 혹은 폐 이식이 필요하지만 금기 기준에 해당하거나 환자가 이식을 거절한 경우

4) 간질환(만성간경화 포함)

Child-Pugh C 등급 비대상성 간경변 환자로 다음 항목 중 1개 이상에 해당하는 경우. 단, 환자가 간이식에 동의한 경우는 제외한다.

(1) 적극적인 치료에도 불구하고 호전을 보이지 않는 간신 증후군

(2) 적극적인 치료에도 불구하고 호전을 보이지 않는 위중한 간성뇌증

(3) 적극적인 치료에도 불구하고 호전을 보이지 않는 정맥류 출혈

5) 만성심장질환

다음 항목 중 2개 이상에 해당하며 수술적 치료(심장이식 포함)가 불가능하거나 환자가 이를 거부한 경우

(1) 적절한 치료에도 불구하고 뉴욕 심장협회 분류 III/IV 심부전, 심각한 심장판막 질환, 광범위한 관상동맥 질환

(2) 심초음파를 시행한 경우: 좌심실박출량의 저하($<30\%$) 또는 폐동맥고혈압(폐동맥압 >60 mmHg)이 고착화된 경우

(3) 심장질환에 의한 신부전(eGFR <30 mL/min)

(4) 심장질환에 의한 악액질

(5) 심장질환에 의해 지난 6개월 동안 2번 이상 응급실 내원 등 응급상황 발생

6) 뇌혈관질환

다음의 기준에 근거하여 말기 뇌졸중으로 진단할 수 있다.

(1) 급성기 뇌졸중

급성기 뇌졸중으로 수일 이상 혼수상태인 환자로 다음 항목들을 모두 만족하는 경우. ① 비정상적인 뇌간반사, 구두 지시에 반응이 없는 경우, 통증자극에 대한 회피반응이 없는 경우 모두에 해당하는 경우; ② 영상의학적 검사에서 심하고 광범위한 뇌손상으로 회복을 기대하기 어려운 소견이 확인된 경우; ③ 약물로 인한 의식에 대한 영향이 없는 상태에서 판단한 경우

(2) 만성기 뇌졸중

KPS 50% 미만이며 주로 침상에서 지내며 타인의 도움 없이 어떠한 일상생활도 스스로 할 수 없으면서 다음 중 1개 이상에 해당하는 경우. ① 지난 6개월간 체중감소가 10% 이상이거나 3개월간 체중감소가 7.5% 이상인 경우; ② 치료에 잘 반응하지 않는 반복적인 흡인폐렴이 있는 경우; ③ 인공영양/수분공급을 받지 않은 상태에서 생명 유지에 필요한 수분과 음식을 섭취할 수 없을 정도의 심한 삼킴 장애가 있는 경우

7) 신장질환

다음의 (1)의 상태에 있는 환자가 (2) 또는 (3)의 조건에도 해당할 경우

(1) 신대체요법 (투석 혹은 신이식)이 필요한 신장질환 환자

(2) 적절한 기준에 의해 투석 또는 신이식을 시행하지 않거나 투석을 중단하는 경우

(3) 말기 암, 말기 심장질환 등 주요 동반질환이 있거나 지속적인 건강상태의 악화가 있는 경우

8) 신경퇴행성질환

(1) 파킨슨병 및 파킨슨 유사 증후군

거동이 힘들어 대부분 침상에 누워 지내면서 모든 일상생활에 도움이 필요한 상태로, 다음 항목 중 1개 이상에 해당 하는 경우. ① 적절한 치료에도 불구하고 인지기능 저하 혹은 이와 관련된 정신 행동 이상이 악화되는 경우; ② 반복적인 감염성질환 혹은 욕창이 발생하는 경우; ③ 영양섭취 장애로 체중감소 및 탈수상태가 지속되는 경우.

(2) 근위축성측삭경화증

다음 항목 중 1개 이상에 해당하는 경우. ① 병의 진행에 따른 호흡 부전으로 인해 기관절개와 같은 침습적인 방법을 통해서 지속적인 기계호흡이 필요한 상황; ② 적절한 완화치료에도 불구하고 상하지 운동, 음식물 넘김, 의사소통, 호흡의 4가지 기능의 심한 장애로 인하여 일상생활의 대부분을 타인의 돌봄에 의존하게 되는 상황.

9) 치매

거동이 힘들어 주로 누워 지내며, 모든 일상생활에서 도움이 필요한 상태의 심한 치매 환자가, 다음 항목 중 1개 이상에 해당하는 경우.

(1) 흡인폐렴 등 반복적인 감염

(2) 다발성 욕창(3기 이상)

(3) 영양섭취 장애로 지속적 체중감소 또는 혈청 알부민 저하가 일어 나는 경우

10) 말기의 일반 지표(질환의 구분 없이 말기를 진단하는 데 참고)

최근 1년 동안 2회 이상의 계획에 없던 병원입원(보호자의 휴식을 위한 입원 및 사회적 입원은 제외), 일상생활 수행 능력이 저하되거나 악화된 경우, 회복 가능성이 제한적(하루 중 50% 이상의 시간을 침대나 의자에서 지내며 ECOG 3 이상)이거나, 신체적 혹은 정신적인 문제로 인하여 일상생활의 대부분을 타인의 돌봄에 의존하게 되는 경우로서, 기저질환에 대한 적절한 치료에도 불구하고 고통스러운 증상들이 지속되거나, 위의 상황에서 환자 또는 가족이 치료중단 및 치료제한의 가능성에 대해 질문하거나 호스피스 혹은 삶의 질에 초점을 맞춘 의료적 돌봄을 요청하는 경우가 포함될 수 있다.

2) 말기환자의 악액질

(1) 정의

i) 악액질(Cachexia)은 다양한 원인으로 인하여 지속적인 근육 및 지방의 감소가 진행하는 일반적인 영양치료로 완전히 회복되지 않고 진행하여 영양실조, 기능적 손실, 대사 불균형을 야기하게 된다. 모든 만성질환의 마지막 단계에서 나타날 수 있으며 악성 종양, 결핵, 에이즈, 류마티스 관절염, 만성폐쇄성폐질환, 심부전, 신부전 등 환자에서 주로 나타난다.

ii) 다양한 사이토카인(IL-6, TNF-α, IL1β, IL8)과 호르몬(adrenalin, noradrenalin)이 식욕을 억제하는 신호를 발생하고, 염증반응을 유발한다. 단백질, 지방 대사의 변화로 이화반응이 증가하여 근육 소실을 초래한다고 알려져 있다.

iii) 근육량 및 체중감소는 대부분의 만성질환의 예후에 중요한 요인이다. 그러나 병의 말기단계에서 악액질이 진행한 이후에는 대부분의 환자가 잘 치료되지 않기 때문에 악액질 진행 전 환자의 영양상태와 체중감소에 대한 평가가 필요하다.

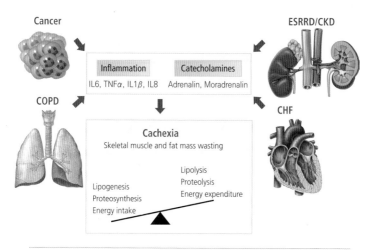

그림 8-2. **악액질 진행 기전**

Precachexia	Cachexia	Refrastory cachexia

Normal → Death

Weight loss≤5% Anorexia and metabolic change	Weight loss>5% or BMI<20 and Weight loss>2% or sarcopenia and Weight loss>2% Often reduced food intake/systemic inflammation	Variable degree of cachexia Cancer disease both procatabolic and not responsive to anticancer treatment Low performance score <3 months ecpected survival
예방(지연) 가능	중재 가능	불필요한 중재를 하지 않기

복암환자에서 악액질은 5% 초과하는 체중감소로 정의되며 BMI 20 미만 또는 근감소증이 동반된 상태에서는 2% 초과하는 체중감소도 악액질로 정의할 수 있다. 질병의 말기에 가까워지는 단계에서는 중재를 통해 개선시키기는 어려운 불응성 단계로 구분한다.

그림 8-3. **악액질 진행 단계 예시(암환자)**

(2) 악액질 평가

i) 말기환자에서는 구강 섭취를 감소시키는 다른 원인을 평가
하는 것도 필요한데, 통증, 우울, 구역질, 조기 포만감, 구강
궤양, 치아 문제, 구강 건조증 등의 증상을 같이 평가하고 이
로 인한 환자의 심리적 고통 등을 반영해야 한다.

ii) 내분비 장애(갑상선기능저항증/항진증, 부신기능부전, 당
뇨), 비타민 부족(Vitamin B$_{12}$, Vitamin D) 등에 대한 평가도
필요하다.

iii) 이학적 평가: 체중변화, 피부주름두께(skin-fold thickness)
의 감소는 지방 저장량의 감소를 의미하며, 측두 근육
(temporal muscle) 및 골간근육(interosseous muscle)의 감
소를 동반한 상완 근육 둘레의 감소는 전신적인 단백질의
이화작용을 의미한다. 환자의 부종과 복수 등을 평가한다.

iv) 검사실 검사: CBC, Electrolyte, creatinine, BUN, glucose,
Calcium, Liver function test, Albumin, C reactive protein,
Thyroid function test, Vitamin B$_{12}$, folate, Vitamin D,
Cortisol(병력에 따라서 필요한 검사를 시행한다)

v) 방사선 검사: 장 폐색, 변비 검사에 복부 X선 검사를 할 수
있다.

vi) 근육량을 측정하기 위한 방법으로 DEXA (Dual-energy x-ray absorptiometry), BIA (bioelectrical impedance analysis) 검사를 이용할 수 있으며 복부 CT 결과에서 근육량 및 지방량을 측정하기도 한다. 이러한 근육량 측정 검사는 초기 악액질을 평가하는 데 유용하지만, 신체계측을 통해서 확실하게 알 수 있는 악액질 평가에 필수적이지 않다.

(3) 악액질 환자의 영양관리

i) 환자의 질병의 단계와 돌봄 목표에 따라 치료법을 결정한다. 대부분의 환자는 기능 향상을 목표로 하고 어떤 환자는 식욕 향상과 가족과 식사하는 것을, 또 어떤 환자는 신체 상태 호전이 목표일 수 있다. 교정 가능한 원인은 치료해야 하며, 최대한 질병의 초기 단계에서 체중감소와 식욕부진을 치료하여야 한다. 소량의 음식을 자주 섭취하고 칼로리가 높은 음식을 섭취하도록 권장한다. 체중감소와 신체 이미지 변화는 환자와 가족에게 고통을 주기 때문에 적절한 심리사회적 보조도 필요하다.

ii) 영양중재: 환자의 기대여명이 영양중재 계획 수립에 중요하다. 예를 들어 기대여명이 3개월 이상이라면 환자의 열량 및 단백질 요구량을 고려하여 경구영양음료, 경장영양, 정맥영양 중 가능한 방법을 복합적으로 고려하여 영양중재를 시행하지만, 기대여명이 수주 이내로 임종기에 가까운 경우에는 인공영양 시행이 대부분 환자에서 생존율을 향상시킬 수 없

으므로 환자의 편안함(comfort)을 우선적으로 고려한다. (말기 환자에서)

증상에 따른 경구영양 상담

- 식욕부진: 소량씩 잦은 식사, 영양밀도 높은 식사와 간식, 환자가 좋아하는 음식에 단백질과 열량을 추가, 가장 기분 좋은 시간을 찾아 즐거운 분위기에서 식사, 적절한 활동
- 오심, 구토: 소량씩 잦은 식사, 고지방/기름기 많은 음식/향이 강한 음식/지나치게 단 음식 피하기, 곱게 갈거나 부드러운 음식 준비
- 설사: 수분공급을 위해 물, 맑은 주스, 육수, 젤라틴, 아이스캔디, 이온음료 등 섭취, 저섬유식을 하고 고섬유식(견과류, 생과일, 생채소, 통곡물빵이나 통곡물씨리얼) 제한, 당알코올(자일리톨) 함유 식품 제한
- 삼킴 곤란: 적절한 점도 조절, 흡인위험이 높을 경우 비경구적 수분 및 영양공급 시행 고려
- 입마름: 음료를 자주 마시고 침 분비를 촉진할 수 있는 신맛나는 음식 시도, 알코올이 함유된 가글 제한
- 맛 변화: 불쾌한 맛을 일으키는 음식 중단, 고기 맛이 싫을 때는 다른 단백질원으로 공급, 금속맛을 느끼는 경우 금속 식기 대신 플라스틱 또는 유리 식기나 수저 사용

iii) **약물치료**: Megestrol acetate (thromboembolism risk 상승 고려 필요), corticosteroid (1~3주가량 제한된 기간 동안 고려, muscle wasting 악화 가능), mirtazapine, olanzapine

iv) 운동요법: 염증반응을 감소시키고 근육 대사를 변화시켜 악액질에 도움이 될 수 있으나 전신수행능력이 좋지 않은 말기환자에서는 운동 처방을 따르는 것이 어려울 수 있다.

v) 환자 및 가족 교육: 많은 환자와 가족이 식욕부진과 체중감소는 큰 짐이라고 생각하나, 대부분의 의료진은 그 문제를 간과하고 있다. 환자와 가족과 열린 대화를 나누어야 가족 분쟁을 해소하고, 의료진에 대한 신뢰를 얻으며, 불필요한 치료를 막을 수 있다. 악액질 기전을 설명하면 환자와 가족들이 과도한 정맥, 경장영양 섭취를 피하고 먹는 것에 대한 부담을 해소할 수 있다.

표 8-9. 악액질 진행 단계별 관리 방법

Precachexia	Cachexia	Refractory cachexia
Monitor Preventive intervention	Multimodal management according to phenotype (with prioritisation of reversible contributory factors)	Symptom palliation Psychosocial support Ethical discussion regarding nutritional support
	Multimodal management: ✔ Nutrition ✔ Exercise ✔ Anti-inflammatory strategies ✔ Other adjuncts Reversible contributory factors – Nausea/vomiting – Mucositis – Constipation – Psychosocial aspect	

3) 말기/임종기 환자의 영양중재

(1) 말기환자의 영양공급 결정 시 고려사항

i) 만성질환이 말기로 진행할수록 음식을 섭취할 능력이 없어
지고(삼킴 장애, 소화장애 등) 영양 섭취 요구도 저하된다.
말기환자의 탈수는 질병의 경과에 따라서 수주에서 수개월
동안 점차적으로 발생하며 기력저하, 피로, 체중감소 및 졸
음과 같은 증상을 동반한다.

ii) 탈수는 임종과정에서 나타나는 자연적인 현상이며 무리한 경구영양공급은 기침, 호흡곤란을 유발 가능하며 평온한 임종을 방해할 수 있다.

iii) 임종기 환자에서 수액공급은 말기 증상(전신부종, 흉수, 복수 등) 및 전해질 불균형을 악화시킬 수 있고 생명 연장에 도움이 되지 않는다. 그러나 비경구적으로 수액을 공급하는 치료는 가족의 죄책감을 덜어주고 지속적인 치료를 하고 있다는 심리적 위안을 주는 효과가 있으며 탈수로 일어나는 일부 증상을 개선하는 효과도 있다.

iv) 말기 증상으로 섬망, 혼동을 동반한 경우 영양공급 유지를 위해서 비위관, 위루관, 정맥관 유지를 위해서 신체 구속이 필요한 경우도 있다.

v) 임종기 환자의 수액치료는 담당의사의 판단에 따라 환자 개인의 특이한 상황을 고려하여 시행해야 한다.

(2) 탈수 및 수액치료 필요성 평가

i) 소변 배출량, 출혈, 인지기능, 행동변화, 변비

ii) 이학적 검진: 구강 점막 건조, 피부탄력 감소, 액와 피부건조, 안구 부위 함요(Sunken eyes), 기립성 저혈압, 빈맥, 모세혈관 충만시간(refill time) 증가, 청색증, 피부반점

(mottling), 피부주름(reticulation) 등 평가

iii) 검사실 소견: 혈장 단백, 적혈구 용적률(Hematocrit), 혈청
나트륨, 혈중요소질소(BUN) 및 혈청 크레아티닌 농도 증가

iv) 말기환자의 수액치료의 효과는 혈액검사 결과나 활력징후
의 개선, 소변량 증가 등이 아니고 환자와 보호자가 원하는
증상의 개선을 목표로 평가한다.

(3) 인공영양공급 방법

i) 비위관 및 위장관 삽입: 수분공급만을 위한 위장관 삽입은
임종기에는 일반적으로 권장되지 않으나 이미 장관을 삽입
한 경우라면 비위관 또는 위루으로 수분을 공급할 수 있다.

ii) 정맥 내 수액주사 방법(Intravenous Hydration): 말초 또는
중심 혈관 카테터를 통해 수액을 공급하는 방법이다. 단기
간 치료를 위한 정맥 내 수액공급은 좋은 방법이지만 말초
및 중심 혈관 카테터 모두 주사 부위의 피부자극, 국소 또는
전신 세균 감염 등의 부작용이 생길 수 있다.

iii) Hypodermoclysis(피하 주입): 혈관을 확보하기 어렵거나
의식 혼란으로 수액관을 유지하기 힘든 상황에서 유용하게
사용할 수 있다. 피하조직을 통한 수액공급은 정맥 경로와
비교하여 주입경로의 확보가 용이하며 환자의 활동성을 방

해하지 않아 가정에서도 관리가 편리하다는 장점이 있다. 하지만 혈소판감소증이 있다면 상대적 금기에 해당하며 비전해질 용액(예: 5% 덱스트로스 수액)은 간질 사이로 수분이 흡수될 수 있어 등장성 전해질 수액(예: 0.9% 염화나트륨)을 사용해야 한다. 일반적으로 25-27게이지 나비바늘을 사용하여 상부 흉부에 피하 주사하도록 권장되며 상지는 피하 주입(hypodermoclysis)에 적합하지 않은 부위로 피하는 것이 좋다.

(4) 환자 및 가족 논의사항

i) 생의 말기 시기에서 영양중재의 목적은 영양 부족을 해소하는 것이 아니라 증상을 완화하는 것임을 설명한다.

ii) 수액공급에 대한 환자 또는 가족의 바람, 수액과 영양공급 중단에 따른 가족의 고통과 비경구적 수액공급을 위한 침습적 시술(말초 또는 중심정맥관 삽입)에 대한 부담을 확인한다.

iii) 탈수는 전신성고질소혈증(prerenal azotmia)을 유발할 수 있으며, 이는 결국 약물축적(특히 마약성 진통제)을 유발하여 정신착란, 근수축 및 경련을 일으킬 수 있다. 수액공급은 일부 환자의 이러한 증상을 개선하고 안락감을 높일 수 있다. 수액공급이 환자의 증상을 호전시킬 수 있다면 적절한 수액공급이 필요하며 효과가 확실하지 않을 경우 일정 기간

수액을 공급하면서 환자의 증상 변화를 관찰한 후 치료 여부를 결정할 수 있다.

iv) 그러나 임종기 환자를 대상으로 하는 무작위 배정 전향적 연구 결과에서 인공영양수액공급이 임종기 환자의 생존기간을 연장시키지 못함을 보고하고 있다.

v) 임종기 환자에서 인공영양수액공급은 의학적 가치가 없다 하더라도 '무언가를 하는 것'의 모습을 유지함으로써 사망 기간 중 가족의 불안을 덜어줄 수 있다. 따라서 환자 및 가족과 인공영양수액공급으로 인한 이익과 불이익을 충분히 논의하고 이를 이해시키는 과정이 필요하다.

[임종기 암환자에서 인공영양공급과 일반수액공급의 효과 비교 국내 연구 결과]

June 2011 to Dec 2011, Seoul Medical Center, randomized controlled trial

Inclusion (all of below)
- 1) advanced cancer with no further plans for anticancer treatment, (2) inability to feed via an enteral route, (3) age18 years or older, (4) life expectancy 12 weeks or less, (5) ECOG performance status of 3 or 4, (6) the presence of a venous access device for administration of fluid or intravenous nutrients, (7) admission to the hospital for a minimum of 1 day for the initial period of this study, (8) written informed consent

Exclusion (one of below)
- (1) cardiac or renal disease, (2) an electrolyte imbalance, (3) poorly controlled diabetes (HbA1c≥8% despite therapy), (4) an indication of unsuitability for participating in the clinical trial as determined by the attending physician

Control group (n=15)	Parenteral nutrition (PN) group (n=16)
- Fluids amount: maximum of 30 mL/kg per day in addition to replacement of abnormal losses - Fluids types: normal saline, half saline, or dextrose water - Administering calories: limited to under the 20 kcal/kg per day, which is the minimum energy requirement of a bedridden patient	- NST determined the PN composition during initial periods of study treatment - All type of marketed intravenous amino acid and fat emulsions were allowed, including ready-to-use products.

결과	
The mean number of calories administered	– Control group was 374.7 ± 71.7 kcal/day – PN group was 1286.8 ± 108.3 kcal/day – This difference was statistically significant according to the Student's t test (p < 0.001)
Median survival: 9 days (95% CI, 3.7~14.3 days)	– Control group: 8 days (95% CI, 5.7~10.3 days) – PN group: 13 days (95% CI, 3.1~22.9 days)

인공영양수액을 공급한 환자 16명과 일반수액을 공급한 환자 15명의 생존기간에는 통계적으로 유의한 차이는 없었다.

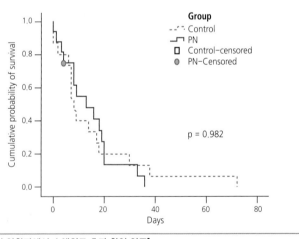

[말기 암환자에서 수액치료 효과 확인 연구]

	Intervention	Sample size/design	Outcomes	Effects on Quality of life Positive	Positive/negative	Negative
Bruera et al. USA	Rectal hydration	78 (prospective)	VAS of overall discomfort	–	–	Little discomfort after infusion
Cerchietti et al. Argentina	1L/day artificial hydration	42 (prospective, randomized)	Thirst, chronic nausea, delirium, mental status	Better control of chronic nausea after 48h in AH group (p<0.05)	No differences in thirst and delirium	–
Morita et al. Japan	>1L/day artificial hydration	226 (prospective, abdominal cancer)	Clinical signs of dehydration	Clinical signs of dehydration	No difference in other clinical signs of dehydration	More ascites (p<0.05)
Morita et al. Japan	>1L/day artificial hydration	125 (retrospective, abdominal and lung cancer)	Clinical signs of dehydration, fluid retention	–	No differences in ascites and pleural drainage	More intestinal drainage (p<0.05)
Morita et al. Japan	>0.5L/day artificial hydration	284 (retrospective)	Delirium severity; MDAS, ADS and CCSs		No differences in delirium and agitation	

[말기암환자에서 정맥영양 유지에 대한 일본 암완화의료학회 권고 사항, 발췌]

기대여명 1개월 장폐색 등으로 경구 수분섭취 불가능 수분과다 증상 없음 ECOG PS 1-2	생존기간 증가를 목적으로 **moderate- to *high-calorie parenteral fluids at 1000~1500 ml/day (200~1200 kcal/dayay, 0~7.2 g of nitrogen/day, 0~45 g of amino acids/day) 공급
기대여명 1개월 장폐색 등으로 경구 수분섭취 불가능 부종, 복수 등 수분과다 증상 있음 ECOS PS 3-4	생존기간 증가를 목적으로 **moderate parenteral fluids at 500~1,000 mL/day (100~400 kcal/dayay, 0~4.8 g of nitrogen/day, 0~30 g of amino acids/day) 공급
기대여명 1개월 경구수분섭취 가능, 장폐색 없음	생존기간 증가를 목적으로 parenteral fluids 공급하지 않음
기대여명 1-2주 장폐색 등으로 인한 경구 수분섭취 불가능 ECOG PS 3-4	생존기간 증가를 목적으로 parenteral fluids 공급하지 않음 삶의 질 향상을 목적으로 **moderate-calorie parenteral fluids를 1,000 mL/day가 넘지 않도록 공급. *High-calorie parenteral fluid는 투여하지 않음.
기대여명 1-2주 장폐색 등 없이 질병의 진행으로 경구 수분섭취 불가능 ECOG PS 3-4	생존기간 증가를 목적으로 parenteral fluids 공급하지 않음 삶의 질 향상을 목적으로 **moderate-calorie parenteral fluids를 1,000 mL/day가 넘지 않도록 공급. *High-calorie parenteral fluid는 투여하지 않음. 환자와 가족의 소망에 따라 정맥수액을 투여하지 않을 수 있음.

* high-calorie parenteral fluid: 1,000~1,500 mL/day (200~1,200 kcal/dayay, 0~7.2 g of nitrogen/day, 0~45 g of amino acids/day)
** moderate-calorie parenteral fluid: 500~1,000 mL/day (100~400 kcal/dayay, 0~4.8 g of nitrogen/day, 0~30 g of amino acids/day)

참고문헌

1. 말기환자 호스피스·완화의료 진료권고안. 2017. 보건복지부, 국민건강 보험공단. 2017

2. 서울아산병원 NST(영양집중지원팀). AMC 중환자 영양치료 AMC Nutrition therapy in critical ill patients. 파주: 군자출판사, 2012

3. 호스피스·완화의료 및 임종과정에 있는 환자의 연명의료결정에 관한 법률.

4. Alberda C, Gramlich L, Jones N, Jeejeebhoy K, Day AG, Dhaliwal R, et al. The relationship between nutritional intake and clinical outcomes in critically ill patients: results of an international multicenter observational study. Intensive Care Med 2009;35:1728-37.

5. Almeida AI, Correia M, Camilo M, Ravasco P. Nutritional risk screening in surgery: valid, feasible, easy! Clin Nutr 2012;31:206-11.

6. Arends et al. ESPEN guidelines on nutrition in cancer patients. Clinical Nut 2017;36:11-48.

7. Badjatia N, Strongilis E, Gordon E, Prescutti M, Fernandez L, Fernandez A, et al. Metabolic impact of shivering during therapeutic temperature modulation: the Bedside Shivering Assessment Scale. Stroke 2008;39:3242-7.

8. Bardutzky J, Georgiadis D, Kollmar R, Schwab S. Energy expenditure in ischemic stroke patients treated with moderate hypothermia. Intensive Care Med 2004;30:151-4.

9. Bovio et al. Upper gastrointestinal symptoms in patients with advanced cancer: relationship to nutritional and performance status. Support Care Cancer 2009;17:1317-24.

10. Brian J. Fiber and Ileostomies: Does it Help or Hurt? PRACTICAL GASTROENTEROLOGY · NOVEMBER 2019

11. Carol Rees Parrish. Short Bowel Syndrome in Adults - Part 2 Nutrition Therapy for Short Bowel Syndrome in the Adult Patient. PRACTICAL GASTROENTEROLOGY.

12. Cederholm T, Bosaeus I, Barazzoni R, Bauer J, Van Gossum A, Klek S, et al. Diagnostic criteria for malnutrition - An ESPEN Consensus Statement. Clin Nutr 2015;34:335-40.

13. Cerantola Y, Hübner M, Grass F, Demartines N, Schäfer M. Immunonutrition in gastrointestinal surgery. Br J Surg 2011;98:37-48.

14. Chang W-K, Huang H-H, Lin H-H, et al. Percutaneous Endoscopic Gastrostomy versus Nasogastric Tube Feeding: Oropharyngeal Dysphagia Increases Risk for Pneumonia Requiring Hospital Admission. Nutrients 2019;11:2969.

15. Charles M. Mueller. The ASPEN Adult Nutrition Support Core Curriculum, Third Edition. 2017.

16. Cotogni P. Ann Palliat. Med 2016;5:42-9.

17. Darlene G. Joseph Nadeau. Oral Rehydration Solution: A "Low- Tech" Oft Neglected Therapy. PRACTICAL GASTROENTEROLOGY · OCTOBER 2004

18. Dobak S, Rincon F. "Cool" Topic: Feeding During Moderate Hypothermia After Intracranial Hemorrhage. JPEN J Parenter Enteral Nutr. 2017;41:1125-30.

19. Doley JA, Sandberg M. Ch. 54: Prolonged Mechanical Ventilation and Nutritional Support Regimens. In: Rajendram R, Preedy VR, Patel VB. Diet and Nutrition in Critical Care. New York, NY: Springer;2015

20. Edurado bruera et al. Oxford American handbook of hospice and palliative medicine and supportive care. 2nd. New York: Oxford university press; 2016

21. Fearon et al. Definition and classification of cancer cachexia: an international consensus. Lancet Oncol 2011;12:489-95.

22. Genton L, Pichard C. Protein catabolism and requirements in severe illness. Int J Vitam Nutr Res 2011;81:143-52.

23. Ghazala L, Hummell AC, Klein B. Ch. 33: Medical nutrition therapy for pulmonary disease. In: Raymond J, Morrow K. Krause and Mahan's Food & the Nutrition Care Process. 15th ed. Philadelphia, PA: Saunders; 2020

24. Gustafsson UO, Ljungqvist O. Perioperative nutritional management in digestive tract surgery. Curr Opin Clin Nutr Metab Care 2011;14:504-9.

25. Higashiguchi et al. Guidelines for parenteral fluid management for terminal cancer patients. Japanese Journal of Clinical Oncology, 2016;46:986-92.

26. Hwang DW, Kim HJ, Lee JH, Song KB, Kim MH, Lee SK, et al. Effect of Enhanced Recovery After Surgery program on pancreaticoduodenectomy: a randomized controlled trial. J Hepatobiliary Pancreat Sci 2019;26:360-9.

27. Jim Kutsogiannis et al. Early use of supplemental parenteral nutrition in critically ill patients: Results of an international multicenter observational study. Crit Care Med 2011;39:2691-9.

28. Joo WJ, Ide K, Kawasaki Y, Takeda C, Seki T, Usui T, et al. Effectiveness and safety of early enteral nutrition for patients who received targeted temperature management after out-of-hospital cardiac arrest. Resuscitation 2019;135:191-6.

29. Kelly A. Tappenden. Pathophysiology of Short Bowel Syndrome: Considerations of Resected and Residual Anatomy, JPEN J Parenter EnteralNutr 2014;3814-22.

30. Kim HE, Kim YH, Song KB, Chung YS, Hwang S, Lee YJ, et al. Impact of critical pathway implementation on hospital stay and costs in patients undergoing pancreaticoduodenectomy. Korean J Hepatobiliary Pancreat Surg 2014;18:14-20.

31. Krause's Food and the Nutrition care process 14thedi. Elsevier. 2017

32. Kreymann KG, Early nutrition support in critical care: a European perspective. Curr Opin Clin Nutr Metab Care 2008;11:156-9.

33. L. Sobotka, P. B. Soeters, C.A. Raguso, P. Jolliet, C. Pichard. Nutritional support in critically ill and septic patients. In: Lubo Sobotka, Simon P. Allison, Peter Furst, Remy Meier, Marek Pertkiewicz, Peter Soeters editors. Basics In Clinical Nutrition 3rd ed, Czech Republic : Galen, 2004

34. Lassen K, Coolsen MM, Slim K, Carli F, de Aguilar-Nascimento JE, Schafer M, et al. Guidelines for perioperative care for pancreaticoduodenectomy: Enhanced Recovery After Surgery (ERAS(R)) Society recommendations. Clin Nutr 2012;31:817-30.

35. Laura E. Matarese. Nutrition and Fluid Optimization for Patients With Short Bowel Syndrome. Journal of Parenteral and Enteral Nutrition 2013;37:161-70.

36. Laurence Genton et al. Basics in Clinical Nutrition: Nutritional support

in trauma. the European e-Journal of Clinical Nutrition and Metabolism 5 2010;5:107-9.

37. Lee et al. J Korean Med Assoc. Korean(말기와 임종과정에 대한 정의 및 의학적 판단지침. 대한의사협회지) 2018;61:509-21.

38. Mandy Corrigan Kristen Roberts Ezra Steiger. Adult Short Bowel Syndrome : Nutritional, Medical, and Surgical Management. 2019.

39. Marion DW, Penrod LE, Kelsey SF, Obrist WD, Kochanek PM, Palmer AM, et al. Treatment of traumatic brain injury with moderate hypothermia. N Engl J Med 1997;336:540-6.

40. McClave SA, Taylor BE, Martindale RG, et al. Guidelines for the Provision and Assessment of Nutrition Support Therapy in the Adult Critically Ill Patient: Society of Critical Care Medicine (SCCM) and American Society for Parenteral and Enteral Nutrition (A.S.P.E.N.). J Parenter Enteral Nutr 2016;40:159-211.

41. McClave SA, Taylor BE, Martindale RG, Warren MM, Johnson DR, Braunschweig C, et al. Guidelines for the Provision and Assessment of Nutrition Support Therapy in the Adult Critically Ill Patient: Society of Critical Care Medicine (SCCM) and American Society for Parenteral and Enteral Nutrition (A.S.P.E.N.). JPEN J Parenter Enteral Nutr 2016;40:159-211.

42. McIntyre NR, Epstein SK, Carson S, et al. Management of patients requiring prolonged mechanical ventilation: report of an NAMDRC consensus conference. Chest 2005;128:3937-54. 3. Carson SS. Definitions and epidemiology of the chronically critically ill. Respir Care 2012;57:848-56.

43. Mercadante et al. Prevalence of oral mucositis, dry mouth, and dysphagia in advanced cancer patients. Support Care Cancer 2015;23:3249-55.

44. Nadkarni VM, Larkin GL, Peberdy MA, Carey SM, Kaye W, Mancini ME, et al. First documented rhythm and clinical outcome from in-hospital cardiac arrest among children and adults. Jama 2006;295:50-7.

45. Nutrition therapy and pathophysiology 3rd. 2015

46. Oh et al. A randomized phase II study to assess the effectiveness of fluid therapy or intensive nutritional support on survival in patients

with advanced cancer who cannot be nourished via enteral route. J Palliat Med 2014;17:1266-70.

47. Pierre Singer et al. ESPEN guideline on clinical nutrition in the intensive care unit. Clinical Nutrition 2019;38:48-79

48. Pironi L, Arends J, Bozzetti F, Cuerda C, Gillanders L, Jeppesen PB, et al. Failure Special Interest Group of ESPEN. ESPEN guidelines on chronic intestinal failure in adults. Clin Nutr 2016;35:247-307.

49. Polderman KH. Mechanisms of action, physiological effects, and complications of hypothermia. Crit Care Med 2009;37:186-202.

50. Raijmakers NJ et al. Artificial nutrition and hydration in the last week of life in cancer patients. A systematic literature review of practices and effects. Ann Oncol 2011;22:1478-86.

51. Rees Parrish, John K. DiBaise. Short Bowel Syndrome in Adults - Part 3 Hydrating the Adult Patient with Short Bowel Syndrome PRACTICAL GASTROENTEROLOGY · FEBRUARY 2015

52. Rony Dev et al. The evolving approach to management of cancer cachexia. Oncology 2017;31:23-32.

53. Shishira B, Parul T, et al. Update on the management of intestinal failure. Cleveland Clinic Journal of Medicine 2016;83:841-8.

54. Singer P, Berger MM, Van den Berghe G, Biolo G, Calder P, Forbes A, et al. ESPEN Guidelines on Parenteral Nutrition: intensive care. Clin Nutr 2009;28:387-400.

55. Singer P, Blaser AR, Berger MM, et al. ESPEN guideline on clinical nutrition in the intensive care unit. Clin Nutr 2019;38:48-79.

56. Stephen A. McClave et al. Guidelines for the Provision and Assessment of Nutrition Support Therapy in the Adult Critically Ill Patient: Society of Critical Care Medicine (SCCM) and American Society for Parenteral and Enteral Nutrition (A.S.P.E.N.) Journal of Parenteral and Enteral Nutrition 2016;40:159-211.

57. Stephen A. McClave et al., Guidelines for the Provision and Assessment of Nutrition Support Therapy in the Adult Critically Ill Patient. J Parenter Enteral Nutr 2009;33:277.

58. Talpers SS, Romberger DJ, Bunce SB, et al. Nutritionally associated increased carbon dioxide production. Excess total calories vs high

proportion of carbohydrate calories. Chest 1992;102:551-5.

59. Timo et al. Ghrelin and its potential in the treatment of eating/wasting disorders and cachexia. J Cachexia Sarcopenia Muscle 2010;1:159-67.

60. Valenta J, Brodska H, Drabek T, Hendl J, Kazda A., High-dose selenium substitution in sepsis; a prospective randomized clinical trial. Intensive Care Med 2011;37:808-15.

61. Weimann A, Braga M, Carli F, Higashiguchi T, Hübner M, Klek S, Laviano A, Ljungqvist O, Lobo DN, Martindale R, Waitzberg DL, Bischoff SC, Singer P. ESPEN guideline: Clinical nutrition in surgery. Clin Nutr 2017;36:623-50.

62. Williams ML, Nolan JP. Is enteral feeding tolerated during therapeutic hypothermia? Resuscitation 2014;85:1469-72.

63. Wilson JX, Wu F, Vitamin C in sepsis. Subcell Biochem 2012;56:67-83.

09

신생아중환자
영양치료

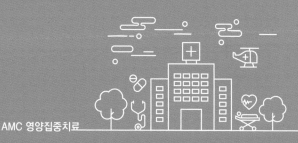

09 신생아중환자 영양치료

1 신생아의 영양평가와 영양요구량

1) 신생아 영양관리의 목표

미숙아의 경우 태아의 자궁내 성장과 유사한 성장속도, 만삭아의 경우 정상 신생아의 성장에 도달하는 것이다.

2) 신생아 영양위험군의 판정

(1) 초기 평가

출생 초기는 혈역학적 불안정과 불감성 수분소실 및 신장기능의 미숙으로 인하여 정확한 영양평가가 어렵다. 다음과 같은 경우 일반적으로 고위험군으로 판정할 수 있다.

① 자궁내 성장지연(intrauterine growth restriction, IUGR) 또는
부당경량아(small for gestational age, SGA)(표 9-1, 표 9-2)

② 출생체중 1,500 g 미만

③ 기타 수술과 관련되어 장기적인 금식이 예상되는 환아

271

표 9-1. 신생아의 분류

재태주령(Gestational age, GA)	
• 만삭아(Term infant): 37주0일~41주6일	– 전기 만삭아(early-term): 37주0일~38주6일 – 후기 만삭아(late-term): 41주0일~41주6일
• 미숙아 또는 조산아(Premature or Pre-term infant): 37주 미만	– 후기 미숙아(late-preterm): 34주0일~36주6일
• 과숙아(Post-term infant): 42주 이상	
출생체중(Birth weight)	
• 과체중: 4,000 g 이상	• 정상체중: 2,500~3,999 g
• 저체중(Low birth weight, LBW): 2,500 g 미만	• 극소저체중(Very low birth weight, VLBW): 1,500 g 미만
• 초극소저체중(Extremely low birth weight, ELBW): 1,000 g 미만	• Micronate: 750 g 미만
재태주령을 고려한 출생체중	
• 부당경량아(Small for Gestational Age, SGA)	재태주령에 대한 체중이 10백분위수 미만
• 적정체중아(Appropriate for Gestational Age, AGA)	재태주령에 대한 체중이 10~90백분위수
• 부당중량아(Large for Gestational Age, LGA)	재태주령에 대한 체중이 90백분위수 초과

표 9-2. 성장지연의 분류

IUGR	대칭형 (Symmetric)	재태주령에 대한 체중 · 누운 길이 · 두위 모두 10백분위수 미만일 때, 임신 초기에 발생
	비대칭형 (Asymmetric)	재태주령에 대한 누운 길이 · 두위는 양호하나 체중은 10백분위수 미만일 때, 임신 후기에 발생
EUGR	출생 시 자궁내 성장은 양호했으나 퇴원 시 또는 교정주령 36~40주에 체중이 10백분위수 미만으로 떨어졌을 때	

EUGR, extrauterine growth restriction: 자궁외 성장지연

(2) 후기 평가

① 신생아중환자실에서 치료받는 모든 고위험 신생아와 미숙
아에게 매일 정맥영양과 경장영양을 포함한 개별화된 영양
평가가 이루어져야 한다.

② 미숙아의 경우 생후 1주 이전은 출생체중을 기준체중으로
하여 수분 및 영양상태를 평가하는 것이 용이하다. 부종 등
특별한 문제가 없다면 생후 2~3주 이후로는 당일의 체중을
기준으로 평가하도록 한다.

③ 초기 생리적 체중감소 이후 출생체중이 회복되면(생후 1~2
주) 영양상태를 평가한다. 생후 2주가 되어도 출생체중을
회복하지 못한다면 적극적인 영양중재를 고려해야 한다.
간혹 중증의 신생아에서는 출생체중 회복에 3주까지 소요
될 수 있다.

• **만삭아**: 생후 첫 3~4일 동안 출생체중의 3~5% (최대 10~15%) 감소
• **미숙아**: 생후 첫 4~6일 동안 출생체중의 8~15%(최대 15~20%,
체중 작을수록 감소율↑) 감소

④ 체중은 매일, 누운 길이와 두위는 적어도 주 1회 표준화된
프로토콜에 의하여 측정한다.

성장 목표: 교정주령에 따라 자궁내 성장곡선 상의 성장 목표치는 달라진다.		
체중	10~20 g/kg/day	• LBW (<2,500 g): 15~20 g/kg/day • ELBW (<1,000 g): >18 g/kg/day
누운 길이	1 cm/wk	※ Growth velocity (g/kg/day) =
두위	0.5~1 cm/wk	$\dfrac{n일\ 동안의\ 체중변화량\ g}{n일 \times (현\ 체중\ kg + n일\ 전\ 체중\ kg) \div 2}$

⑤ 장기간 정맥영양을 필요로 하는 경우에는 다음과 같은 모
니터링 평가를 권고하고 있다(ESPGHAN/ESPN/ESPR/
CSPEN, 2018).

	정맥영양 공급 전	정맥영양공급중, 임상적/대사성 안정 이전			정맥영양공급중, 임상적/대사성 안정 이후		
		모니터링 주기					
		1~2일	1주일	필요시	1~2일	1달	필요시
Sodium	O	O			O		
Potassium	O	O			O		
Chloride	O	O					O
Calcium	O	O			O		
Phosphorus	O		O		O		
Magnesium	O			O	O		
Zinc				O			O
Blood gasses	O		O		O		
Glucose	O	O			O		
Total protein	O		O		O		
Albumins	O		O			O	
BUN	O		O			O	
Creatinine	O		O			O	
Triglycerides	O			O			O
Cholesterol	O			O			O
Bilirubin	O			O		O	
AST	O			O		O	
ALT	O			O		O	
GGTP	O			O			O
AP	O			O			O
CBC	O		O		O		
INR	O			O		O	
CRP	O			O			O
Vit. B$_{12}$				O			O
Fe				O			O
Ferritin				O			O
PTH							O
25OHD$_3$				O			O
Se, Zn, Cu			O				O
Urine	O		O			O	
Electrolytes in urine				O			O

⑥ 미숙아, 1개월 이하의 신생아의 영양불량을 판정하기 위해 2018년 ASPEN (American Society for Parenteral and Enteral Nutrition)에서 개발한 영양불량 지표(표 9-3) 사용을 권고한다.

표 9-3. 미숙아 및 신생아의 영양불량 지표

Primary Indicators Requiring One Indicator				
지표	경도 영양불량	중등도 영양불량	고도 영양불량	비고
연령별 체중 z score 감소	0.8~1.2 SD 감소	1.2~2 SD 감소	2 SD 초과 감소	생후 2주 이내 지표로 부적절
체중증가 속도 (성장 백분위수 유지 기준)	예상 체중증가율 <75%	예상 체중증가율 <50%	예상 체중증가율 <25%	
영양공급 (예상 요구량 대비)	3~5일 연속 단백질· 에너지요구량의 75% 이하 공급	5~7일 연속 단백질· 에너지요구량의 75% 이하 공급	7일 이상 연속 단백질· 에너지요구량의 75% 이하 공급	생후 2주 내 추천 지표

Primary Indicators Requiring Two or More Indicators				
지표	경도 영양불량	중등도 영양불량	고도 영양불량	비고
출생체중 회복일	15~18일	19~21일	21일 초과	영양공급과 함께 고려해야 함
누운 길이 성장속도 (성장 백분위수 유지 기준)	예상 증가율 <75%	예상 증가율 <50%	예상 증가율 <25%	• 생후 2주 이내 지표로 부적절 • 중증 상태일 경우 측정하지 않을 수 있음 • 정확한 측정이 가능할 때 다른 지표와 함께 고려해야 함
연령별 누운 길이 z score 감소	0.8~1.2 SD 감소	1.2~2 SD 감소	2 SD 초과 감소	

PediTools (www.peditools.org): 예상 성장속도, z score 등 계산 가능
SD (standard deviation, 표준편차): 1 SD = 34.1 백분위수, 2 SD = 47.7 백분위수

3) 성장곡선

자궁 내 성장곡선은 IUGR 또는 SGA 평가 및 적절한 성장이 이루어지고 있는지를 평가하는 기준이 된다. 다만 성장곡선은 시대와 환경 인구학적 요인에 따라 변경되므로 적절한 선택이 중요하다. 본원에서는 기존의 연구들을 메타분석한 Fenton growth chart (2013)를 사용하고 있다(그림 9-1, 9-2).

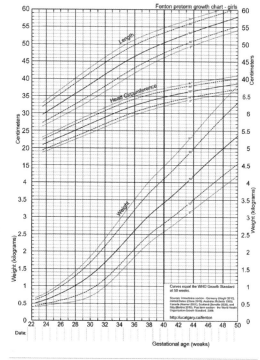

그림 9-1. **신생아 및 미숙아 성장곡선(여아)**

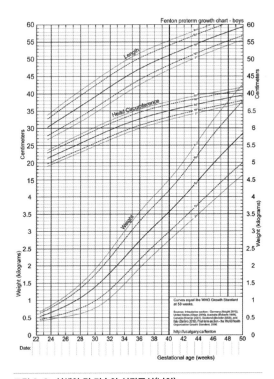

그림 9-2. **신생아 및 미숙아 성장곡선(남아)**
(Fenton and Kim BMC Pediatrics 2013, 13:59)

4) 신생아의 영양 요구량(표 9-4)

미숙아의 기초대사율(basal metabolic rate)은 약 40~60 kcal/kg/day로 성인(20~25 kcal/kg/day)에 비해 매우 높으며, 체중증가를 위해서는 70~90 kcal/kg/day를 요구한다. 따라서 극소저체중출생아는 총 110~135 kcal/kg/day 정도의 에너지를 필요로 하게 된다(AAP, 2019; ESPGHAN, 2010). 중증도가 높거나 만성질환이 있다면 130~150 kcal/kg/day까지 요구될 수 있다.

정맥영양을 통한 요구량은 영양소의 소화를 위한 대사 과정 및 대변을 통한 영양소 손실이 없기 때문에 경장영양 요구량에 비해 10~20% 정도 낮다. 만삭아에서 건강한 모유 수유아는 80~100 kcal/kg/day, 분유 수유아는 100~110 kcal/kg/day의 에너지가 필요하다.

표 9-4. **신생아의 영양 요구량**

Infant age (wk)		정맥영양		경구 및 경장영양	
		에너지 (kcal/kg)	단백질 (g/kg)	에너지 (kcal/kg)	단백질 (g/kg)
Preterm	<34주	85~111	3~4	110~130	3.5~4.5
	34주0일~36주6일	100~110	3~3.5	120~135	3~3.2
Term	≥37주	90~108	2.5~3	105~120	2~2.5

(1) 따라잡기 성장(catch-up growth) 및 교정주령을 고려한 단백질
   권장 섭취량

에너지 대비 단백질 섭취 비율(protein-energy ratio, PER)의 증가
는 미숙아의 제지방량(lean body mass, LBM)을 늘리는 데 필수적이
다. 재태주령이 어릴수록 상대적으로 출생 후의 단백질 손실, 성장
제한 우려가 높기 때문에 단백질 권장 섭취량 및 PER은 교정주령 및
따라잡기 성장 여부에 따라 달라진다.

	따라잡기 성장이 필요 없는 경우	따라잡기 성장이 필요한 경우
26~30 weeks PCA: 16~18 g/kg/day LBM 14% protein retention	3.8~4.2 g/kg/day PER: 3.0	4.4 g/kg/day PER: 3.3
30~36 weeks PCA: 14~15 g/kg/day LBM 15% protein retention	3.4~3.6 g/kg/day PER: 2.8	3.6~4.0 g/kg/day PER: 3.0
36~40 weeks PCA: 13 g/kg/day LBM 17% protein retention	2.8~3.2 g/kg/day PER: 2.4~2.6	3.0~3.4 g/kg/day PER: 2.6~2.8

PCA, postconceptual age; PER = g of protein/100 kcal (Rigo, J Pediatr 2006)

(2) 경구 · 경장영양을 통한 극소저체중출생아의 수분, 무기질 및 전해질 권장 섭취량

	AAP (2019)	ESPGHAN (2010)
수분(mL/kg/day)	135~200	135~200
칼슘(mg/kg/day)	120~200	120~140
염소(mg/kg/day)	105~177	105~177
마그네슘(mg/kg/day)	8~15	8~15
인(mg/kg/day)	60~140	60~90
칼륨(mg/kg/day)	78~195	66~132
나트륨(mg/kg/day)	69~115	69~115
철(mg/kg/day)	2~3	2~3

AAP, American Academy of Pediatrics; ESPGHAN, The European Society for Paediatric Gastroenterology Hepatology and Nutrition; 1 mEq Na = 23 mg; 1 mEq K = 39 mg

2 정맥영양(Parenteral Nutrition)

1) 정맥영양공급 목표(표 9-5)

정맥영양을 통한 에너지요구량은 90~120 kcal/kg/day 정도이며, 영양소의 소화를 위한 에너지가 불필요하므로 경장영양의 에너지요구량(110~135 kcal/kg/day)보다는 적다. 특히, 미숙아의 출생 첫 날에는 적어도 45~55 kcal/kg/day 정도의 열량을 공급하는 것을 권장하고 있다(ESPGHAN/ESPEN/ESPR/CSPEN 2018). 정맥영양의 주요

에너지원은 탄수화물과 지방유액(lipid emulsion)이며, 두 영양소를 함께 공급하는 것이 정맥영양 조성에 필요한 수액양의 감소, 호흡계수(respiratory quotient)의 감소 및 필수지방산 결핍방지 등에 효과적이다. 또한, 비단백열량(non- protein calorie, NPC)으로 충분한 에너지를 공급하는 것이 단백질 이용을 최대화할 수 있다.

표 9-5. **정맥영양 공급의 시작 및 진행 권장량**

	시작		진행		목표	
	미숙아	만삭아	미숙아	만삭아	미숙아	만삭아
GIR (mg/kg/min)	4~8	2.5~5	1~2	1~2	8~12	5~12
Protein (g/kg/day)	1.5~4	1.5~3	1	1	3~4	2.5~3
Fat (g/kg/day)	0.5~1	0.5~1	0.5~1	0.5~1	3	2.5~3

2) 정맥영양 구성성분의 1일 요구량

표 9-6. **정맥영양 구성성분의 1일 요구량**

Component	Maintenance (kg/day)	Component	Maintenance (kg/day)
Fluid (mL)	100~150	Acetate (mEq)	1~2
Calories (kcal)	90~120	Elemental Ca (mg)	20~80
Protein (g)	3.0~4.0	Phosphorus (mM)	1~2
Glucose (g)	10~20	Magnesium (mEq)	0.2~0.5
Fat (g)	1~3	Zn (mcg) - 미숙아	400
Na (mEq)	2~5	Zn (mcg) - 만삭아	250
K (mEq)	1~4	2~3 Copper (mcg)	20

(1) 탄수화물

총 칼로리의 40~60%를 탄수화물로 공급한다. 탄수화물은 산소 소모량을 증가시키고 이산화탄소를 생성하므로, 만성폐질환(chronic lung disease) 환자는 총 칼로리의 35% 미만으로 공급할 것을 추천하기도 한다. 공급 형태로 포도당이 사용되며, 일수화물은 1 g당 3.4 kcal, 무수화물은 1 g당 3.85 kcal의 에너지를 공급한다.

① 시작과 진행

초기의 당주입속도(Glucose infusion rate, GIR)는 정상아의 내인성 당 생성속도와 비슷하도록 만삭아는 2.5~5 mg/kg/min, 미숙아는 4~8 mg/kg/min로 공급하기 시작하며, 서서히 증량하여 8~12 mg/kg/min에 이르게 한다. 보통 10%의 농도로 시작하고, 1 kg 미만이면서 출생 초기 스트레스원이 있어 당불내성(glucose intolerance)을 보이는 환자는 5%로 시작할 수 있다. 환자의 당부하(glucose tolerence)를 확인하면서 1~2 mg/kg/min씩 증량하며, 최대 12 mg/kg/min에 이르게 한다. 말초정맥을 통하여 주입하는 정맥영양은 삼투압 900 mOsm/L과 포도당 농도 12.5%를 넘지 않도록 하며, 중심정맥은 최대 25%까지 주입할 수 있다.

(2) 단백질

미숙아에게 생후 24시간 이내에 단백질을 공급하는 것이 이화작용을 예방하고 질소축적을 촉진하며, 인슐린과 인슐린유사성장인자(insulin-like growth factor)의 감소를 방지함으로써 고혈당증 빈도를 낮출 수 있다. 따라서 미숙아에게 생후 첫날 단백질을 1.5~2.5 g/kg/day 정도 공급하는 것을 권장하고 있다(ESPGHAN/ESPEN/ESPR/CSPEN 2018). 미숙아에서 양성질소평형을 이루기 위해서는 최소 1.0~1.5 g/kg/day의 단백질 공급이 필요하며, 이와 더불어 비단백열량(NPC)도 함께 적정량 공급하여 단백질이 열량원으로 소모되는 양을 최소화하고 체내 구성성분을 만드는 데 사용되도록 한다. NPC: N (nitrogen)의 비율은 150~200:1이 적절하다.

① 시작과 진행

본원에서는 출생체중이 1.5 kg 미만이면 3.0 g/kg/day, 1.5 kg 이상이면 1.5 g/kg/day로 시작하여 0.5~1.0 g/kg/day씩 증량하며, 주수가 적은 미숙아일수록 3.5 g/kg/day까지 증량한다. 따라서 미숙아의 경우 3.0~4.0 g/kg/day, 만삭아는 2.5~3.0 g/kg/day까지 증량한다. 단, 혈중요소질소(Blood urea nitrogen, BUN) 수치가 40 mg/dL 이상이거나 현저한 대사성산증을 보이는 경우 증상이 호전될 때까지 감량하거나 2.0~2.5 g/kg/day 정도로 유지한다.

② 아미노산 조성

소아용 아미노산 수액은 측쇄아미노산(Branched chain amino acid, BCAA)의 함량이 높고, glycine, methionine, phenylalanine의 함량이 적다. 필수아미노산의 함량이 높으며, 특히 신생아에게 필수아미노산인 cystein, histidine, tyrosine, taurine이 풍부하다. 이 중 cysteine은 항산화작용에 중요한 역할을 하는 glutathione의 주요한 기질이며, taurine은 망막 및 뇌 발달, 담즙산 배설에 중요한 역할을 하므로 충분한 공급이 필요하다. 또한 소아용 아미노산제제는 성인용 제제보다 pH가 낮아 칼슘과 인의 용해도를 증가시키므로 요구량 충족에 도움을 준다. 국내에서 이용 가능한 제제는 6%와 10% 제제가 있으며, 수액제한 환자에게 요구량 투여를 위해서는 10% 제제가 도움이 된다. 두 제제의 아미노산 조성은 표 9-7에 제시하였다.

표 9-7. **소아용 아미노산제제의 조성 비교**

종류	Trophamine® 6% 1 g = 16.6 mL	Primene® 10% 1 g = 10 mL
조성	정상 유소아의 혈장 아미노산	제대혈 아미노산
Essential Amino Acids	(mg/ 1 g total amino acids)	
Isoleucine	81.3	67
Leucine	139.4	100
Lysine	81.3	110
Methionine	33.2	24
Phenylalanine	48.1	42
Threonine	41.5	37
Tryptophan	19.9	20
Valine	78.0	76
Histidine	48.10	38
Cysteine	2.3	18.9
Tyrosine	23.2	4.5
Taurine	2.5	6
Nonessential Amino Acids	(mg/ 1 g total amino acids)	
Alanine	53.1	80
Arginine	121.2	84
Proline	68.1	30
Serine	38.2	40
Glycine	36.5	40
L-aspartic aicd	31.5	60
L-glutamic acid	49.8	100
Ornithine	0	31.8

(3) 지방유액

지방은 1 g당 9 kcal의 에너지를 공급하며, 칼로리의 25~40%를 투여하고, 최대 60%까지 가능하다. 원내에서 주로 투여하는 제품은 fish oil base의 20% SMOF lipid®로 soybean oil 30%, MCT 30%, olive oil 25%, fish oil 15%로 이루어져 있다. 20% 유액으로 2 kcal/mL이며 ω-6:ω-3가 2.5:1로 권장비(4:1~2:1)에 해당한다.

① 시작과 진행

0.5~1 g/kg/day로 시작하여 0.5~1 g/kg/day씩 증량하며, 최대 3 g/kg/day까지 투여한다. 급성 스트레스 상황이거나 1 kg 미만의 아기는 더 소량씩 증량하며, 성장부진인 경우 최대 3.5 g/kg/day까지 가능하다. 필수지방산의 결핍방지를 위해 적어도 0.5~1 g/kg/day는 투여해야 하고, 필수지방산 함량이 적은 지방유제의 경우에는 더 많은 양이 필요할 수 있다. 필수지방산의 산화 방지를 위해 적절한 칼로리와 함께 공급되어야 한다. 필수지방산 결핍증상은 성장 저하, 상처 치유 지연, 감염에 대한 감수성 증가, 혈소판감소증, 빈혈, 피부염 등이다. 지방의 청소율을 최대화하기 위해 18~24시간 동안 지속주입한다. 혈중 트리글리세라이드 농도는 200~250 mg/dL 이하로 유지하며, 4 g/kg/day 이상의 과다한 지방공급은 산소교환 장애 및 폐환기관류불균형(pulmonary ventilation perfusion mismatch)을 유발할 수 있으므로 주의한다. 균혈증, 다장기부전, 간질환 및 신질환 환자는 고트리글리세라이드혈증의 발생 위험이 높다. 교환

수혈을 요구하는 고빌리루빈혈증 환자는 핵황달의 위험이 있으므로 투여량을 1~2 g/kg/day로 감량하고 균혈증의 급성기와 심각한 호흡부전 환자도 1~2 g/kg/day로 감량 투여한다. 혈중 빌리루빈 수치가 교환수혈 기준치의 50% 이하가 되고 균혈증 및 호흡부전 증상이 호전되면 정상 용량으로 증량 투여하도록 A.S.P.E.N (American Society for Parenteral and Enteral Nutrition)에서는 권고하고 있다. 또한 직접빌리루빈 수치 2.0 mg/dL 이상의 담즙정체성 황달(cholestatic jaundice)이 발생하면 투여량을 1.0~1.5 g/kg/day로 제한한다. Fish oil을 함유한 제제가 담즙정체 개선에 도움이 될 수 있다는 보고가 있다.

② 중단시기

통상 일일수액공급량의 절반 이상이 경구수유로 진행될 경우 중단하나, 수액량 제한 등으로 인해 열량이 부족한 경우 투여 중단시기를 늦추기도 한다. 혈중 트리글리세라이드 농도가 200~250 mg/dL를 상회하는 경우 투여를 중지하고, 재검하여 정상화된 것을 확인하면 원래 투여하던 지방유액량의 절반으로 투여를 재개하도록 한다.

③ 투여경로

미숙아의 지방유액 투여는 PN 혼합물(2-in-1 solution, dextrose-amino acid solution)과 별개로 Y-site로 투여한다. 성인의 경우 TNA (Total nutrient admixture, 3-in-1 solution; dextrose, amino acid, lipid가 함께 혼합)로 투여하기도 하나, 미숙아에게는 추천되지 않는다. 미숙아용 정맥영양은 칼슘과 인의 함량이 높아 침전 유무를 잘 관찰해야 하는데, TNA는 관찰이 어렵고, 지방유액을 PN에 혼합하면 pH가 증가하여 칼슘과 인의 용해도가 감소한다. 또한, 지방유액은 1.2 micron 이상의 필터를 사용해야 하므로, TNA로 할 경우 PN에 사용하는 0.22 micron filter를 사용할 수 없어 세균 제거에 비효과적이며, TNA가 2-in-1 PN에 비해 세균이 더 잘 성장한다.

(4) 전해질과 미네랄

전해질은 환자의 혈중농도, 이전 투여량, 임상상태에 따라 조정한다. 미숙아는 생후 첫 3주 동안 다량의 뇨중 전해질 손실이 발생하여 요구량이 증가할 수 있다.

① Na (NaCl/NaAcetate)

　i) 유지용량: 2~5 mEq/kg/day

　　초극소저체중아(ELBW)는 8~10 mEq/kg/day까지 투여하기도 한다.

　ii) 초기 Na의 투여량 및 고나트륨혈증은 뇌출혈과 연관이 있다는 보고가 있어, 출생체중 1 kg 미만의 ELBW는 초기 이뇨기(출생 후 3~4일)가 지난 후 투여하기 시작한다.

　iii) 보통 Cl와 Ac의 비율을 2:1로 투여하고, 산염기 상태에 따라 비율을 조절한다.

- ⓔ 대사성산증: ↑ acetate(현재 NaAcetate 제제는 유통되지 않으며 원내에서 제조하여 사용하고 있다.)
  장기간 이뇨제 투여 등으로 인한 대사성 알칼리증:
  ↑ chloride

② K (KCl/KH$_2$PO$_4$)

  ⅰ) 유지용량: 1~4 mEq/kg/day

  ⅱ) 생후 2~3일째 소변량이 유지되면서 혈중 K 농도가
     4 mEq/L 이하일 때 투여하기 시작한다.

  ⅲ) ELBW는 출생 3일 이내에 고칼륨혈증 발생 가능성이
     높으므로 주의 깊게 모니터링한다.

  ⅳ) 환자의 요구량에 따라 Cl: PO$_4$ 비율을 조절한다.

  ⓔ 저인산혈증성 골감소증: ↑ KH$_2$PO$_4$

③ Cl (NaCl/KCl)

  ⅰ) 유지용량: 1~5 mEq/kg/day

  ⅱ) 보통 Na와 K의 2/3은 chloride로, 1/3은 phosphate나
     acetate로 공급한다.

④ Ca (10% Ca gluconate)

  ⅰ) Ca gluconate 1mL = elemental Ca 9.76 mg

  ⅱ) 요구량: 만삭아는 20~25 mg/kg/day
            미숙아는 40~80 mg/kg/day

  ⅲ) ELBW, asphyxia, infant of DM mother는 혈중 Ca 농도를

출생 후 12시간 이내에 검사하여 투여 여부를 결정한다.

iv) 말초정맥으로 투여 시 혈관외유출(extravasation)되면 조직괴사 발생 위험 높다.

v) 미숙아용 정맥영양은 Ca과 P의 함량이 높아 침전 생성 위험이 높다(일반적으로 임상에서는 TPN 중 Ca (mEq/L)+2*P(mM/L) <45를 권장하나, 용해도는 용액의 pH, 온도, 아미노산 농도 등 다양한 요인의 영향을 받을 수 있다).

⑤ P (KH_2PO_4)

i) 유지용량: 31~62 mg/kg/day (1~2 mM/kg/day)

ii) Ca : P (mg) = 1.3~1.7 : 1 비율로 투여하면 bone mineralization을 최대화할 수 있다.

> 예 Mineral 처방의 실제

(i) Total K^+ = 2 mEq/kg/day, 먼저 KH_2PO_4를 결정

(ii) Elemental Ca : P = 1.3~1.7 : 1 = 45 mg : 26~34 mg

(iii) KH_2PO_4 1 mEq = P 32 mg

즉 P 26~34 mg = KH_2PO_4 1 mEq

(iv) KCl 투여량 = total K^+ (2 mEq/kg/day) - KH_2PO_4 (1 mEq/kg/day) = 1mEq/kg/day

⑥ Mg (10% $MgSO_4$)

i) 유지용량: 0.2~0.5 mEq/kg/day

ii) 출산 전 조산방지를 위해 $MgSO_4$를 투여 받은 산모로부터 출생한 아기는 혈중 Mg가 높을 수 있으므로, 반드시

혈중 Mg 농도를 확인 후 투여하기 시작한다.

(5) 미량원소

미량원소는 보효소나 항산화활성의 보조인자 등으로 작용하며, 성장 및 발달에 필수적이다. Copper와 manganese는 담즙으로 배설되므로 담즙정체성 황달(cholestatic jaundice) 환자에게는 감량 투여한다. 신부전 환자는 selenium, chromium, molybdenum을 제외한다. 국내에서는 Zn, Cu, Cr, Mn 혼합제제(Furtman®, Neotrace®)로써 정맥영양에 혼합하여 공급하고, 미숙아의 경우 Zinc sulfate IV 제제를 추가로 혼합하여 'Zinc'의 요구량을 충족시킬 수 있다.

표 9-8. **신생아에서 정맥영양을 통한 미량원소 투여 권장량 및 미량원소 제제 비교**

	권장량 (mcg/kg/day)	Furtman® (2 mL/vial)		Neotrace® (2 mL/vial)	
		함량 (mg/mL)	1일 투여량 (mcg/kg/day)	함량 (mg/mL)	1일 투여량 (mcg/kg/day)
Zinc	400 (preterm)	5	100	1.5	300
	250 (term)				
Copper	20	1	20	0.1	20
Manganese	1	0.5	10	0.025	5
Chromium	0.05~0.2 (preterm)	10 mcg/mL	0.2	0.85 mcg/mL	0.17
	0.2 (term)				
Selenium	1.5~2	-		-	
Iodide	1	-		-	
Molybdenum	0.25	-		-	

(6) 비타민

미숙아에게 정맥영양을 통한 비타민의 추천 투여량은 표 9-9와 같다. 그동안 미숙아의 요구량에 최적화된 시판 제제가 없어 성인용 멀티비타민 제제를 사용하였기 때문에, 적절한 비타민 투여에 어려움이 있었다. 특히 Vitamin A의 결핍이 만성폐질환 악화와 관련이 있으므로 결핍되지 않도록 주의한다. 본원에서는 필요시 최근 국내에서 사용 가능해진 소아용 복합 비타민주인 Infuvite®를 사용하고 있다.

표 9-9. **미숙아에서 정맥영양을 통한 비타민 투여 권장량**

Vitamin	Dose
Vitamin A	700~1500 IU/kg/day
Vitamin D	80~400 IU/kg/day
Vitamin E	2.8~3.5 IU/kg/day
Vitamin K	10 mcg/kg/day
Thiamine	350~500 mcg/kg/day
Riboflavin	150~200 mcg/kg/day
Vitamin C	15~25 mg/kg/day
Vitamin B_6	150~200 mcg/kg/day
Niacin	4.0~6.8 mg/kg/day
Pantothenic acid	2.5 mg/kg/day
Biotin	5~8 mcg/kg/day
Vitamin B_{12}	0.3 mcg/kg/day
Folic acid	56 mcg/kg/day

표 9-10. 서울아산병원 내 multivitamin 제제 함량 비교

Vitamin	Tamipool® (5 mL)	M.V.I.® (5 mL)	Infuvite® (4 mL + 1 mL)	Unit
Fat soluble				
Vitamin A	3,300	10,000	2,300	IU
Vitamin D	200	1,000	400	IU
Vitamin E	10	5	7	IU
Vitamin K	-	-	0.2	mg
Water soluble				
Thiamine (B$_1$)	3.81	50	1.2	mg
Riboflavin (B$_2$)	3.6	12.7	1.4	mg
Ascorbic acid (C)	100	500	80	mg
Pyridoxine (B$_6$)	4.86	15	1	mg
Nicotinamide (B$_3$)	40	100	17	mg
Pantothenic acid (B$_5$)	15	25	5	mg
Biotin	60	-	20	mcg
Cyanocobalamine (B$_{12}$)	5	-	1	mcg
Folic acid	400	-	140	mcg

① Infuvite® 투여 권장량

   i)   체중 1 kg 미만 : Large vial 1.2 mL + Small vial 0.3 mL

   ii) 체중 1~3 kg 미만 : Large vial 2.6 mL + Small vial 0.65 mL

   iii) 체중 3 kg 이상 : Large vial 4 mL + Small vial 1 mL

② Vitamin K₁ (IM 투여): Infuvite® 투여 시에는 별도의 Vitamin K의 보충이 필요하지 않다.

ⅰ) Wt < 1 kg: 0.3 mg/week

ⅱ) Wt ≥ 1 kg: 교정주령 < 37주 0.75 mg/week

교정주령 ≥ 37주 1.0 mg/week

(7) Heparin

카테터폐쇄를 방지하기 위해 500 IU/L 농도로 정맥영양에 혼합하도록 한다.

3) 정맥영양 관련 부작용

미숙아에게 정맥영양을 투여하면서 나타날 수 있는 합병증을 잘 관찰해야 한다. 카테터의 삽입에 의해 혈관누공, 색전증, 카테터삽입 부위의 혈관외유출(extravasation), 기흉, 출혈, 흉막외삼출, 주사부위 동통, 침윤 및 딱지형성, 혈전증 등이 발생할 수 있다. 또한 감염의 위험이 증가하므로 철저한 관리가 필요하다. 정맥영양의 구성성분을 과다하게 또는 부족하게 공급 시 대사적 부작용이 발생할 수 있으며, 여기에는 담즙정체성 황달, 전해질 이상, 필수지방산 결핍, 고암모니아혈증, 고트리글리세라이드혈증, 저칼슘/고칼슘혈증, 대사성산증, 대사성골질환, 전신성고질소혈증(pre-renal azotemia), 비타민/전해질 및 미량원소 결핍 등이 포함된다.

(1) 감염증

① 재태주령이 낮을수록, 정맥영양 투여 기간이 길수록 발생 위험 높다.

② 주요 원인균

- 박테리아: *Staphylococcus epidermidis, Staphylococcus aureus*

- 진균: *Candida species, Malassezia furfur*

(2) 정맥영양에 의한 담즙정체성 황달(TPN-induced cholestatic jaundice)

① 재태주령이 낮을수록, 정맥영양의 투여기간이 길수록(2주 이상) 발생 빈도가 높다.

② 위험요인: 칼로리와 영양소(dextrose, lipid, amino acids, Cu, Mn)의 과다 공급, 감염증, 장관기능 저하, 장기간 금식 지속 또는 경장영양불량 등

③ 치료

i) 담즙정체가 발생하면, 정맥영양을 중단하고 경장영양을 시작하는 것이 좋다.

ii) 정맥영양 중단이 어려운 경우,

- 과도한 열량 공급을 피하며 정맥영양에서 담즙 배설되는 Cu, Mn 축적 방지 위해 Cu, Mn을 감량 투여해야 한다.

- Taurine이 풍부하게 함유된 소아용 아미노산의 사용과 ursodeoxy-cholic acid 10~15 mg/kg 1일 2회 투여가 도움이 된다.

- 트리글리세라이드 청소율 증가 및 항염증활성을 통한 담
즙정체 개선을 위해 오메가-3 함량이 풍부한 SMOFlipid
®, 100% fish oil 제제인 Omegaven®의 투여가 도움이
될 수 있다.
- 완전 경장영양 시 담즙정체를 보이는 경우에는 경구용
지용성 비타민 제제를 추가 투여하고 비타민 혈중농도
의 모니터링이 필요하다.

(3) 대사성골질환(Metabolic bone disease, MBD)

① X-ray상 골밀도 저하 소견이 관찰되거나 ALP 수치가 900
IU/L 이상으로 상승하고 혈중 인(P) 농도가 < 5.6 mg/
dL(1.8 mmol/L)일 때 의심할 수 있으며, 25(OH)-Vit D 및
PTH level 등의 추가 검사 시행을 통해 감별한다.

② 위험 요인

i) 재태주령이 낮을수록, 정맥영양의 투여기간이 4주 이상
지속될 수록, 경장영양 진행이 느릴수록 발생 위험이 높
다.

ii) 지속적인 수액제한, 정맥영양 중 Ca, P 공급량 부족, Ca,
P 공급량 부족 및 결핍으로 인한 이차적 비타민 D 결핍,
정맥영양 중 알루미늄 혼입, 이뇨제나 스테로이드의 장
기간 투여 등이 위험요인이 된다.

③ 치료

   i) 가능한 빨리 경장영양을 진행하고, Ca, P, 비타민 D를 충분히 공급하며, 이때 뼈의 골화(bone mineralization)를 최적화하기 위하여 Ca과 P의 중량 비율 1.3~1.7:1 정도로 유지한다.

   ii) 이전 국내에서 TPN 내에 혼합 투여 중인 복합 비타민주들은 성인용으로 소아에게 적절한 비타민 D를 공급하기에 어려움이 있었으나, 소아용 복합 비타민주인 Infuvite®를 사용하면 보다 적절한 비타민 D의 투여가 가능하다. 비타민 D의 추가 투여를 위해 경구용 비타민 D 시럽제를 사용할 수 있다.

4) Vanilla TPN

극소저출생체중아에게 출생 직후 아미노산을 공급해 줄 목적으로 정맥영양을 만들 수 없는 야간에 유용하게 쓰인다. 출생 직후 fluid를 70 mL/kg/day로 투여할 때 아미노산의 하루 투여량이 1.5 g/kg/day에 해당하는 조성이며, 10% Vanilla TPN에 Ca을 추가하는 경우 900 mOsm/L를 초과하게 되므로 중심정맥을 통하여 투여해야 한다. 간혹 낮 시간에도 쓰고 있던 정맥영양액을 중단하고, 다음 정맥영양액이 조제되어 오기까지 새로운 조성의 수액이 필요할 경우에도 쓸 수 있다. 출생체중 혹은 당부하(glucose tolerance)에 따라 포도당 5%, 10%, 15% 세 종류를 사용한다. 신생아중환자실 냉장고에 매일 5~6개씩 비치할 수 있도록 조제하며, 냉장보관 시 조제일로부터 48시간 내 사용하고 있다.

① 5% Vanilla TPN : 5% dextrose + 2.2% amino acid

   50% dextrose 10 mL

   10% Primene 22 mL

   증류수 68 mL

② 10% Vanila TPN : 10% dextrose + 2.2% amino acid

   50% dextrose 20 mL

   10% Primene 22 mL

   증류수 58 mL

③ 15% Vanilla TPN : 15% dextrose + 2.2% amino acid

   50% dextrose 30 mL

   10% Primene 22 mL

   증류수 48 mL

3 경장영양(Enteral Nutrition)

경장영양은 환아의 재태주령, 임상상태, 수유능력에 근거하여 개별화되어야 한다.

1) 경장영양제제

(1) 모유

① 모유는 미숙아를 포함한 모든 신생아에게 가장 적합한 영

양공급원이다. 각종 면역 및 항균 인자, 호르몬, 효소 및 opioid peptide들은 인공영양으로는 대체할 수 없다. 분만 후 1개월까지는 만삭아 분만 산모의 모유에 비해 미숙아 분만 산모의 모유에 단백질과 나트륨의 함량이 높다.

- 장점: 괴사성장염(necrotizing enterocolitis, NEC)의 빈도 감소, 위장관 배출 시간 단축, 감염 빈도 감소, 신경 발달의 이점 등의 이점이 있다.
- 초극소미숙아에게 거대세포바이러스(Cytomegalovirus, CMV)가 양성인 모유를 수유해야 한다면 저온살균화(pasteurization) 또는 -20℃에서 얼렸던 모유를 수유한다.

② 극소저체중아에서 모유가 부족하거나 수유할 수 없는 경우 기증 모유(donor human milk)를 고려한다.

- [서울] 강동경희대학교병원 모유은행(https://www.khnmc.or.kr/milkbank/)
- [전북] 제일산부인과 모유은행(http://www.jeilobgy.com/)
- 한국모유연구소 밀키웨이(https://www.milkywaylab.co.kr/)

③ 모유만으로는 미숙아의 성장에 필요한 에너지, 단백질, 칼슘, 인 등 요구량을 충족시킬 수 없어 경장영양이 어느 정도(약 70 mL/kg/day) 진행되면 영양 강화가 필요하다.

(2) 조제분유(표 9-11)

모유가 부족하거나 수유할 수 없는 경우, 특정 영양소의 섭취 조절이 필요한 경우 등에서 조제분유를 수유한다. 미숙아에서 미숙아 분유 외의 조제분유를 수유할 경우 성장에 필요한 요구량이 충족되지 않을 수 있으므로 주기적인 모니터링이 필요하다. 질환별 권장되는 특수 분유에 대해 표 9-12에 제시하였다.

① 일반분유: 모유와 비슷하도록 우유를 원료로 조제한 분유

② 유당제거 분유(예 앱솔루트 유당불내증®): 유당불내증에 사용하며 갈락토스혈증에는 금기이다.

③ 대두단백 분유(예 앱솔루트 SOY®, 임페리얼드림XO 알레기®, 트루맘 메디소이®): 대두단백을 원료로 만든 분유로 유당이 없다. 피틴산이 무기질 흡수를 방해하기 때문에 미숙아에서는 권장하지 않으며, 선천성갑상선기능저하증으로 복용하는 갑상선호르몬제의 흡수가 저하될 수 있어 더 많은 용량이 필요할 수 있다. 유당불내증, 갈락토스혈증, IgE 매개 유단백 알레르기, 채식주의자 가족에서 고려한다.

④ 미숙아 분유(예 앱솔루트 프리미®, 이른둥이 분유®): 미숙아의 요구량을 고려해 단백질, 비타민, 무기질의 함량을 높인 분유. 미숙아의 낮은 lactase 활성도(만삭아의 30%)를 고려해 유당과 덱스트린이 사용되며 췌장 lipase · 담즙산

분비 부족을 고려해 중쇄지방(medium-chain triglyceride, MCT) 비율이 높다(30~50%). 단백질 흡수율을 높이기 위해 whey:casein 비율이 60:40으로 조정되어 있다(참고: 모유 80:20, 우유 18:82).

⑤ 단백질 가수분해 분유

i) 부분 가수분해 분유(예 앱솔루트 센서티브®, 아이엠마더 컴포트 케어®): 단백질을 부분 가수분해한 분유로 항원성이 있기 때문에 유단백 알레르기에는 사용할 수 없다.

ii) 완전 가수분해 분유(예 앱솔루트 HA®): 단백질을 완전 가수분해하여 항원성이 없는 아미노산 및 펩타이드로 구성된 분유이며, 유당이 없고 일반분유에 비해 MCT 함량이 높다. 유단백 알레르기, 대두단백 알레르기, 유당불내증, 갈락토스혈증, 흡수장애증후군에서 사용한다. 맛이 떨어지지만 쓴맛에 대한 감각이 발달하기 전인 어린 월령에서 수유를 시작하는 경우 대개 잘 적응한다.

※ HA 또는 hypoallergenic가 표기된 외국 분유는 부분 가수분해 분유를 의미

⑥ MCT 분유(예 앱솔루트 엠씨티 포뮬러®): 총 지방의 85% 정도가 MCT로 구성되어 지방 흡수가 용이하며 유당이 없다. 담즙산 결핍, 장 점막 손상 및 단장증후군, 림프계 이상 (chyle effusion), 췌장의 외분비기능장애 등 장쇄지방 (long-chain triglyceride, LCT)의 소화에 장애가 있는 경우

사용한다. MCT 분유만을 수유하는 경우 필수지방산 공급이 부적절할 수 있다(예: 담즙정체성 질환, 심장병수술 후 등).

⑦ 저인 분유(예 앱솔루트 LP®): 인의 함량을 낮춰 칼슘과 인의 비율을 4:1로 조절한 분유(모유 2:1, 일반분유 1.2~2:1). 혈중 칼슘과 인의 조절이 미숙한 신생아나 신기능이 손상되어 혈중 칼슘과 인의 비율에 불균형이 발생한 환아에게 사용한다.

⑧ 아미노산 분유(예 네오케이트®): 단백질 급원으로 100% 아미노산이 함유된 분유이며 유당이 없으나 삼투압이 높다. 단백질 완전 가수분해 분유에도 알레르기 반응이 있거나 심각한 흡수장애가 있을 때 사용한다.

⑨ 급성설사 분유(예 노발락AD®, 앱솔루트 아기설사®, 임페리얼드림XO 닥터®, 트루맘 메디설사®): 세균, 바이러스 감염 등으로 인한 급성 설사 시 소화력 저하를 고려해 유당은 매우 소량 함유, 지방 함량은 낮추고 손실된 전해질 함량을 높인 분유. 장내 유해균의 증식을 억제하기 위해 철분을 제한하며 영양 불균형 우려가 있어 1~2주 이상 단일 영양공급원으로 사용하지 않는다.

⑩ 선천성대사이상 분유: 아미노산, 칼슘 등 특정 영양소 대사

과정에 이상이 발생하여 일반분유를 수유할 수 없는 대사
질환 환자에게 사용하는 분유. 대사 이상의 원인 물질을 제
거하였고 질환별로 다양한 특수 분유(⑩ UCD formula,
PKU formula, MPA formula 등)가 있다. 제한하는 영양소
라도 최소한의 필요량을 섭취하기 위해 반드시 일반분유를
일부 병행해야 한다.

⑪ 기타: 위 내에서 점도를 형성하도록 옥수수전분을 함유한
   항구토 분유(⑩ 노발락AR®), 유당 함량을 낮춘 영아산통분
   유(⑩ 노발락AC®), 변비에 사용하는 분유(⑩ 노발락IT®)
   등이 있다.

표 9-11. 일반분유 및 특수 분유 성분표

제품명 / 성분	일반조제분유(액상)			특수 분유										
				매일유업(앱솔루트 시리즈)							남양유업		SHS	
	매일 명작 (0~6개월)	남양, 임페리얼 XO (0~6개월)	일동 후디스, 트루맘 (0~12개월)	유당불내증	SOY (6개월~)	프리미	HA	엠씨티포뮬러	LP	아기설사	임페리얼 XO 알레기1	이른둥이분유	네오케이트	인파트리니
	100 mL	100 mL	100 mL	100 mL (14%)	100 mL (14%)	100 mL (16%)	100 mL (14%)	100 mL (13%)	100 mL (14%)	100 mL (13%)	100 mL (액상)	100 mL (16%)	100 mL (15%)	100 mL (20%)
열량(kcal)	70	69	69	67	65	80	70	60	70	55	69	82	71.3	100
탄수화물(g)	8.7	8.5	8	8.1	7	8.5	7.8	7	8	9	8.5	8.3	8.1	10.88
단백질(g)	1.3	1.6	1.5	1.5	2	2.4	1.81	2	2	2	1.5	2.4	1.95	2.5
지방(g)	3.3	3.2	3.4	3.2	3.3	4.13	3.5	2.7	3.3	1.2	3.2	4.3	3.5	5.16
LCT:MCT	96:4	87.5:12.5	80:20	96:4	자료없음	61:39	85:15	18:82	96:4	97:3	87.5:12.5	57:43	81:19	자료없음
삼투압 mOsm/kg	348	280	311	159	190	306	203	125	287	260	280	340	360	360
신용질부하 mOsm/L	117	150	130	139	184	216	147	182	152	170	150	210	172	229
칼슘(mg)	48	45	46	56	81	115	50	57	52	52	70	120	48.8	81
인(mg)	25	25	26	35	53	64	28	43	12	36	40	63	34.5	57.2
나트륨(mg)	20	21	20	29	30	51	27	40	20	40	27	37	18	42
염소(mg)	42	45	39	49	49	76	39	50	39	39	50	51	43.5	62
칼륨(mg)	61	64	65	66	78	66	58	77	63	71	72	80	63	100
마그네슘(mg)	5.6	5	5.2	4.2	5.6	8.8	5.5	7	5.6	4	5	6.4	5.1	7.5
요오드(μg)	8.4	8	9.1	11.9	8.4	16	4.2	4.5	–	–	9	8	7.05	16
망간(μg)	4.2	4.5	3.9	14	14	16	6	30	4.2	–	5	4.8	57	50

성분	일반조제분유(액상)			특수 분유							남양유업		SHS	
제품명	매일 명작 (0~6 개월)	남양, 임페 리얼 XO (0~6 개월)	일동 후디 스, 트루 맘 (0~ 12 개월)	매일유업(앱솔루트 시리즈)							임페 리얼 XO 알레 기1	이른 둥이 분유	네오 케이 트	인파 트리 니
				유당 불내 증	SOY (6개 월~)	프 리 미	HA	엠씨 티 포 뮬러	LP	아기 설사				
성분	100 mL	100 mL	100 mL	100 mL (14%)	100 mL (14%)	100 mL (16%)	100 mL (14%)	100 mL (13%)	100 mL (14%)	100 mL (13%)	100 mL (액상)	100 mL (16%)	100 mL (15%)	100 mL (20%)
구리(µg)	45	47	43	47	53	80	42	75	45	–	30	83	57	60
아연(mg)	0.5	0.45	0.4	0.77	0.7	1.12	0.5	0.5	0.4	–	0.4	0.81	0.75	0.72
철(mg)	0.56	0.7	0.65	0.76	1.2	1.52	0.84	1.1	–	–	0.8	0.24	1.05	0.8
셀레늄(µg)	2	1.1	1.1	2.1	–	4	1.82	–	–	–	–	2.1	1.65	2.5
비타민 A (µg RE)	71	63	66.3	54	63	200	65	144	71	71	70	128	79.2	66.8
비타민 D(µg)	1.3	0.8	0.91	1	1.3	3.7	1.3	1.2	1.3	1	1	1.6	1.3	1.6
비타민 E (mg α–TE)	0.66	0.6	0.59	0.77	1.4	2.2	0.7	1.4	0.7	0.4	0.6	2.4	0.5	1.1
비타민 K (µg)	4.2	3.1	3.25	4.2	4.2	9.6	3.6	9.7	4.2	–	3.5	4.8	3.15	5.9
비타민 C (mg)	9	7.8	7.15	11.9	7	18	7	9	7	7	6.6	16	6	10.56
비타민 B₁ (mg)	0.07	0.06	0.05	0.06	0.04	0.11	0.06	0.1	0.05	0.04	0.06	0.17	0.06	0.1
비타민 B₂ (mg)	0.08	0.06	0.13	0.09	0.08	0.204	0.07	0.1	0.1	0.07	0.07	0.19	0.09	0.1
비타민 B₆ (mg)	0.04	0.05	0.03	0.04	0.04	0.136	0.03	0.08	0.04	0.04	0.04	0.13	0.08	0.04
비타민 B₁₂ (µg)	0.28	0.2	0.19	0.22	0.2	0.48	0.2	0.37	0.28	0.15	0.15	0.48	0.19	0.4
니아신 (mg NE)	0.7	0.4	0.52	0.56	0.7	1.2	0.7	1.3	0.7	0.4	0.4	3.2	1.47	0.84
엽산 (µg)	14	13	11	16.8	14	29	16	9.7	14	11	14	31	5.7	9.76
비오틴 (µg)	2.8	2	1.56	2.8	2.8	4.8	2.8	4.8	2.8	1.1	2.2	4	3.9	2.3
판토텐산 (mg)	0.42	0.3	0.33	0.42	0.4	0.97	0.4	0.6	0.4	0.4	0.4	0.8	0.4	0.5
이노시톨 (mg)	–	4.5	4.55	4.9	4.9	9	4.9	5.2	4.9	–	3.3	3.7	15	자료없음

SHS, Scientific Hospital Supplies Ltd

표 9-12. **질환에 따른 특수 분유 사용**

질환	영양적 문제 및 고려사항	권장 분유
유단백, 대두단백 알레르기	소화장애	HA 분유, 아미노산 분유
기관지폐형성이상(BPD), 울혈성심부전	에너지요구량 증가, 수분제한	고열량분유
담도폐쇄(BA), 간부전, 췌장외분비부전	LCT 소화·흡수장애	HA 분유, MCT 분유 (LCT ~45%, MCT ~55%)
유미흉, 림프관기형	림프관을 통한 LCT 손실 증가	MCT 분유
갈락토스혈증	무유당(lactose free) 영양	대두단백 분유, HA 분유
유당불내증	유당 소화·대사 장애	유당제거 분유, HA 분유, 대두단백 분유
괴사성장염(NEC)	소화장애	미숙아 분유, HA 분유 아미노산 분유
장부전, 단장증후군	소화장애	HA 분유, 아미노산 분유
신기능 장애, 저칼슘혈증, 고인산혈증	인 배설 장애	LP 분유
급성 설사(바이러스성 또는 세균성 장염, 이차성 유당불내증 등)	lactase 활성 저하, 소화력 저하, 유해균 증식 우려	급성설사분유 (→ 만성설사 시 HA 분유)

BPD, bronchopulmonary dysplasia; BA, biliary atresia; NEC, necrotizing enterocolitis

(3) 영양 강화

① 모유강화제(Human Milk Fortifier, HMF) (표 9-13)

에너지, 단백질, 칼슘, 인 등 무기질과 비타민을 강화할 수 있도록 액상 또는 가루로 되어있다. 원재료에 따라 bovine-based 또는 protein hydrolysate HMF와 human milk-based HMF가 있으며 현재 국내에서는 전자만 사용 가능하다. 다음의 경우에서 체중 3.5 kg 도달 시까지 모유강화제 사용을 고려할 수 있다.

• 임신 34주 이전 출생
• 출생체중 1,500 g 이하
• 2주 이상의 정맥영양공급(칼슘, 인 공급 부족)
• 출생체중은 1,500 g 을 초과했으나 성장이 부적절한 경우, 또는 수분제한이 필요한 경우

표 9-13. 모유, 모유강화제 및 미숙아분유의 영양 조성

영양소	모유		씨밀락 HMF	엔파밀 HMF	앱솔루트 프리미	이른둥이 분유	미숙 모유 + 엔파밀 HMF
	만삭[†]	미숙[†]	4포 (3.6 g)	4포 (2.84 g)	(16%) 100 mL	(16%) 100 mL	100 mL + 4포
에너지, kcal	65	67	14	14	80	82	81
단백질, g	1.2	1.4	1	1.1	2.4	2.4	2.5
지방, g	3.2	3.9	0.36	1	4.13	4.3	4.9
탄수화물, g	7.4	6.6	1.8	<0.4	8.5	8.3	6.6~7
칼슘, mg	27	25	117	90	115	120	115
인, mg	13.5	13	67	50	64	63	63
나트륨, mg	14	25	15	16	51	37	41
칼륨, mg	50	57	63	29	66	80	86
아연, mg	0.22	0.34	1	0.72	1.12	0.81	1.08
철분, mg	0.035	0.12	0.32	1.44	1.52	0.24	1.56
마그네슘, mg	3.3	3.1	7	1	8.8	6.4	4.1
엽산, mcg	8.5	3.4	23	25	29	31	28.4
삼투압, mOsm/kg	-	290	385*	+35* mOsm/kg	306	340	325
신용질부하, mOsm/L	-	125.6	231*	9.8 mOsm/4포	216	210	219.2

Similac® Human Milk Fortifier Powder; Enfamil® Human Milk Fortifier Powder
[†] 2020 한국인 영양소 섭취기준, [†] Abbott사, Pediatric Nutrition Product Guide 2020
* 모유 25 mL당 1포 혼합 기준

② 고열량분유

심폐 질환으로 수분제한을 하는 경우, 요구량이 높은 경우 등에서 열량 밀도를 높인 분유(고열량분유)가 필요하다. 고열량분유 조제 시 삼투압(상한 450 mOsm/kg 또는 400 mOsm/L)과 신용질부하(상한 277 mOsm/L 또는 30~35 mOsm/100 kcal)가 증가하나 대부분의 영아에서 점진적으로 열량을 강화(6~12 kcal/100 mL)하면 대체로 잘 적응한다. 서울아산병원의 고열량 미숙아분유의 조성은 표 9-15에 제시하였다.

- **신용질부하(potential renal solute load, PRSL) 계산법**

  mOsm PRSL = (단백질 함량 g × 5.7) + [Na (mEq) + K (mEq)
  + Cl (mEq) + P (mg) ÷ 31]

i) 영양강화제 혼합(표 9-14): 탄수화물, 지방 모듈라 사용 시 신용질부하를 높이지 않아 100 kcal/100 mL 이상 열량 밀도를 높일 수 있으나 탄수화물:단백질:지방 비율을 고려해야 하며 단백질 모듈라 사용 시에는 신용질부하가 높아진다는 점을 주의한다. 미량영양소 함량은 거의 변하지 않으므로 특정 영양소의 섭취를 제한할 경우 유용할 수 있으나 수유량 제한이 심할 경우에는 미량영양소 공급이 부적절할 수 있다. 필요시 모유에도 탄수화물, 단백질 모듈라 등의 영양강화제를 첨가할 수 있다.

표 9-14. **영양강화제의 종류 및 특징**

종류	특징
탄수화물 예) 하이칼®	• 1 g당 열량 4 kcal를 공급한다. 유당이 함유되어 있지 않다. • 삼투압을 증가시키며 과다 사용 시 설사 가능성이 있다.
지방 예) MCT 오일, 　　MCT 파우더®	• 오일 1 g당 열량 8.5~8.9 kcal, 파우더 1 g당 7.7 kcal를 　공급한다. • 삼투압을 높이지 않고 소화 흡수가 용이하나 필수지방산은 　포함되어 있지 않다. • 위배출 시간 지연, 식욕저하가 있을 수 있으며 열량 대비 　60% 이상 지방공급 시 케토시스 가능성이 있다.
탄수화물 및 지방 예) 듀오칼®, 　　멀티칼®	• MCT와 LCT, 탄수화물 혼합물 • 1 g당 열량 4.9~5 kcal를 공급한다.
단백질 예) 프로맥스®	• 1 g당 단백질 0.9 g, 열량 3.5 kcal를 공급한다. • 삼투압과 신용질부하를 높이며 과다 사용 시 탈수, 질소혈증 　등의 위험이 있다.

ii) 분유 농축: 분말형 분유 조제 시 표준 조제(13~14%)보다
수분함량을 낮춰 조유 농도를 높이는 방법이다(최대 약
20%, 100 kcal/100 mL). 균형 잡힌 영양소 조성을 유지
할 수 있으나 삼투압과 신용질부하가 증가하며 미량영
양소의 과잉공급 가능성에 주의해야 한다.

표 9-15. **고열량 미숙아분유 조성**(서울아산병원 기준: 매일 앱솔루트 프리미 + 영양강화제)

▶ 90 kcal 미숙아분유(100 mL 당 에너지 90 kcal, 단백질 2.9 g)

	미숙아 분유	+MCT	+탄수화물	+단백질	합계	에너지 비율(%)
양(g)	16	0.5	1	0.6		
에너지(kcal)	80	3.8	4	2.1	89.9	
단백질(g)	2.4			0.54	2.9	13
지방(g)	4.13	0.37			4.5	45
탄수화물(g)	8.5	0.13	1		9.6	42
칼슘(mg)	115			0.72	115.7	
인(mg)	64			0.54	64.5	
철분(mg)	1.52			0.01	1.53	

▶ 100 kcal 미숙아분유(100 mL 당 에너지 100 kcal, 단백질 2.9 g)

	미숙아 분유	+MCT	+탄수화물	+단백질	합계	에너지 비율(%)
양(g)	16	1	2.5	0.6		
에너지(kcal)	80	7.7	10	2.1	99.8	
단백질(g)	2.4			0.54	2.9	12
지방(g)	4.13	0.74			4.9	44
탄수화물(g)	8.5	0.25	2.5		11.3	45
칼슘(mg)	115			0.72	115.7	
인(mg)	64			0.54	64.5	
철분(mg)	1.52			0.01	1.53	

	미숙아 분유	+MCT	+탄수화물	+단백질	합계	에너지 비율(%)
양(g)	16	1	2.5	1		
에너지(kcal)	80	7.7	10	3.5	101.2	
단백질(g)	2.4			0.9	3.3	13
지방(g)	4.13	0.74			4.9	43
탄수화물(g)	8.5	0.25	2.5		11.3	44
칼슘(mg)	115			1.2	116.2	
인(mg)	64			0.9	64.9	
철분(mg)	1.52			0.02	1.54	

2) 경장영양의 진행

(1) 최소경장영양(trophic feeding, minimal enteral feeding)

미숙아에서의 조기영양은 소화기능을 자극하고, 장 세포 성장의 이점이 있어 금기증이 없는 경우 출생 후 1~2일 내에 최소경장영양을 시작하도록 권장한다.

① 엄마의 모유를 사용하여 시작하는 것이 원칙이며 모유가 없는 경우 분유를 사용한다.

② 절반으로 희석한(half-strength) 미숙아 분유가 더 좋다는 증거는 부족하다.

(2) 경장영양 진행 가이드라인

① 다음은 미숙아 경장영양 진행 예시이며 환아의 재태주령, 임상상
태 및 수유적응도에 따라 시작과 진행 용량은 달라질 수 있다.

재태주령	초기 수유량	수유속도	비고
23~25주	1 mL/day 또는 1 mL/kg/day	4~8시간 간격 수유, 10 mL/kg/day 씩 증량	첫 5~7일간 유지하며 적응도에 따라 증량
26~28주	1~2 mL/kg/day	3~6시간 간격 수유, 10~20 mL/kg/day 씩 증량	첫 3~5일간 유지하며 적응도에 따라 증량
29~32주	1~2 mL/kg/day	3~4시간 간격 수유, 10~20 mL/kg/day 씩 증량	적응도에 따라 증량하되 7일 안에 완전 경장영양 도달을 목표

② 경장영양이 ≥100 mL/kg/day에 도달하면 영양 강화를 고려
한다. 요구량을 충족할 수 있도록 모유 강화 및 고열량분유의
목표 조성을 설정하고 필요시 적정 수유량도 함께 제시한다.

- 영양 밀도의 차이로 인해 이행기(정맥영양→경장영양)
동안 영양공급이 감소, 성장속도가 느려질 수 있다. 이
상적으로는 정맥영양의 성분을 조정하며 경장영양 이행
에 따른 부적절한 영양공급을 보완해야 한다.

③ 극소저체중출생아 또는 초극소저체중출생아의 경우 생후
2주 이내에 완전 경장영양(full feeding)에 도달하는 것을 목
표로 한다. 완전 경장영양에 도달하면 가능한 즉시 중심정맥

도관을 제거한다.

- 완전 경장영양: ≥130~150 mL/kg/day 또는
  ≥110~130 kcal/kg/day

④ 완전 경장영양 시 multi-vitamin 및 iron 보충을 위하여 미숙아 또는 IUGR 환아에게 각각 Poly-vi-sol® 0.5 mL, Poly-vi-sol with iron® 0.5 mL 총 1 mL/day를, 만삭아 중 완전 모유수유를 하는 경우 Poly-vi-sol with iron® 1 mL/day 공급을 고려할 수 있다(표 9-16). Folic acid는 함유되어 있지 않기 때문에 50 mcg/day을 별도 보충한다.

표 9-16. Multi-vitamin 및 iron 보충제의 조성 및 권장 섭취량

성분	단위	AAP (2019) (per kg/day)	ESPGHAN (2010) (per kg/day)	Poly-vi-sol® (1 mL)	Poly-vi-sol with iron® (1 mL)
비타민 A	mcg RE	400~1,000	400~1,000	250	250
비타민 D	IU/day	400~1,000†	800~1,000	400	400
비타민 E	mg α-TE	2.2~11	2.2~11	5	5
비타민 K	mcg	4.4~28	4.4~28	-	-
티아민	mg	0.14~0.3	0.14~0.3	0.3	0.3
리보플라빈	mg	0.2~0.4	0.2~0.4	0.4	0.4
니아신	mg	1~5.5	0.38~5.5	4	4
비타민 B_6	mg	0.05~0.3	0.045~0.3	0.3	0.3
비타민 B_{12}	mcg	0.1~0.8	0.1~0.77	0.5	-
비타민 C	mg	20~55	11~46	50	50
엽산	mcg	35~100	35~100	-	-
철	mg	2~3	2~3	-	11

† 수유 및 보충제 포함

3) 경장영양의 적응증과 금기증

(1) 적응증

위장관 문제가 없고 혈역학적으로 안정된 상태라면 생후 2~3일 이내에 경장영양을 시작한다. 32~34주 미만의 미숙아는 Suck-Swallow-Breath의 조화가 잘 이루어지지 않고 구강 운동 기능장애가 있어 관을 통한 수유가 필요하다

(2) 금기증

신생아 가사, 호흡곤란증, 패혈증, 저혈압, 포도당 대사 장애, 제대 도관 거치 등의 문제가 있더라도 최소경장영양이 가능하나 장폐색, 또는 장마비를 일으킬 수 있는 상황에서는 경장영양공급을 중단한다.

4) 경장영양의 실제

(1) 투여경로

미숙아에서 경장영양의 공급은 위(stomach)에 거치된 관을 통해서 진행하며 특별한 적응증(p359, 10. 소아중환자 영양치료, 표 10-12. 경장영양공급 경로의 종류와 특성 참고)이 아니라면 십이지장이나 공장으로의 관 삽입은 추천되지 않는다.

(2) 투여 방법

① 간헐적 방법

중력을 이용하거나 펌프를 사용하여 천천히 주입한다. 간헐적 방법은 건강한 만삭아와 유사하게 위장관 호르몬이 주기

적으로 증가하도록 자극하여 대사적 항상성 및 위장관 발달에 도움을 주기 때문에 일반적으로 지속적 방법보다 더 추천된다. 그러나 1,000 g 미만의 미숙아에 대한 연구가 아직 부족하여 권장사항을 제시하기에는 어려움이 있다.

② 지속적 방법

펌프를 사용하여 24시간 동안 주입하는 방법으로 위팽창을 감소시키며, 영양소의 흡수를 용이하게 하고 성장을 도모할 수 있다. 지속되는 설사, 단장증후군, 염증성장질환 등 장부전, 장운동 저하가 있는 경우 고려된다.

5) 경장영양의 전달

(1) 비위관(nasogastric tube), 구위관(orogastric tube) 삽입

■ 신생아들은 비강 호흡을 하므로 본원에서는 튜브 삽입 시 가능한 한 구강으로 삽입한다. 2013년 Cochrane review에 따르면 비위관과 구위관을 비교했을 때 무호흡과 서맥 발생률에 통계적으로 유의한 차이가 없으나 적절한 경로에 대한 지침을 제시하기에는 후속 연구가 더 필요하다고 보고하였다.

① 체중 1.5 kg 이하는 5 Fr, 1.5 kg 이상은 6 Fr의 크기의 튜브를 선택하고 경구수유와 병행 시에는 체중에 상관없이 작은 튜브를 삽입하여 경구수유의 불편함을 최소화하도록 한다.

② 위관(Gavage tube, G-tube)의 삽입 깊이는 Nose → Earlobe → Xiphoid process → Midline of the Umbilicus (NEMU) method에 따라 측정하여 코나 입으로 삽입하고 고정한다 (그림 9-3).

③ 위치확인: 튜브 삽입 후 1~2 mL의 공기를 넣으면서 청진기로 소리를 듣거나 주사기를 연결하여 우유나 위액이 배액됨을 확인하거나 복부를 포함한 흉부방사선 촬영을 통해 튜브의 위치를 확인한다. pH를 측정하여 확인할 수도 있다 (pH 1~5.5).

④ 기침이나 청색증, 무호흡 등의 흡인 증상을 보일 시 삽입 중이던 튜브를 즉시 제거한다.

⑤ 튜브는 3일마다 교환한다. 국내에서 사용되는 8 Fr 이하의 튜브는 대부분 PVC (Polyvinyl chloride) 재질로 위산에 장기간 노출 시 튜브의 끝이 딱딱하게 변성되어 위장관 자극을 일으킬 수 있다.

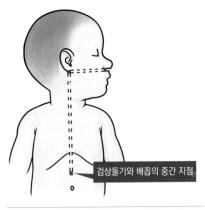

검상돌기와 배꼽의 중간 지점

그림 9-3. NEMU method 측정법

(2) 간헐적 수유

① 수유는 간호사가 시행한다.

② 3~4시간 간격으로 일정한 양을 8 inch (20 cm) 높이에 고정하고 중력에 의해 천천히 흘러 들어가도록 한다(모유수유 시 지방성분이 맨 위로 뜨므로 중간에 주사기를 흔들어주어 마지막에 지방이 주사기에 남아 지방성분이 손실되지 않도록 해야 함).

③ 수유 직전 aspiration으로 위잔여량(Gastric Residual Volume, GRV)이 1회 수유량의 20% 이상 나오면 전해질이나 영양분의 손실을 예방하기 위해 다시 넣어주고 의사에게 알려 수유를 감량할 것인지 또는 수유를 건너뛸지 결정한다.

④ 담즙이 튜브를 통해 나올 경우 X-ray로 G-tube의 위치가 깊지 않은지 확인한다.

⑤ 복부팽만, 담즙이나 혈액, bowel loop이 보이거나 혈변을 보면 의사와 상의하여 수유지속 또는 중단여부를 결정한다(p323. (2) Feeding intolerance 참고).

(3) 지속적 수유

① 펌프를 이용하여 의사의 처방대로 시간당 mL가 지속적으로 주입되도록 세팅한다.

② 3시간마다 위잔여량(경유문관으로는 잔여량 측정 금지)을 측정하여 3시간 동안 먹은 양의 50% 이상이면 의사에게 알리고 감량하거나 금식한다.

③ 모유로 지속적 공급할 경우 주사기의 배출구가 위를 향하도록 펌프를 고정하여 모유의 지방이 손실되지 않도록 한다(그림 9-4).

④ 분유/모유를 재어 놓은 주사기와 피딩라인은 3~4시간마다 교환한다(p328. ④ 기타 영양학적 고려사항 (3) 수유방법에 따른 감염관리 참고).

⑤ 주입되는 분유와 지속적으로 투여되는 동일한 색의 약물(예 Eglandin inj.®, lipid)이 있다면 혼동되지 않도록 반드시 labelling 한다.

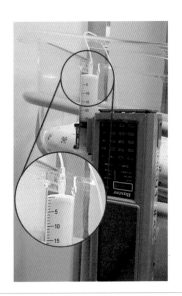

그림 9-4. **지방 손실 방지를 위한 모유 지속적 주입의 예**

(4) 위루관 수유(Gastrostomy feeding)

① 구강 수유가 어려워 장기적으로 tube feeding이 필요한 경우 위루관을 조성하여 수유를 진행한다.

② 매 수유 전 튜브의 위치와 잔여량을 확인한다.

③ 3~4시간 간격으로 일정한 양을 8 inch (20 cm) 높이에 고정하고 중력에 의해 천천히 흘러 들어가도록 한다.

④ 수유 후에는 공기나 물을 주입하여 씻어주고 튜브를 닫아 놓는다.

⑤ 삽입지점에서 90도 각도로 고정하여 당겨지지 않도록 한다.

⑥ 삽입 부위를 수시로 관찰하여 누출이나 자극으로 피부에 변화가 있으면 chlorhexidine으로 소독한다.

(5) 경구수유

① 보통 교정주령 32주 이상, 호흡이 안정된 상태로 입으로 빨아먹으려는 신호를 보일 때, 빨고 삼키고 숨쉬는 것이 조정되면 개별적으로 시도해 볼 수 있다.

② 수유 동안 심박수, 호흡수, 산소 포화도를 모니터한다.

③ 병 수유 시 모든 신생아는 앉은 자세를 취하고 똑바로 누운 자세(앙와위)로 수유하지 않는다.

④ 수유 중, 수유 후 트림을 시키고 수유 후에는 우측위나 복위를 취해준다.

⑤ 수유 시 산소포화도 감소나 서맥이 동반될 때 slow flow nipple이나 thickened feeding을 시도해 볼 수 있다.

⑥ 빨고 삼키고 숨쉬는 것의 조정이 미숙한 경우, 경구수유로의

이행을 촉진시키기 위하여 구강 자극 마사지를 시도해 볼 수 있다.

6) 모니터링

(1) 신생아중환자실 입원 중 경장영양 모니터링 항목과 주기

항목	첫 주	입원기간 동안
체중 누운 길이 머리둘레	매일 첫 입원 시 첫 입원 시	매일 매주 매주
열량 단백질 비타민 무기질 I/O	매일	매주
복부둘레 위잔여량[a]	필요시 처방 시 또는 발생 시	필요시 처방 시 또는 발생 시
구토	발생 시	처방 시 또는 발생 시
대변(양, 빈도, 양상, 색깔) 장루(양, 양상)	발생 시 매일	배변 패턴의 변화 시
체온	간호지침에 따라	간호지침에 따라
튜브 위치 튜브 삽입 부위	매일	매일

CORKINS, Mark R. (ed.). The ASPEN pediatric nutrition support core curriculum. American Society for Parenteral and Enteral Nutrition, 2015.

[a] 위잔여량을 정기적으로 확인하는 것이 일반적으로 추천되지 않으나 소아에서는 권고사항을 제시하기에 연구가 부족하여 기관의 방침에 따른다.

(2) Feeding intolerance

● Feeding intolerance 주요 증상

- 위잔여량(Gastric residual volume, GRV) > 이전 수유량의 50%
- 위잔여량 측정 시 담즙 및 출혈 소견
- 복부팽만, 복부둘레의 증가, 복부 색깔의 변화
- 구토(담즙 또는 혈액 섞인 구토 시 수유 중단)
- 장음 항진 또는 소실
- 혈변, 배변 횟수의 변화
- 무호흡, 서맥의 증가, 산소포화도의 감소, 쳐지는 모습

● Feeding intolerance 주요 증상에 따른 간호

증상	간호사정	간호중재
위잔여량	• 위관 위치 확인	• 위관의 위치 교정
	• 체위 확인	• 수유 후 우측위 또는 복위로 30분 유지
	• 수유 간격	• 수유 간격 조정할지 의사와 상의
	• 색깔, 양상 기록 (예: 점액 섞인, 담즙 색깔 등)	• 담즙 양상일 시 보고
	• 위잔여량 > 50% 확인	• 이전 수유량의 50% 이상 시 보고 (기관의 방침에 따라)
	• 담즙 확인	• 장음, 태변배출, 24시간 이내 배변 여부,
복부팽만	• 사분면에서 장음 청진 • 복부 촉진	이외의 다른 증상(의식수준 변화, 무호흡, 서맥, 체온 변화 등) 확인하여 보고
복부둘레 증가	• 배꼽에서 복부 측정 • CPAP 확인 • 통증 시정	• CPAP 적용 시 위내 공기 감압 필요할 수 있음 • 통증도구 사용 사정

증상	간호사정	간호중재
복부 색깔 변화	• Bowel loop 관찰	• 색깔 변화 시 즉시 보고
구토	• 다음을 확인 　– 위식도역류 　– 색깔 　– 양 　– 혈액 또는 담즙	• 구토의 양을 측정할 수 있도록 기저귀나 거즈를 침상 근처에 비치 • 양이 적고 수유색깔일 시 기록하고 수유 지속 • 수유량의 50% 이상 구토 시 보고 • 담즙이나 혈액 섞인 양상 구토 시 즉시 보고
대변	• 다음을 확인 　– 양 　– 색깔 　– 양상 • 24시간 이내 배변 여부 • 복부둘레 증가 • 혈변	• 비정상적 배변 보고 　(예: 혈변, 설사) • 복부둘레 > 2 cm 증가 시 보고 • 혈변 시 즉시 보고 이전 배변 시점, 양상, 혈변 여부, 혈변 볼만한 과거력, 항문열상파악
무호흡, 서맥	• ABC 확인 　– Airway patency(기도 확보) 　– Breath(호흡수) 　– Circulation(심박수) • 위관 위치 확인 • 위식도역류 관찰 • 의식수준	• 중추성 무호흡인지 판단하기 위해 무호흡 또는 서맥이 언제 발생했는지 확인

1) 신생아중환자실에서의 수유 관련 감염관리

(1) 모유의 관리

① 모유의 보관

모유 유축 시 유축기는 청결하게 관리하고 손위생을 한다. 매 유축 시 멸균된 일회용 모유 보관 용기를 사용해야 하며 한 용기에 다른 시간에 유축한 모유를 혼합하지 않도록 안내해야 한다. 유축된 모유는 즉시 사용하지 않는 경우 냉장 보관하며 각 보관 방법은 다음과 같다(표 9-17).

표 9-17. **모유의 보관**

보관방법	온도	최대 보관기간	비고
실온	26℃ 이하	4시간	가능한 한 빨리 냉동보관
냉장보관	0~4 ℃	48시간	최대 96시간까지 안전하다는 보고가 있으며 퇴원 환아는 8일까지도 가능
		12시간	모유강화제가 첨가된 모유
해동 후 냉장보관	0~4 ℃	24시간	
냉동보관	-20℃ 이하	3개월	가정에서는 6개월까지 가능

② 모유 해동 시 주의점

모유를 해동할 때는 냉장고에 넣어 서서히 해동하는 것이 추천되며 해동된 모유는 다시 냉동하지 않는다. 실온에서 해동하는 경우 해동 상태를 30분마다 확인하고 해동 직후 냉장고에 보관한다. 전자레인지나 뜨거운 물로 해동하지 않도록 주의한다.

세균 증식의 위험이 있어 지속적 경관수유 시 모유를 가온하지 않으며 미숙아가 아니라면 실내온도로 모유나 분유를 데우는 것이 필요하지는 않다.

③ 모유수유의 금기증
- 신생아 요인: 갈락토스혈증(Galactosemia)
- 산모 요인(표 9-18, 표 9-19)

표 9-18. 산모의 감염증에 따른 모유 금기 여부

모유 금기	• HIV 감염
	• Human T-cell lymphotropic virus Type Ⅰ/Ⅱ 감염
	• 치료받지 않은 브루셀라증
	• 유두가 갈라지고 출혈이 있는 C형 간염 산모
직접 수유는 금기이지만 유축된 모유는 안전	• 유방 감염: 급성 유선염(세균 또는 칸디다) 유방 농양, 헤르페스 병변
	• 산모 활동성 결핵
	• 산모 수두(분만 5일 전부터 분만 후 2일까지)
직접 모유 수유 안전	• 기타 감염병
	• 산모 B형 간염
	• 유두 출혈이 없는 산모 C형 간염

표 9-19. **모유수유의 보류가 필요한 산모의 감염증별 권고사항**

감염증	미숙아	만삭아
유방 농양	• 이환되지 않은 쪽의 유방은 수유 및 유축 가능 • 이환된 유방은 수유 및 유축 금지 • 유방 농양을 외과적으로 배농한 후 48시간까지는 이환된 유방으로 수유나 유축 금지	• 이환되지 않은 쪽의 유방은 수유 및 유축이 가능 • 이환된 유방도 수유 및 유축 가능 (절개가 유륜에서 충분히 먼곳에 위치해 젖을 제대로 물릴 수 있는 경우)
결핵균에 의한 유방 농양	• 결핵 치료가 완료되기 전에는 수유나 유축하지 않음	
C형 간염	• 모유수유 가능 여부를 의사와 상의 모유를 통한 전염의 위험은 낮음 • 유두가 갈라지고 출혈이 있는 경우에는 모유수유를 하지 않는 것을 고려	
유방의 단순 헤르페스 병변	• 이환되지 않은 쪽의 유방은 수유 및 유축 가능 • 손위생을 철저히 하고 병변이 아기에게 노출되지 않도록 주의	
HIV 감염	• 수유나 유축하지 않음	
유방의 대상포진	• 이환되지 않은 쪽의 유방은 수유 및 유축 가능	
Human T-cell lymphotropic virus Type Ⅰ/Ⅱ 감염	• 수유나 유축하지 않음	

폐 또는 후두 결핵	• 산모가 2주간의 효과적인 항결핵치료를 받고,
	  세 번 연속으로 객담검사가 음성으로 나오고,
	  임상적으로 호전을 보일 때까지는 수유를 위해 아기와 접촉하지 않음
	• 유축은 가능
	• 유축한 모유는 산모 이외의 사람이 아기에게 수유	

(2) 조제분유의 관리

일반적으로 미숙아를 포함한 모든 신생아에게 모유가 가장 적합한 영양공급원이지만 분유를 수유해야 하는 경우 크로노박터(엔테로박터) 및 살모넬라 균 등에 의한 오염을 막기위해 감염관리에 유의해야 한다. 멸균 액상 분유로 수유 시 분유를 조제하는 과정에서의 오염을 줄일 수 있다.

분말 분유를 사용해야 한다면 물을 끓이거나(정수기의 뜨거운 물, 생수병의 물 포함) 조유용 정수기를 사용하도록 하고 전자레인지로 끓인 물을 대신하지 않는다. 끓였다가 식힌 70℃ 이상의 물에 분유를 타야 크로노박터(엔테로박터) 사카자키 균 감염을 줄일 수 있다.

표 9-20. **분유 보관 방법**

분유 종류	보관방법	최대 허용시간	비고
조제된 분유	냉장보관(0~4℃)	24시간	냉장고 온도 매일 모니터링
데웠던 분유	실온보관	2시간	다시 냉장고에 보관 금지

(3) 수유 방법에 따른 감염관리

수유방법	수유시간	비고
젖병 수유	실온에서 1시간 이내	• 수유지연 시 침상에 모유 및 분유 보관 금지
지속적 경관수유	실온에서 최대 4시간 이내 주입 세트 4시간마다 교체	• 수유 후 남은 모유 및 분유 폐기 • 데운 후 2시간 이상 경과한 분유는 수유하지 않았더라도 폐기 • 수유와 관련된 행위 시 반드시 손위생 시행

2) Critically ill infants에서의 영양공급

Nutrition concerns	Nutrition management

위장관기능 저하
- 위장절제술 등에
  의한 단장증후군
  (Short bowel
  syndrome)
	1. 수유조성 변경 고려
	　- 단백질: hydrolysate or amino acids
	　- 탄수화물: glucose polymer
	　- 지질: medium-chain triglyceride
	2. 비타민, 전해질 등 추가 투여 고려
	　(특히 장루술 후 수술부위 손실분 보충 필요)
	3. Bolus feeding보다는 continuous feeding 추천
	4. 경구로 영양공급이 충분히 될 때까지 보조적으로
	　정맥영양 투여 유지

신, 간기능 저하	1. 필요시 수액공급량 및 수유조성 변경 고려 2. 기관의 대사 및 배설능력에 따라 공급량 조절 　(예. 신부전 시 아미노산, 수액 및 전해질 제한, 　간부전 시 Cu, Mn 제한 등)
기저질환	1. 수술 후 스트레스에 의한 이화작용 최소화 위해 충분한 　단백질 및 열량 공급 필요 2. 균혈증의 경우 glucose/lipid 투여용량 조절 3. 선천성대사이상의 경우 효소활성 및 대사능력에 따라 　영양공급량 조절
약물치료	1. 전신스테로이드 치료 시 혈당조절 필요 2. 영양분의 소화, 흡수, 대사, 배설 장애를 유발할 수 있는 　약물들(제산제, steroid, phenobarbital, 이뇨제 등)의 　투여기간을 되도록 짧게 유지 3. 조직의 이화작용을 최소화하기 위해 적절한 진통, 　진정제를 이용한 보조요법 필요

1. 대한모유수유의학회. 전문가를 위한 모유수유 지침서. 2판. 서울: 피앤메드. 2021

2. 대한신생아학회, 신생아 진료 지침. 제3판. 서울: 의학문화사. 2014.

3. 대한영양사협회. 임상영양관리지침서 제3판. 서울: 2008

4. 질병관리본부. 신생아중환자실에서의 감염예방관리. 충북: 한미의학. 2020

5. 홍석경. 경장영양 급식관(Feeding tube). 한국정맥경장영양학회지 2010;3:15-18

6. ABIRAMALATHA, T., THANIGAINATHAN, S., NINAN, B. Routine monitoring of gastric residual for prevention of necrotising enterocolitis in preterm infants. Cochrane Database of Systematic Reviews, 2019; 7.

7. Agostoni C, Buonocore G, Carnielli V, et al. Enteral Nutrient Supply for Preterm Infants: Commentary From the European Society of Paediatric Gastroenterology, Hepatology and Nutrition Committee on Nutrition. Journal of Pediatric Gastroenterology and Nutrition 2010;50:85-91

8. Beardsall K, Vanhaesebrouck S, Ogilvy-Stuart AL, et al. Early insulin therapy in very-low-birth-weight infants. N Engl J Med 30;359:1873-84.

9. BOULLATA, Joseph I., et al. ASPEN safe practices for enteral nutrition therapy. Journal of Parenteral and Enteral Nutrition 2017;41:15-103.

10. CARTER, Brigit M. Feeding intolerance in preterm infants and standard of care guidelines for nursing assessments. Newborn and Infant Nursing Reviews 2012;12:187-201.

11. Corkins MR, Balint J, Corkins KG, et al. The A.S.P.E.N. pediatric nutrition support core curriculum. 2nd ed. United States: A.S.P.E.N, 2015

12. Corkins MR. The A.S.P.E.N pediatric nutrition support core curriculum: Balint J, Bodo E, Plogsted S, Yaworski JA: A.S.P.E.N. 2010

13. D. Mesotten, K. Joosten, A. van Kempen, S. Verbruggen, ESPGHAN/ ESPEN/ ESPR/CSPEN guidelines on pediatric parenteral nutrition: Carbohydrates 2018;37:2337-43.

14. Denne S, Poindexter B. Evidence supporting early nutritional support with parenteral amino acid infusion. Semin Perinatol 2007;31:56-60.

15. DUTTA, Sourabh, et al. Guidelines for feeding very low birth weight infants. Nutrients 2015;7:423-42.

16. Faulhaber D. ADA pocket guide to enteral nutrition: Muzinic JM, Woolf P, Nishiura E: American Dietetics Association. 2006

17. Fenton TR, Kim JH. A systematic review and meta-analysis to revise the Fenton growth chart for preterm infants. BMC Pediatr 2013;13:59.

18. Goldberg DL, Becker PJ, Brigham K, et al. Identifying malnutrition in preterm and neonatal populations: recommended indicators. J Acad Nutr Diet 2018;118:1571-82.

19. Groh-Wargo S, Thompson M, Cox JH. Academy of Nutrition and Dietetics Pocket Guide to Neonatal Nutrition. 2nd ed. Chicago. American Dietetic Association. 2015

20. Horvath A, Dziechciarz P, Szajewska H. The effect of thickened-feed interventions on gastroesophageal reflex in infants: systemic review and meta- analysis of randomizied, controlled trials. Pedatrics 2008;122:1268-77.

21. J. Bronsky, C. Campoy, C. Braegger. ESPGHAN/ESPEN/ESPR/CSPEN guidelines on pediatric parenteral nutrition: Vitamins 2018;37:2366-78.

22. Johannes B. van Goudoever, Virgilio Carnielli, Dominique Darmaun, Miguel Sainz de Pipaon. ESPGHAN/ESPEN/ESPR/CSPEN guidelines on pediatric parenteral nutrition: Amino acids 2018;37:2315-23.

23. Jwl Puntis, I Hojsak, J Ksiazyk. ESPGHAN/ESPEN/ESPR/CSPEN working group on pediatric parenteral nutrition. ESPGHAN/ESPEN/ESPR/CSPEN guidelines on pediatric parenteral nutrition: Organisational aspects. Clin Nutr 2018;37:2392-400.

24. K. Joosten, N. Embleton, W. Yan, T. Senterre. ESPGHAN/ESPEN/ESPR/CSPEN guidelines on pediatric parenteral nutrition: Energy 2018;37:2309-14.

25. Kleinman RE, Greer FR. Pediatric Nutrition. 8th ed. Elk Grove Village: American Academy of Pediatrics. 2019

26. M. Domell€of, P. Szitanyi, V. Simchowitz, A. Franz, F. Mimouni. ESPGHAN/ESPEN/ESPR/CSPEN guidelines on pediatric parenteral nutrition: Iron and trace minerals 2018;37:2354-59.

27. Merrit R. The A.S.P.E.N. nutrition support practice Manual. 2nd ed. A.S.P.E.N. 2005

28. Poindexter B, Denne S. Nutrition and Metabolism in the High-Risk Neonate. In: Martin RJ, Fanaroff AA and Walsh MC, editors. Fanaroff & Martin's Neonatal- Perinatal Medicine 9th ed, St Louis, Missouri : Elsevier 2011;643-6.

29. Richard J. Matin, Avroy A. Fanaroff, Michele C. Walsh, Fanaroff&Martin's Neonatal-Perinatal Medicine, 10th edition, US, Elsevier

30. Rigo J, Senterre J. Nutritional Needs of Premature Infants: Current Issues. J Pediatr 2006;149:80-8.

31. Simmer K. Aggressive nutrition for preterm infants--benefits and risks. Early Hum Dev 2007;83:631-4.

32. Uptodate. (2020년 12월 16일). [Approach to enteral nutrition in the premature infant]. URL: https://www.uptodate.com/contents/approach-to-enteral-nutrition-in-the-premature-infant?search=enteral%20 nutrition%20in%20 premature%20infants&source=search_result&selected Title=1~150&usage_type=default&display_rank=1#H15.

33. W. Mihatsch, M. Fewtrell, O. Goulet, C. Molgaard, J.-C. Picaud, T. Senterre, ESPGHAN/ESPEN/ESPR/CSPEN guidelines on pediatric parenteral nutrition: Calcium, phosphorus and magnesium, 2018;37:2360-5.

34. Watson, J., McGuire, W. Nasal versus oral route for placing feeding tubes in preterm or low birth weight infants. Cochrane Database of Systematic Reviews, 2013;2.

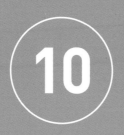

10

소아중환자
영양치료

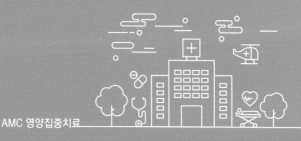

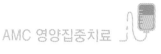

10 소아중환자 영양치료

1 소아중환자의 영양평가와 영양 요구량

1) 소아중환자의 특성

성인과 비교해 볼 때 소아 환자, 특히 영유아의 경우 지속적인 대사성 스트레스 상황에 매우 취약하여 대사 이상반응 또는 질병 관련 영양불량에 빠지기가 더 쉽고 더 급격히 진행할 수 있다.

성인에 비해 • 적은 근육량, 체지방량 • 체중 kg당 높은 기초대사량	• 스트레스 시 유리 지방산 대사가 증가하나, 상대적으로 체지방이 적어 필수지방산 결핍 위험이 높음 • 에너지 소모가 많아 체조직 손실, 영양불량 위험이 높음
체지방 감소 → 체단백(근육량) 감소 → 내장 단백 감소 → 면역반응 장애, 상처 치유 장애, 기관 기능 장애, 적응 장애 → 제지방체중(lean body mass) 70%로 감소 시 사망	

소아중환자는 여러가지 원인에 의해 식사진행에 어려움이 있을 수 있는데 소아는 성인에 비해 금식을 오래 견딜 수 없으며 단백질이 고갈되는 경우 생존 자체도 위험할 수 있다. 소아중환자실 입실 당시 이미 높은 비율의(15~25%) 환자가 영양불량 상태이며 입실 후에도 30% 이상의 환아들이 영양상태의 악화를 겪게 되는 것으로 알려져 있다. 근육 소실은 지속적이고 빠르게 진행될 수 있으며 영양불량 및 영양소 결핍은 병원감염에 대한 위험성 증가, 근력 약화, 인공호흡기 적용 기간 연장, 중환자실 재원기간 연장 등을 초래하여 중환자실 치료 경과에 좋지않은 영향을 끼칠 수 있다. 따라서 소아중환자실 입실 후 적절한 영양검색, 판정 및 영양요구량 산정을 통한 적절한 영양공급에 주의를 기울일 수 있도록 한다.

소아중환자의 경우 위장관점막의 보존 면에서 경장영양이 정맥영양에 비해 더 좋은 영양공급방법으로 생각되고 있다. 소아중환자실 입실 이후 체외산소화막 장치(ECMO)를 적용하고 있는 환자나, 심혈관계 약물을 사용 중이지만 혈역학적으로 안정된 환자, 심장수술 후 환자 등을 포함하여 특별한 금기증(장폐색, 조절되지 않는 쇼크, 장허혈, 복강구획증후군 등의 장관류이상을 초래할 수 있는 상태, 급성 위장관 출혈 등)이 없다면 되도록 24~48시간 이내에 경장영양을 시작할 수 있도록 한다. 적절한 식사진행 프로토콜에 따라 목표 공급량까지 서서히 단계적으로 증량하도록 하는데 일찍 경장영양을 시작하여 1주일 이내에 영양공급 목표량의 2/3을 도달한 경우, 환자의 예후에 더 좋은 영향을 미치는 것으로 나타났다.

2) 영양검색

영양상태가 불량하거나 영양적 위험에 놓여있는 소아 환자를 조기에 검색하고 판정하여 적절한 영양지원을 제공하는 것은 질환의 합병증과 사망률을 낮출 뿐만 아니라 질병의 치료, 적절한 성장을 지속하기 위해서도 중요하다.

진단명, 신체계측치, 체중변화, 성장속도, 섭취량 변화, 식사관련 문제 등을 지표로 영양검색을 실시하며, 소아 입원환자의 영양검색 도구의 예로 Pediatric nutritional risk score, Subjective Global Nutrition Assessment, STAMP (Screening Tool for the Assessment of Malnutrition in Paediatrics), PNST (Paediatric Nutrition Screening Tool), STRONGkids nutritional screening tool이 있다.

3) 영양판정

(1) 신체계측 및 성장상태

성장기의 소아에서 신체계측치의 변화는 영양상태를 반영하는 중요한 지표이자 영양지원의 효과를 모니터링하는 지표이다. 연령별 체중, 연령별 신장, 신장별 체중, 이 세 가지가 주요한 계측치이며 주기적으로 연속하여 측정된 값의 변화를 평가하는 것이 중요하다. 미숙아로 출생했던 영유아의 경우 체중은 24개월까지, 누운 길이는 40개월까지, 두위는 18개월까지 교정연령(corrected age, 예정일보다 일찍 출생한 주수를 실제 연령에서 감한 연령)을 사용한다.

국내 소아의 표준 신체계측치로는 2017 소아청소년 성장도표 (growth chart)를 사용할 수 있다. 아직까지 국내에는 뇌성마비 (cerebral palsy, CP), 다운증후군 등의 질환별 성장도표는 없으므로 필요시 국외 자료를 활용한다.

* Z-score: 신체계측치가 중앙값으로부터 얼마나 떨어져 있는가를 표준편차 단위 수로 나타낸 것이다. 백분위수가 z-score보다 직관적으로 이해하기 쉬우나, 3백분위수 이하로 감소 시에는 z-score가 더 민감하게 문제점을 나타낸다. WHO에서는 z-score 사용을 권고하고 있다.

① 체중

체중은 영양상태에 가장 신속하게 영향을 받기 때문에 체중감소는 가장 간단하고 기본적인 지표이며, 연령별 체중보다는 신장별 체중이 더 유용하다. 정확한 측정을 위해 영아의 경우 새 기저귀로 갈거나 벗은 채로, 소아의 경우 가능한 얇게 옷을 입도록 한다. 체중증가가 빠른 영아에서는 최근의 체중증가 둔화도 영양부족을 의미한다.

② 누운 길이 및 신장

생후 24개월 이전 영유아의 누운 길이(length), 2세 이상 소아의 신장(height)은 골격성장을 나타내므로 성장발육의 지표로 사용할 수 있다. 단, 작은 키가 만성적 영양결핍인지 혹은 유전적 문제인지는 구별되어야 한다. 2세 이상의 소아가 누워서 신장을 측정했다면 측정된 값에서 0.7 cm를 뺀 후 평가한다. 척추 측만이나 관절 구축이 있어 신장 측정이 어렵다면 무릎 높이(knee height)나 팔길이(upper arm length) 등을 측정하여 공식을 통해 신장을 추정할 수 있으나 아직까지 우리나라 소아를 대상으로 한 공식은 없다.

신장별 표준체중(50백분위수 체중) 대비 현 체중의 비율(weight for height/length)은 급성의 영양상태 불량을 나타내며, 연령별 표준신장(50백분위수 신장) 대비 현 신장의 비율(height/length for age)은 만성의 영양불량 상태를 의미한다(표 10-1).

표 10-1. **체중과 신장을 고려한 소아 영양불량 판정(Waterlow classification)**

영양결핍 유형	신체계측치 지표		Mild	Moderate	Severe
급성 (wasting, 소모증)	신장별 표준체중 (%) $= \dfrac{\text{현 체중}}{\text{신장별 표준체중(50백분위수 체중)}} \times 100$		81~90%	70~80%	< 70%
만성 (stunting, 발육부전)	연령별 표준신장 (%) $= \dfrac{\text{현 신장}}{\text{연령별 표준신장(50백분위수 신장)}} \times 100$		90~95%	85~89%	< 85%

③ 그 외의 신체계측치

  i) 두위(~36개월): 영유아에서는 신장보다 두위를 정확하게 측정할 수 있어 신장 측정이 부정확한 경우 성장의 지표로 더 유용하게 사용할 수 있다. 만성 영양불량에서도

가장 늦게 영향을 받기 때문에 영양상태보다는 신경계 발달을 반영하나 심한 영양불량에서는 두위 백분위수의 감소까지 나타날 수 있다.

ii) 견갑골 또는 삼두근 피부주름두께(triceps skinfold, TSF): 체지방량을 반영하며 상완 근육둘레(mid-arm muscle circumference, MAMC)를 통해 근육량을 간접적으로 측정한다. 측정자의 숙련도가 중요하며 삼두근 피부주름두께, 상완둘레 자료는 2007 소아·청소년 표준 성장도표에서 확인할 수 있다.

iii) BMI (body mass index): 비만도를 측정하는 지표이다. 키가 큰 소아는 비만도를 과대평가할 수 있어 주의가 필요하며 사춘기 성장급증 전에 비만도가 증가하므로 피부주름두께와 함께 고려한다.

④ 성장속도

한 때의 체중, 신장의 평가도 중요하지만 일정기간 동안의 연속적인 추이를 파악하는 것은 성장기의 소아 영양판정에서 매우 중요하다. 정상이었던 소아가 비교적 짧은 시간에 백분위수 한두 급 간의 하락을 보일 경우 이에 대한 원인 평가가 필요하다.

(2) 생화학검사 결과(p406, 부록 참고)

혈청 알부민, 헤모글로빈, 헤마토크릿 등이 영양상태의 변화를 알려주는 지표가 될 수 있으나 소아의 연령이나 검사기관에서 제시하는 정상범주, 임상상태 등과 연계하여 해석해야 한다. 영양불량이 의심된다면 영양소 검사를 실시하여 영양소 결핍 여부를 확인한다.

(3) 임상 자료

과거 또는 현재의 질병, 과거 입원력, 영양소 관련 약물복용, 부종, 비만 등의 신체 증후 등은 영양상태를 변화시킬 수 있는 요인으로 충분한 검토가 필요하다. 영양소에 대한 생화학적 검사가 불가능한 경우 임상 증상을 통해 비타민과 무기질의 결핍을 고려해 볼 수 있다.

(4) 식사력

영양상태에 영향을 줄 수 있는 중요한 요소로서, 영양상태 판정을 위해서는 환자, 보호자 대상의 충분한 인터뷰와 기록의 조사가 필요하다. 연령별 영양공급 방법의 변화, 섭취 음식의 종류와 조제방법, 분량, 알레르기 유발 음식과 음식 선호도, 치료식 실시 여부, 보호자의 급식 기술, 음식 섭취 시 구강 문제나 장애 여부, 설사, 변비, 구토 등의 위장관 문제점 등의 정보를 알아내어 다른 영양판정 요인 간의 관련성을 평가하고 추정된 영양요구량 등과도 비교 평가한다.

(5) 소아 영양불량 판정

2015년 ASPEN (American Society for Parenteral and Enteral nutrition)과 ADA (Academy of Nutrition and Dietetics)에서 1개월령~18세 소아 환자의 영양불량 지표를 아래와 같이 제시하였다(표 10-2, 10-3). 단일 계측치만 활용하는 경우에는 다른 요소(영양공급,

질병의 우뮤, 비의도적 체중감소, 임상 징후 등)를 함께 고려해야 정확하게 영양불량을 판정할 수 있다.

표 10-2. 단일 계측치를 활용한 소아 영양불량 판정 지표

	Mild	Moderate	Severe
신장별 체중 z-score	-1 ~ -1.9	-2 ~ -2.9	-3 이하
연령별 BMI z-score	-1 ~ -1.9	-2 ~ -2.9	-3 이하
연령별 신장 z-score	No data	No data	- 3
MUAC z-score	−1 ~ −1.9보다 작거나 같음	−2 ~ −2.9보다 작거나 같음	−3보다 작거나 같음

BMI, body mass index; MUAC, Mid-upper arm circumference

표 10-3. 연속적 계측치를 활용한 소아 영양불량 판정 지표

	Mild	Moderate	Severe
(2세 미만) 체중증가 속도	예상되는 표준 체중증가[†]의 75% 미만	예상되는 표준 체중증가[†]의 50% 미만	예상되는 표준 체중증가[†]의 25% 미만
(2~20세) 체중감소	평소체중의 5%	평소체중의 7.5%	평소체중의 10%
신장별 체중 z-score 하락	1 감소	2 감소	3 감소
부적절한 영양공급 (에너지 · 단백질 요구량 대비)	51~75%	26~50%	25% 미만

[†] 2세 미만의 표준 체중 성장속도는 WHO 자료(https://www.who.int/childgrowth/standards/w_velocity/en/)를 활용한다.

4) 영양요구량 산정

성인과 달리 소아에서는 적절한 성장과 발달이라는 추가적인 요인을 고려해야 한다. 출생 첫 3개월 동안은 성장이 전체 에너지요구량의 40%까지 차지하나 점차 비율이 현저히 감소하므로 그 중요성이 낮아진다. 영양요구량은 또한 연령, 성별, 성장상태, 체표면적, 체중, 이전 성장패턴의 적절성, 임상상태, 영양상태 등 여러 가지 요인에 의해서도 영향을 받는다.

전체 에너지요구량 중 성장에 필요한 비율의 변화		
• 출생~4개월: 27~33%	• 4~6개월: 7~11%	• 6~12개월: 5~7%
• 1~2세: 3%	• 3세 이상: 2%	
: 빠르게 성장하는 유아기를 지나면 체중 1 g 증가위해 약 5~8 kcal가 필요		

중환자실에 입실한 환자는 질병의 특수 상황에 따른 요구량 증가가 더해져야 하지만 중환자실 입원 치료과정 중 질환에 따른 대사 요구량의 변화는 예측하기가 매우 어렵다. 상처, 감염, 수술, 부상에 대한 대사 작용으로 인한 에너지요구량의 증가는 질환의 중증도 및 치료 기간에 비례할 수 있으나 항상 정확히 추정할 수는 없으며 개인별로 그 정도도 다르다. 따라서 소아중환자의 에너지요구량을 추정, 측정한 후에도 실제 공급량과 체중변화 등을 모니터링하면서 요구량을 조정하는 과정이 반드시 필요하다.

(1) 에너지요구량

① 2020 한국인 영양소 섭취기준(Dietary Reference Intakes For Koreans, KDRIs) (표 10-4)

i) 에너지필요추정량: 질병이 없는 상태의 소아청소년의 영양섭취량을 평가할 때 사용된다.

ii) 체중별 에너지요구량: 에너지필요추정량을 체위 기준체중으로 나눈 값. 연령·성별을 고려한 값에 체중을 곱해 에너지요구량을 산정하며 따라잡기 성장을 위한 요구량 계산 시 활용할 수 있다.

표 10-4. **연령 및 성별에 따른 에너지필요추정량과 체중당 에너지 · 단백질 요구량**

구분	연령	기준체중 (kg)	에너지 필요추정량 (kcal/day)	단백질 권장섭취량 (g/day)	체중(kg)당 요구량	
					에너지 (kcal/kg)	단백질 (g/kg)
영아	0~5개월	5.5	500	10†	91	1.8
	6~11개월	8.4	600	15	71	1.8
유아	1~2세	11.7	900	20	77	1.7
	3~5세	17.6	1,400	25	80	1.4
남	6~8세	25.6	1,700	35	66	1.4
	9~11세	37.4	2,000	50	53	1.3
	12~14세	52.7	2,500	60	47	1.1
	15~18세	64.5	2,700	65	42	1.0
여	6~8세	25.0	1,500	35	60	1.4
	9~11세	36.6	1,800	45	49	1.2
	12~14세	48.7	2,000	55	41	1.1
	15~18세	53.8	2,000	55	37	1.0

† 충분섭취량

iii) 소아중환자의 경우 다양한 대사 변화에 따라 대사 저하 상태부터 증가된 대사 활동에 이르기까지 많은 에너지 요구량의 변화가 초래된다. 휴식 시 에너지요구량은 깊은 진정이나 근이완제의 사용, 심한 갑상선기능부전증의 경우 감소, 39도 이상의 체온 상승, 심한 활동 등의 경우 증가할 수 있다.

② 기초대사량·휴식대사량을 이용한 에너지요구량

ⅰ) 간접열량측정계(Indirect calorimetry, IC)

환자의 가스 교환 측정을 통해, 사용하고 있는 기질의 유형 및 비율과 생체 내에서의 에너지 대사를 추정하는 방법이다. 산소 소모량, 이산화탄소 생성량을 통해 호흡 계수 및 휴식 시 에너지요구량을 추정한다.

● 휴식 시 에너지요구량(kcal/dayay)
= [(VO$_2$ X 3.94) + (VCO$_2$ X 1.11)] X 1440 min/day

● 호흡 계수(respiratory quotient, RQ)
= 이산화탄소 생성량 / 산소 소모량

환자의 영양상태나 진단, 질환의 중증도 등에 상관없이 비교적 정확히 에너지요구량을 산정할 수 있다. 국내에서 아직까지는 사용이 많지 않으나 기기가 점차 발전하고 있어 간편하게 측정이 가능해지고 있으며 본원의 경우 인공호흡기를 적용한 환자들에서 이를 통한 영양 요구량을 측정하고 있다. 환자의 가스 교환 상태를 측정함으로써 간접적으로 에너지요구량을 측정하는 방법이므로 인공호흡기 세팅이나 관련 조작들에 영향을 받을 수 있어 환자가 충분한 안정을 취한 상태에서 다른 변수들을 최소화한 뒤 측정하도록 한다. 정확한 값을 얻기 위해서는 각 기계 제조사 권고사항을 잘 준수하여 적용이 가능한 환자들에게 적용하여 측정하도록 한다.

현재까지 사용되고 있는 에너지요구량 산정 공식들은 대부분의 중환자에서 일어나는 다양한 대사 변화 및 그에 따른 에너지요구량의 변화를 적절히 추정하지 못하고 있으므로 간접 칼로리 측정계를 이용한 측정은 중환자들의 에너지요구량 산정에 있어서 가장 정확한 절대적 표준으로 인정되고 있다. 소아중환자실 환자의 경우에는 더욱 그 중요성이 강조되고 있는데 특히 다음과 같이 대사성 변화의 위험이 큰 환자들에서는 특히 이를 이용한 에너지요구량 산출이 권고되고 있다.

(i) 저체중, 과체중, 비만

(ii) 중환자실 재실 기간동안 10% 이상의 체중변화를 보이는경우

(iii) 목표로 하는 영양공급이 적절하게 달성되지 못하는 경우

(iv) 뇌신경학적 손상(외상성, 저산소성, 허혈성)

(v) 종양 환자 및 골수이식 환자

(vi) 화상 또는 절단 환자

(vii) 3일 이상 인공호흡기 치료가 필요한 환자

(viii) 심한 대사 증가(뇌전증지속증, 고체온증, 전신염증성 증후군 등) 및 대사 저하(저체온증, 감상선기능저하증, 약물유도성 혼수 요법 치료 상태 등)가 의심되는 경우

(ix) 중환자실 재실 기간이 4일 이상 되는 경우

ii) 에너지요구량 산정 공식

간접 칼로리 측정계 사용이 불가한 경우에는 건강한 환자를 대상으로 개발된 공식을 이용해 기초대사량(BMR) 또는 휴식 시 에너지 소비량(REE)을 예측하게 된다. 병원에 입원한 소아 환자들의 경우 주로 Schofield 공식(성별, 나이, 체중, 키)을 이용하며 그 외에 WHO table, FAO/WHO 공식(성별, 나이, 체중), Oxford 공식 등을 사용할 수 있다(표 10-5). 최근에는 인공호흡기를 적용한 환자들을 대상으로 생성되는 이산화탄소량을 측정하여 좀 더 간단한 공식을 통해 에너지요구량을 산정하기도 한다. 하지만 추정된 요구량과 실제 에너지요구량과는 차이가 있을 수 있으므로 에너지 섭취량과 관련하여 과도한 영양공급(고혈당, 고지혈증, 이산화탄소 생성 증가, 상완둘레 증가, 급격한 또는 과중한 체중증가)이나 부족한 영양공급(체중감소, 상완둘레 감소, 영양불량,

인공호흡기 적용 기간의 장기화)의 증상이 나타나는지 잘 관찰하도록 한다.

표 10-5. **에너지요구량 산정 시 사용되는 예측 공식들**

Schofield (kcal/day)	남	0~3세	(0.167 × 체중[kg]) + (15.174 × 키[cm]) − 617.6
		3~10세	(19.59 × 체중[kg]) + (1.303 × 키[cm]) + 414.9
		10~18세	(16.25 × 체중[kg]) + (1.372 × 키[cm]) + 515.5
		> 18세	(15.057 × 체중[kg]) + (1.0004 × 키[cm]) + 705.8
	여	0~3세	(16.252 × 체중[kg]) + (10.232 × 키[cm]) − 413.5
		3~10세	(16.969 × 체중[kg]) + (1.618 × 키[cm]) + 371.2
		10~18세	(8.365 × 체중[kg]) + (4.65 × 키[cm]) + 200
		> 18세	(13.623 × 체중[kg]) + (23.8 × 키[cm]) + 98.2
FAO/WHO (kcal/day)	남	0~3세	(60.9 × 체중[kg]) − 54
		3~10세	(22.7 × 체중[kg]) + 495
		10~18세	(17.5 × 체중[kg]) + 651
	여	0~3세	(61.0 × 체중[kg]) − 51
		3~10세	(22.5 × 체중[kg]) + 499
		10~18세	(12.2 × 체중[kg]) + 746
Oxford (kcal/day)	남	0~3세	28.2 W + 859 H − 371
		3~10세	15.1 W + 74.2 H + 306
		10~18세	15.6 W + 266 H + 299
	여	0~3세	30.4 W + 703 H − 287
		3~10세	15.9 W + 210 H + 349
		10~18세	9.4 W + 249 H + 462
Peterson's Failure to Thrive (kcal/kg)	현 체중 연령†의 에너지요구량(kcal/kg) × 표준체중(kg)		
	현 체중(kg)		
	† 현 체중이 50백분위수가 되는 연령		

iii) 활동 및 스트레스 지수(표 10-6)

간접 칼로리 측정계 및 공식을 통해 추정된 기초대사량 또는 휴식 시 에너지 소비량에 활동 및 스트레스를 보정하여 1일 에너지요구량을 산정한다.

표 10-6. 활동 및 스트레스 지수

1일 에너지요구량 (kcal/day) = 기초대사량 또는 휴식대사량 × 활동지수 및 스트레스 지수		
ADA (2007)	스트레스 지수	• 기아 0.7~0.85 • 수술 1.05~1.5 • 패혈증 1.2~1.6 • 폐쇄성 두부손상 1.3 • 외상 1.1~1.8 • 따라잡기 성장 1.5~2 • 화상 1.5~2.5
WHO (2009)	활동 및 스트레스 보정 지수	1.3 : 경도~중등도 스트레스 상태의, 침상안정 중인 영양상태 양호한 소아 1.5 : 경도~중등도 스트레스 상태이며 정상적으로 활동하는 소아, 심한 스트레스(외상, 암 등) 상태이며 움직임이 없는 소아, 성장만회가 필요한 영양불량 상태이면서 최소 활동을 하는 소아 1.7 : 심한 스트레스를 받고 있거나 성장만회가 필요한 활동적인 소아
• 37.8℃ 이상으로 체온이 1℃ 상승 시마다 휴식 시 에너지 소비량 13% 증가		

American Dietetic Association, ADA; American Dietetic Association, ADA; World Health Organization, WHO

소아중환자의 경우 급성기에는 휴식 시 에너지요구량을 넘지 않게 공급하고 급성기 이후에는 에너지 손실분, 신체활동, 재활 및 성장을 고려하여 공급해 주도록 한다. 소아중환자 영양공급 처방 시에는 적어도 처방된 하루 에너지 필요량의 2/3를 소아중환자실 입실 1주 이내에 공급하는 것을 목표로 단계적으로 증량하여 공급한다.

③ 따라잡기 성장(Catch-up growth)을 위한 에너지요구량

성장장애(Failure to Thrive, FTT)이거나 저체중으로 따라잡기 성장이 필요한 경우는 Peterson의 따라잡기 성장 공식(표 10-5)을 사용하며 영양재개증후군(refeeding syndrome)에 주의한다(p125, 06. 영양지원 모니터링 및 합병증, 참고).

④ 발달 장애(developmental disabilities) 소아의 에너지요구량

발달 장애아는 근육량이 적어 기초대사량이 낮을 수 있으며 휴식 시 에너지 소비량이 비슷하더라도 활동량에 따라 총 에너지요구량이 달라진다. 신장을 이용한 공식(표 10-7)을 활용하거나 정확한 신장 측정이 어려운 경우에는 WHO 공식과 활동량을 고려해 요구량을 산정한다. 강직성 사지마비 환아는 REE × 1.1 정도로 추정할 수 있다.

표 10-7. 신장을 이용한 발달 장애아의 에너지 추정 공식

뇌성마비(cerebral palsy), 5~11세	
경도~중등도 활동	13.9 kcal/신장(cm)
심한 신체적 제한	11.1 kcal/신장(cm)
심한 움직임 제한	10 kcal/신장(cm)
불수의 운동형	(같은 연령의 일반적인 소아와 유사한 요구량) ~ 6,000 kcal/day

다운증후군, 5~12세
• 남아: 16.1 kcal/신장(cm)
• 여아: 14.3 kcal/신장(cm)

프래더-윌리증후군
• 체중 유지 시: 10~11 kcal/신장(cm)
• 체중 감량 시: 8.5 kcal/신장(cm)

척수수막탈출증(이분척추), 8세 이상이며 활동량이 매우 적은 경우
• 체중 유지 시: 9~11 kcal/신장(cm)
• 체중 감량 시: 7 kcal/신장(cm)
• 영아기를 지나면 DRIs의 약 50%로 요구량 감소

(2) 단백질

질병이 있는 경우의 대사적 스트레스는 이화작용과 저장된 단백 분화를 야기한다. 따라서 건강한 소아(총 에너지의 8~12%)에 비해 건강하지 못한 소아의 단백질 요구량이 증가하게 되며, 총 에너지 공급량의 12~20%를 단백질로 공급해야 한다. 보통 2세까지는 체중 kg당 2.0~3.0 g, 13세까지는 1.5~2.0 g, 18세까지는 1.5 g이 필요하며, 질환 등을 고려한 단백질 요구량은 표 10-8을 참고한다. 적절한 단백질이 공급되지 못하면 음성질소평형 및 근육량 감소를 초래하게 되고 환자 예후에 좋지 않은 영향을 미칠 수 있으므로 이를 피하기 위해 적어도 하루 체중당 1.5 g이상의 단백질은 공급할 수 있도록 한다. 그러나 급성기 시에 추가적인 단백질 및 아미노산 공급의 유용성에 대한 근거는 아직 불충분하다.

표 10-8. **소아의 단백질 요구량**

연령별(ASPEN)	미숙아: 2.5~4 g/kg, 신생아: 2~2.5 g/kg, 영아: 1.5~2 g/kg, 유아~학령기(~만12세): 1~1.5 g/kg, 청소년: 0.8~1.5 g/kg		
질환별			
암	총 에너지의 15~20%	당뇨	총 에너지의 12~20%
인공호흡기	연령별 DRIs (표 10-4)	급성간질환	2 g/kg
간부전	0.5~1 g/kg	기관지폐이형성증 영아	2.5~3.5 g/kg
후천성면역결핍증	DRIs의 150~200%	담도폐쇄증	2.5~4.0 g/kg
간이식	영아: 2.5~3.0 g/kg, 유아 이후: 1.5~3.5 g/kg		
신부전	영아 0.5~1 g/kg, 1~3세: 1.2 g/kg, 4~10세: 1.2 g/kg		
소아중환자	0~2세: 2~3 g/kg, 2~13세: 1.5~2 g/kg, 13~18세: 1.5 g/kg		
Peterson's Failure to Thrive (g/kg)	$$\frac{\text{현 체중 연령}^\dagger\text{의 단백질 요구량(g/kg)} \times \text{표준체중(kg)}}{\text{현 체중(kg)}}$$ † 현 체중이 50백분위수가 되는 연령		

(3) 수분

소아는 체표면적과 대사 비율이 증가함에 따라서 체중당 수분요구량이 성인보다 증가하게 된다. 또한 수분요구량은 소아의 탈수 상태와 환경적인 요소 그리고 질병에 따라서 바뀌게 된다. 소아의 수분요구량 계산은 표 10-9을 참고하며, 대개 에너지 소비량 1 kcal 당 1~1.5 mL로 계산할 수 있다.

표 10-9. **소아의 수분요구량 계산**

1~10 kg	100~150 mL/kg
11~20 kg	1,000 mL + 50 mL/kg (10 kg 초과분)
21 kg 이상	1,500 mL + 20 mL/kg (20 kg 초과분)

자료출처: Davis A, Pediatric Enteral Nutrition, 76, 1994.

수분균형에 영향을 주는 요인이 많은데, 열, 설사, 구토, 호흡곤란, 과다 호흡 증가, 광선요법, 온열 장치, 과대사증, 섬유소 섭취 증가는 수분요구량을 증가시키며, 신장질환, 핍뇨 등은 반대로 요구량을 감소시킬 수 있는 요인이다.

(4) 미량영양소(비타민, 무기질)

현재까지 질환별 요구량은 없어 DRIs (daily requirement intake)에 제시된 성별·연령별 요구량을 충족하는 것을 목표한다. 경장영양액이 DRIs의 에너지필요추정량 충족 시 미량영양소 요구량를 충족시킬 수 있도록 조성되어 있기 때문에 에너지요구량이 낮거나 제한을 하는 경우 미량영양소가 부족하지 않도록 보충이 필요할 수 있다.

2 경장영양(Enteral nutrition)

1) 경장영양제제

(1) 영아 경장영양액(~1세)

모유, 조제분유, 특수 분유 등을 사용하며[p299, 09. 신생아중환자실 영양치료 - 경장영양제제] 부분을 참고한다.

(2) 소아 경장영양액(Pediatric enteral formula)

① 표준 경장영양액

1세부터 10~13세까지의 소아들을 대상으로 사용한다(표 10-10). 그 이상의 연령에서는 성인용 표준 경장영양액을 사용한다[p45, 03. 경장영양 - 경장영양액 종류와 특징 참고].

② 특수 목적 경장영양액

심한 단백질 알레르기, 흡수장애, 또는 소화기관의 장애가 있는 경우 아미노산 경장영양액(예 모노웰, 엘리멘탈 028 엑스트라)을, 지방 흡수장애나 림프계 이상 등에서는 MCT 분유를 농축하여 사용한다(표 10-10). 현재 국내에는 소아용 질환별 경장영양액이 없기 때문에 필요시 성인용 특수 목적 경장영양액(p45, 03. 경장영양 - 경장영양액의 종류와 특징 참고)을 사용·병용한다. 이때 미량영양소 공급이 부적절할 수 있으므로 주기적인 모니터링이 필요하다. 수분 제한이 필요한 환아들의 경우 단백질 및 칼로리가 농축된 성인용 경장영양제제 사용을 고려해 볼 수 있겠으며 적응도에 따라 진행한다.

표 10-10. **소아용 경장영양액의 예(100 mL 기준)**

	그린비아키즈	페디아파우더(바닐라맛)	페디아드링크
수분 mL	84	파우더	77.6
열량 kcal	100	100	100
탄수화물 g	10.5	14	14
단백질 g	3	3	3.3
지방 g	5	3.5	3.3
C:P:F 비율	43:12:45	56:12:32	57:13:30
단백질 급원	카제인, 유단백, 분리대두단백	유단백	유단백
지방 급원	해바라기유(40%), MCT유(20%), 대두유(40%)	대두유, 해바라기유, 야자유, MCT유	대두유, 해바라기유, 야자유, MCT유
(LCT:MCT)	-	81:19	79:21
식이섬유소 g	0	0.13	0.13
삼투압 mOsm/kg	340	340	440
신용질부하 mOsm/L	197	240	251
점도 cP	3.6	자료없음	7~10
나트륨 mg	45	25	30
칼륨 mg	130	129	129
칼슘 mg	100	105.5	105.5
인 mg	62.5	85	85
마그네슘 mg	16.5	11	11
철 mg	1.75	1.12	1.12
아연 mg	1	1.1	1.1
망간 mg	0.2	0.17	0.17
구리 mg	0.085	0.11	0.11
셀레늄 mcg	3.75	자료없음	자료없음
요오드 mcg	9	9.6	9.6
비타민A mcg RE	75	62.5	62.5
비타민D mcg	2	1	1
비타민E mg α-TE	1	2.5	2.5
비타민K mcg	5	6.5	6.5
비타민C mg	10	10	10
엽산 mcg	30	25	25
비타민B$_1$ mg	0.085	0.25	0.25
비타민B$_2$ mg	0.12	0.21	0.21
비타민B$_6$ mg	0.12	0.25	0.25
비타민B$_{12}$ mcg	0.185	0.62	0.62
니아신 mg NE	1.15	0.83	0.83
판토텐산 mg	0.5	1.04	1.04
비오틴 mcg	1.84	1.8	1.8
콜린 mg	33	9.5	9.5

	케토니아	모노웰(21.7%)	엘리멘탈028 엑스트라(20%)	엠씨티 포뮬러 (21.3%)
수분 mL	84	파우더	파우더	파우더
열량 kcal	120	100	85.4	98.3
탄수화물 g	1	12.5	11	11.5
단백질 g	2	4	2.5	3.3
지방 g	12	3.75	3.49	4.4
C:P:F 비율	3:7:90	50:16:34	52:12:37	47:13:40
단백질 급원	카제인, 유지방구막단백질	아미노산	아미노산	카제인
지방 급원	올리브유, 해바라기유, 대두유, 야자유	카놀라유, MCT유(28%)	홍화유, 코코넛유, 채종유	MCT유, 대두유
(LCT:MCT)	96:4	-	35:65	18:82
식이섬유소 g	0	0	0	0
삼투압 mOsm/kg	280	600	636	205(추정)
신용질부하 mOsm/L	210	362	234.6	298(추정)
점도 cP	40	5.7	자료없음	자료없음
나트륨 mg	50	65	61	65.5
칼륨 mg	102	101.4	93.2	126.2
칼슘 mg	120	76.1	49.0	93.4
인 mg	72	54.4	40.0	70.5
마그네슘 mg	9.6	17.4	16.32	11.5
철 mg	1.92	0.93	0.84	1.8
아연 mg	1.2	0.93	0.84	0.8
망간 mg	0.007	0.22	0.12	0.049
구리 mg	0.078	0.10	0.08	0.12
셀레늄 mcg	1.4~1.8	0	3	0
요오드 mcg	14.4	7.6	6.7	7.4
비타민A mcg RE	75	76.3	66.0	235.9
비타민D mcg	1.2	1.1	0.5	2
비타민E mg α-TE	1	1.1	1.2	2.3
비타민K mcg	7	5.5	5.0	15.9
비타민C mg	12	7.6	5.7	14.7
엽산 mcg	27	27.2	16.66	15.9
비타민B$_1$ mg	0.13	0.14	0.12	0.16
비타민B$_2$ mg	0.13	0.16	0.12	0.16
비타민B$_6$ mg	0.13	0.15	0.16	0.1
비타민B$_{12}$ mcg	0.4	0.38	0.34	0.61
니아신 mg NE	1.2	1.9	1.8	2.1
판토텐산 mg	0.6	0.18	0.40	0.98
비오틴 mcg	3.6	3.9	3.6	7.9
콜린 mg	9.6	20	18.32	16.4

(농도: % w/v)

2) 적응증

경구섭취만으로 영양요구량을 충족할 수 없는 모든 경우 경장영양을 고려한다. 소아는 성인과 비교하여 체내에 비축되어 있는 단백질, 탄수화물, 지방량이 상대적으로 적기 때문에 기저질환에 의해 대사적 요구량이 증가할 경우 3~5일 이내에 경장영양을 시작해야 한다(표 10-11).

- 삼킴장애 또는 구강기능 장애: 뇌성마비나 기타 신경학적 문제, 위장관의 선천적 기형, 미숙아
- 영양요구량의 증가: 패혈증, 선천성심장병, 기관지폐이형성증, 중환자
- 흡수 및 소화장애: 단장증후군, 낭포성 섬유증, 크론병, 선천성 대사질환, 만성신부전 등

표 10-11. **경장영양이 필요한 경우**

경구섭취량 부적절	영양 요구량 증가	소화기관으로의 손실 증가	초기 치료
식욕부진증 항암치료 등으로 인한 섭취부족 점막염 등	기관지폐이형성증 성장부전 선천성심장질환 감염 등	단장증후군 담도폐쇄증 흡수불량 등	대사질환 먹기 힘든 식사 (특수 분유 등) 염증성장질환 등
구강기능 장애	**소화기관의 구조적 또는 기능적 이상**	**부상 또는 중환자**	
미숙아 신경근육손상 뇌성마비 등	선천적 이상 기관식도누공 상부 소화기 폐색 등	화상 외상 수술 구강 인공호흡기 등	

3) 경장영양 전달

(1) 공급경로

관을 삽입하는 부위는 적응증, 경장영양지원을 요하는 기간, 소화기관의 해부학적, 기능적 온전성, 흡인위험 여부 등에 따라 결정한다. 공급 경로의 종류와 특성은 다음과 같다(표 10-12).

표 10-12. **경장영양공급 경로의 종류와 특성**

	비위관(Nasogastric)	경유문관(Postpyloric)	고려사항
적용 대상	• 단기간 목적으로 가장 흔하게 사용	• 흡인위험 • 위배출 지연 • 위식도역류 • 위마비 증상	• 미숙아, 신생아, 후비공 폐쇄, 머리 손상, 코의 외상 등으로 코를 통한 관 삽입이 어려운 경우 구위관 삽입
주입 방법	• 볼루스, 중력, 지속적	• 펌프를 이용한 지속적 주입 (빠르게 주입 시 흡수저하 및 설사 가능)	• 구경이 작은 관에는 섬유소가 함유되어 있거나 점도가 높은 영양액 사용을 피해야 함
투약	• 가능하면 경구투여 • 투약 후 3~5 mL의 물로 관류	• 가능하면 경구투여 • 투약 후 3~5 mL의 물로 관류 • 가능하면 빻은 알약은 피함	• 작은 소아일수록 적은 물로 관류(수분섭취를 제한하는 환아는 관을 통과하는 데 필요한 최소량의 물을 사용)
관류	• 정기적 관류는 불필요	• 막힘 방지를 위해 4시간마다 관류	

	비위관(Nasogastric)	경유문관(Postpyloric)	고려사항
교환	• 기관의 정책에 따라	• 전문가가 시행	• 저혈당 예방을 위해 관 제거 후 몇 시간 이내에 재삽입해야 함
주의를 요하는 상황	• 영양공급 관련 구토 • 복부팽만 악화 • 콧구멍의 노란 분비물 • 역류 증상 증가 • 체중 정체 • 영양공급 중 호흡곤란 증상	• 영양액이 섞인 구토 (관이 위장으로 이탈됨을 시사함) • 복부팽만 악화 • 콧구멍의 노란 분비물 • 역류 증상 증가 • 체중 정체 • 영양공급 중 호흡곤란 증상	• 복부팽만을 호전시키기 위해 감압 시도(경유문관 으로는 흡인 금지) • 코 염증 소견 보일 시 반대쪽 콧구멍으로 관을 삽입하고 부비동염인지 확인 • 영양전달 장치와 관련하여 공급 진행이 원활하지 않을 때 환자를 재평가해야 함 • 호흡 문제가 생길 시 119 신고하도록 보호자 교육 필요

	위루관 (Gastrostomy)	위공장루관 (Gastrojejunostomy)	공장루관 (Jejunostomy)	고려사항
적용 대상	• 장기간 (4~6주 이상)	• 흡인위험성 • 위배출 지연 • 위식도역류 • 위마비 증상	• 지연성 설사 • 수술로 인한 단장증후군 • 만성질환	• 영양액 주입 시 장루관의 위치를 확인해야 함
주입 방법	• 볼루스, 중력, 지속적	• 펌프를 이용한 지속적 주입 (빠르게 주입 시 흡수저하 및 설사 가능)		• 위(stomach)로 투약해야 하는 약인지 약사와 확인해야 함 • Jejunal port로 관급하더라도 투약은 주로 Gastric port로 함 • 물약은 삼투압이 높아 주의 필요

	위루관 (Gastrostomy)	위공장루관 (Gastrojejunostomy)	공장루관 (Jejunostomy)	고려사항
관류	• 정기적 관류는 불필요	• 작은 소아에게는 관류 시 20 mL를 넘지 않도록 함 • 막힘 방지를 위해 Jejunal port로 4시간마다 관류		• 작은 소아일수록 적은 물로 관류(수분섭취를 제한하는 환아는 관을 통과하는 데 필요한 최소량의 물을 사용)
삽입 부위	• 시술 후 1주일 동안 매일 소독 • 깨끗하고 건조하게 유지 • 관 회전 1~2회/일	• 시술 후 1주일 동안 매일 소독 • 깨끗하고 건조하게 유지 • 관 회전 금지		• 삽입 부위 감염, 출혈, 소화액 유출 등을 모니터링해야 함 • 위공장루관을 회전시킬 경우 관이 소장을 벗어나거나 위(stomach)로 들어갈 수 있음
주의를 요하는 상황	• 관급 시 통증 (감염이나 위루관 위치 이상) • 검은 분비물 (위루관 부위의 점막 erosion 증상 가능) • 관 삽입 주변 피부의 erosion • 역류 증가 • 체중 정체 • 영양공급 중 호흡곤란 증상	• 관급 시 통증(감염이나 관 위치 이상) • 검은 분비물 (위루관 부위의 점막 erosion 증상 가능) • 관 삽입 주변 피부의 erosion • 영양액이 섞인 구토 (Jejunal port가 위로 이탈됨을 시사함)		• 다음에서 삽입이 어려울 수 있음 – 심한 복수 – 혈역학적으로 불안정한 상태 – 심한 비만
육아 조직	• 관의 움직임으로 인해 발생			• 비정상적 조직은 감염과 출혈 예방을 위해 반드시 치료

(2) 공급 방법

어느 것이 더 좋다고는 할 수 없으며 환자의 적응도 및 상태에 따라 선택하여 진행한다. 매 식이마다 위잔여량을 확인할 필요는 없다.

표 10-13. **경장영양의 공급 방법**

방법	적용 대상	장점	단점
간헐적 (Intermittent) 4~8회/일, 30분~1시간 또는 100~200 mL/hr의 속도로 공급	• 일반적으로 가장 흔하게 적용 가능	• 생리적으로 경구섭취와 가장 비슷 • 영양공급으로 부터 행동이나 휴식 시 자유로움	• 1회 용량 증가할 시 흡인의 위험 증가 • 용량에 대한 적응도가 낮아 역류, 구토, 위배출 지연이 있을 시 권하지 않음
지속적 (Continuous) 12~24시간 동안 천천히 공급	• 처음 경장영양 시작 시 • 중환자 • 공장이나 소장(경유문관, 위공장루관, 공장루관)으로 공급 시 • 간헐적 주입에 부적응증 보일 시	• 영양소 흡수율이 향상 • 흡인의 위험 감소 • 수면 중 밤에도 공급	• 펌프가 필요하여 비용 부담 • 장비로 인해 활동이 자유롭지 못함

(3) 경장영양의 시작과 진행

경장영양의 시작과 진행은 표 10-14에 제시하였으나 이는 일반적으로 추천되는 기준이며, 진행과정과 임상상태, 적응도에 따라 속도, 양, 농도 등의 조절이 필요하다.

표 10-14. **경장영양의 시작과 진행의 예**

연령	초기 주입	진행	목표
지속적 공급방법			
0~12개월	1~2 mL/kg/hr	1~2 mL/kg/2~8 h	6 mL/kg/hr
1~6세	1 mL/kg/hr	1 mL/kg/2~8 h	1~5 mL/kg/hr
7세 이상	25 mL/hr	25 mL/2~8 h	100~150 mL/hr
간헐적 공급방법			
0~12개월	10~15 mL/kg/2~3 h (30~60mL)	10~30 mL/회	20~30 mL/kg/4~5 h
1~6세	5~10 mL/kg/2~3 h (60~90 mL)	30~45 mL/회	15~20 mL/kg/4~5 h
7세 이상	90~120 mL/3~4 h	60~90 mL/회	330~480 mL/4~5 h

(4) 경장영양 관련 감염관리

경장영양이 필요한 환자는 영양상태가 개선될 때까지는 면역력이 감소된 상태일 수 있어 오염된 경장영양액을 주입했을 때 심각한 결과를 초래할 수 있기 때문에 경장영양액의 관리가 중요하다. 따라서 다음의 ASPEN guideline (2017)에 따라 경장영양액과 관급 관련 물품을 관리하도록 권장한다.

1. 가능하면 closed system(폐쇄형)으로 공급한다.
2. 포장이 손상되지 않은 물품(용기, 주입세트 등)을 사용한다.
3. 물품을 재사용하지 않는다.
4. Open system(개방형)인 경우 권장되는 교환주기를 따르고 남은 영양액을 합쳐서 재사용하지 않는다.
   a. Open system에서 주입시간은 최대 4~8시간으로 제한한다(가정에서 12시간).
   b. 분말제품의 주입시간은 최대 4시간을 넘지 않도록 한다.
   c. Open system인 경우 제조사의 권고 주기에 따라 교환한다.
5. Open system에서 첨가물을 추가할 시 고온의 환경에서 오염 위험이 발생할 수 있다.
6. 경장영양 주입세트에 불필요한 물품을 추가를 하지 않도록 한다. 다만 3-way, stopcock와 같은 물품이 필요할 때는 제조사 권고에 따라 관리하고 주기적으로 교환한다.
7. 경장영양제제를 프로토콜에 따라 준비하고 보관하고 다루도록 한다.
   a. 제제를 준비하고 관리하는 사람에게 손위생과 제제를 안전하게 관리하도록 교육한다.
   b. 효과적인 손위생을 수행하고 장갑 사용 시 다른 업무를 동시에 하지 않도록 한다.
   c. Handling을 최소화 할 수 있는 제품을 사용한다.
   d. 제제를 준비하는 표면을 깨끗하게 유지한다.
   e. 경장영양 전용 장비를 사용한다.
   f. 제조사의 지침에 따라 제제를 보관한다. 개봉한 제제는 냉장고에 보관하고 24시간 이내에 사용 후 폐기한다.
8. 위의 권고사항에 대해 정기적으로 점검하고 준수 여부를 모니터링하여 따르지 않는 경우 문서화하고 적절한 조치를 취한다.
9. 감염의 위험을 줄이기 위해 최대한 제제 관련된 물품이나 장비를 조작하지 않도록 하고 체액 노출을 피한다. 만약 제제 관련 물품이나 장비를 조작해야 한다면 손위생을 하거나 장갑을 착용한다.
10. 모든 장비를 깨끗하고 건조하게 유지하고 오염원으로부터 멀리 보관한다.
11. 환자가 설사와 같은 부적응증을 나타낼 시 미생물에 의한 제제 오염의 가능성을 고려한다.

경장영양액 주입시간의 최대 허용치를 기준으로 경장영양 물품 (용기, 주입세트)을 주기적으로 교환한다(표 10-15).

표 10-15. **경장영양액 주입 최대 허용시간**

최대 허용시간	가능한 경장영양액
~4시간	무균 경장영양액(개방형)- 신생아, 영아
	멸균되지 않은 가루, 유아용 유동식
	멸균되지 않은 첨가제
	모유, 미숙아분유(± 강화제)
~8시간	무균 경장영양액(개방형)-소아, 성인
~12시간	무균 경장영양액(개방형)-가정 내
~48시간	무균 경장영양액(폐쇄형)

1) 적응증

경장영양이 불가능하거나, 경장영양에 따른 위험이 발생할 것이라 예상되는 경우, 경장영양 단독으로 영양요구량을 충족시킬 수 없을 것이라 예상되는 소아에서 정맥영양을 고려할 수 있다.

경장영양의 절대 금기증
– 위장관의 기계적 폐쇄
– 조절되지 않는 복막염
– 교정되지 않는 혈액응고 장애 또는 혈소판감소증
– 장허혈
– 최근의 위장관 출혈 및 재출혈의 위험이 높은 경우

그 외에 위장관을 통해 영양분을 흡수 할 수 없는 경우, 심각한 영양불량, 심각한 이화상태(예 화상, 외상, 패혈증 등), 고용량의 항암요법, 방사선요법, 골수이식중인 환자, 장관(bowel)을 쉬게 해야 하는 임상적인 상태(예 괴사성장염(Necrotizing enterocolitis), 췌장염(pancreatitis), 위장관루(GI fistula), 최근 위장관 수술(Recent GI surgety))의 경우에도 정맥영양을 고려할 수 있다. 최근 여러 연구결과에 따르면 정맥영양은 되도록 중환자실 입실 1주 이후 시작하는 것을 권고하고 있으며 오랜 기간 정맥영양을 지속할 경우 대사성골질환, 영양재개증후군, 간담도계 이상 등의 합병증이 발생할 수 있으

므로 가능하다면 최소한의 경장영양을 병행하거나 되도록 빨리 경장영양으로 이행할 수 있도록 한다.

2) 주입 경로

정맥영양은 지속 예상 기간, 정맥영양의 삼투압 농도에 따라 말초정맥 또는 중심정맥으로 투여할 수 있다.

(1) 말초정맥(Peripheral vein)

말초혈관은 좀 더 확보가 용이하고 감염이나 혈전 등의 합병증 발생의 위험이 적다는 장점이 있다. 수분제한이 크지 않은 정상적인 영양상태의 소아나 중심정맥영양으로 넘어가는 기간, 대개 정맥영양 예상 투여 기간이 2주 이내인 경우에 적용하도록 하며 혈전정맥염(Thrombophlebitis), 경화(sclerosis)나 염증(inflammation)을 예방하기 위해 900 mOsm/L 미만의 용액, 포도당 12.5%, 아미노산 2% 이하 농도의 비교적 제한적인 영양공급만 가능하다.

(2) 중심정맥(Central vein)

900 mOsm/L 이상의 고농도 정맥영양 투여가 가능하여 좀 더 효율적인 영양공급이 가능하다. 예상 투여 기간이 2주 이상인 경우 중심정맥영양을 고려한다. 그러나 중심정맥관 삽입 시 기흉, 혈흉, 혈관손상, 부정맥, 천공, 혈전, 색전, 신경손상 등의 다양한 합병증의 발생위험이 있어 주의를 요하며 또한 이후에도 감염, 혈전, 지방 침착 또는 약물에 의한 카테터막힘(catheter occlusion) 등의 합병증의 위험이 있으므로 이에 대한 세심한 예방 및 주의 깊은 관리가 필요하다.

① 중심 카테터 종류(표 10-16)

표 10-16. **중심 카테터 종류**

	종류	적응증	장점	단점
비터널형 (Non-tunneled catheter)	• Subclavian • Femoral • Internal jugular	• 4주 이내	• 수술 필요 없음 • 제거 용이	• 단기간 사용 • 감염 위험
터널형 (Tunneled catheter)	• Broviac, • Hickman	• 수개월 • Home PN • 항암요법 등	• 장기간 사용 • 비터널형보다 감염 위험 적음	• 삽입 및 제거 시 수술 필요 • 정기적인 heparin flushing 등 관리 필요
말초삽입형 중심정맥관 (Peripherally inserted central catether)		• 수주–수개월	• 삽입 및 제거 용이 • 신생아, 어린 소아에게 우선적으로 고려	• Thrombosis 위험 • Malposition
삽입형 포트 (Implanted port)		• 수개월 –수년	• 장기간 사용 • 피부 밑에 이식하여 감염 위험 적음	• 삽입 및 제거 시 수술 필요 • 바늘 교체 시마다 통증 유발

원칙적으로 삽입의 위험성 대비 효과가 가장 큰 부위의 혈관을 확보하도록 한다. 환자의 필요를 고려하여 가장 최소의 크기 및 lumen 수의 관을 삽입하며 가능하다면 1개의 lumen은 정맥영양을 위해서만 사용한다. 중심정맥의 끝은 상대 정맥과 우심방이 만나는

부위에 위치하도록 하고, 흉부방사선 촬영을 통해 중심정맥관의 위치를 정기적으로 모니터링한다.

3) 정맥영양의 구성

정맥영양은 환자의 나이, 체중, 임상상태, 기저질환, 질환의 경과를 고려하여 처방하도록 한다.

표 10-17. **정맥영양의 구성 예**

	Infant & toddler	Children	Adolescent
열량(Kcal/kg/day)	75~100	55~90	30~75
덱스트로즈 (mg/kg/min)	10~12	8~10	5~6
단백질(g/kg/day)	2.5~3	1.5~2.5	0.8~2
지방(g/kg/day)	2.5~3	2~2.5	1~2
Na (mEq/kg/day)	2~5	2~5	1~2
K (mEq/kg/day)	2~4	2~4	1~2
Cl (mEq/kg/day)	2~4	2~4	2~4
Acetate (mEq/kg/day)	산염기 상태에 따라 첨가		
Mg (mEq/kg/day)	0.3~0.5	0.3~0.5	0.25~0.5 (10~30 mEq/day)
Ca (mEq/kg/day)	2~4	0.5~4	0.25~0.5 (10~20 mEq/day)
P (mM/kg/day)	1~2	0.5~2	10~40 mM/day
Heparin	250 iu/L (AMC 기준)		

(1) 정맥영양의 증량(표 10-18)

표 10-18. **정맥영양의 증량**

	초기	증량	최대
덱스트로즈			
Infant & children	5~10%	1~2 mg/kg/min	8~12 mg/kg/min
Adolescent	10%		5~6 mg/kg/min
단백질(g/kg/day)			
Infant & children	1.5~2.5	1	1.5~3.0
Adolescent	0.8~2.0		0.8~2.0
지방(g/kg/day)			
infant & children	0.5~1.0	0.5~1	2.0~3.0
Adolescent	1	1	1.0~2.0

① 탄수화물(Carbohydrate)

초기 정맥영양의 포도당은 5~10%로 시작하여 혈당을 모니
터하면서 1~2.5%씩 점진적으로 증가시키되 급속한 포도당
농도의 증가는 당불내성(Glucose intolerance)을 야기할 수
있어 주의깊은 모니터링이 필요하다. 또한 포도당 농도
25% 이상의(>26 mg/kg/min) 투여는 당 부하(glucose
load)를 일으켜 간에 지방 침윤(fatty infiltration)의 위험을
증가시킬 수 있어, 적절한 영양공급의 균형을 위해서는 연

령 및 체중에 따른 총 목표 열량의 45~55%에 해당하는 열
량을 탄수화물로 공급하도록 한다.

i) 혈당관리

환아의 연령 및 질병상태에 따른 혈당 관리지침에 따르
며 패혈성 쇼크의 경우, 80~180 mg/dL 유지를 목표로
한다. 인슐린의 투여는 0.01~0.1 unit/kg/hr로 시작하며
혈당에 따라 용량 조절을 하도록 한다.

ii) 포도당 주입속도(Glucose Infusion Rate, GIR) 계산

포도당 주입속도(mg/kg/min) = 포도당의 퍼센트 농도
(% of glucose) × 속도 (mL/hr) × 0.167/체중(kg)

② 단백질(Protein)

신체 성장이 이루어지는 소아 환자의 경우 일반적으로 성
인에 비해 더 많은 단백질이 필요하므로 통상적으로 1.5~3
g/kg/day을 공급하며, 총 목표 열량의 10~15% 정도를 공
급하는데, 환아 상태에 따른 단백질의 요구량에 맞춰 조절
하도록 한다. 과량의 아미노산 공급에 따른 합병증으로는
질소혈증(azotemia), 대사성산증(Metabolic acidosis)이 있
으며, 증상 호전 시까지 공급량을 감량하도록 한다. 또한
비단백열량(Nonprotein calorie, NPC)과 질소(Nitrogen,
N)의 적절한 비율 유지도 중요하며 NPC : N = 150~200:1
유지를 목표로 한다.

i)   비단백열량(NPC): 질소함량(N) 비율

(탄수화물 + 지방 열량 Kcal)/질소함량(단백질 g/6.25)

ii) 알부민(Albumin)

정맥영양을 투여받는, 비영양학적 원인에 의한 저알부민
혈증(hypoalbuminemia)에 0.5~1 g/kg의 알부민을 투여
하며, 알부민 투여 시 응집(flocculation) 반응이 생길 수
있으므로 반드시 정맥영양과 분리 투여하도록 한다.

iii) 글루타민(Glutamine)

장관세포(enterocyte), 림프구, 대식세포의 에너지원이
며 항산화효과가 있는 글루타치온(glutathione)의 전구
체로 작용한다.

③ 지방(Lipid)

소아 환자의 경우 뇌발달의 중요한 요소가 되므로 지방의 투
여가 중요하며 필수지방산 결핍의 예방을 위해서는 최소 필
수지방산의 요구량인 0.5~1 g/kg 공급을 필요로 한다. 지방
유액 선택 시에는 상대적으로 10% 지방유액에 비해 혈중에
서 효과적으로 제거되는 20% 지방유액이 선호된다. 이는 지방유
액에 함유된 포스포리피드(phopholipid): 트리글리세라이드
(Triglyceride, TG) 비율이 10% 지방유액보다 20% 지방유액에서
더 낮기 때문인데, 포스포리피드(phospholipid)가 지방 제거

에 중요하게 작용하는 리포프로테인리파제(lipoprotein lipase)를 억제하는 작용을 하기 때문이다.

10% 지방유액 phospholipid-triglyceride ratio : 0.12
20% 지방유액 phospholipid-triglyceride ratio : 0.06

지방유액의 투여속도는 0.15 g/kg/hr 이하를 유지하기 위해 가능한 24시간 동안 지속 투여가 추천되며, 주기적인 혈중 TG 모니터링을 통해 < 250 mg/dL을 유지하도록 한다. 지방유액 투여 시 합병증으로 패혈증(sepsis), 호중구(neutrophil), 포식세포(macrophage) 등 세망 내피계(Reticulo endothelial system)의 기능장애, 폐에서 산소확산(diffusion) 감소, 응고 장애 등이 초래될 수 있어 과량의 투여는 피하며 필수지방산 요구량 정도의 소량의 지방만 투여하도록 한다.

④ 미량원소(Trace element)
미량원소의 결핍을 예방하기 위해서는 정맥영양 투여 시 미량원소를 포함하도록 한다. 본원에서는 아연, 구리, 크롬, 망간을 포함하는 Furtman®을 사용하며 연령에 따른 요구량은 아래의 표 10-19와 같다.
구리, 망간의 경우 일차적으로 담즙으로 배설되므로 직접 빌리루빈(Direct bilirubin) > 2 mg/dL인 경우에는 제한하도록 하며 신기능 장애(Renal dysfunction)가 있는 경우에는 셀레늄, 크롬의 공급을 제한하도록 한다. 장관액의 소실(intestinal loss)이 있는 경우에는 아연, 크롬을 보충 투여하도록 한다.

표 10-19. **미량원소 권장량 및 Furtman® 함량**

	Children 10~40 kg	Adolescents > 40 kg	Furtman® (2 mL/vial) 함량	Furtman® (2 mL/vial) 1일 투여량
	mcg/kg/day (최대량, mcg/day)	mcg/day	mg/ml	mcg/kg/day
아연 (Zinc)	50~125 (5,000)	2,000~5,000	5	50
구리 (Copper)	5~20 (500)	200~500	1	10
크롬 (Chromium)	0.14~0.2 (5)	5~15	0.01	0.1
망간 (Manganese)	1 (50)	40~100	0.5	5
셀레늄 (Selenium)	1~2 (100)	40~60	–	–
몰리브덴 (Molybdenum)	0.25 (5)	–	–	–
요오드 (Iodine)	1 (1)	–	–	–

표 10-20. **미량원소 결핍증상**

아연(Zn)	항문주위·눈주위 피부염, 설사, 탈모, 생인손, 식욕부진, 면역결핍증
구리(Cu)	빈혈, 중성구 감소증, 골다공증
크롬(Cr)	당내용력 장애, 말초 신경염
망간(Mn)	성장장애
셀레늄(Se)	심근염, 근육통
요오드(I)	갑상샘종, 저갑상선증
불소(F)	에나멜 발육부전, 골다공증

⑤ 비타민(Vitamin)

정맥영양 투여 시 Multiuitamin for infusion (MVI)를 포함
하도록 하며, 본원에서 사용하고 있는 Tamipool®은 Vit K
를 포함하지 않아 추가적으로 보충해 주어야 한다.

표 10-21. 비타민 권장량 및 Tamipool® 조성

	Infants − 12months	Children and adolescents 1~18years	Tamipool® (5 mL)
지용성(lipid soluble)			
Vitamin A	150~300 mcg/kg/day	150 mcg/day	3,300 IU
Vitamin D	400 IU/day	400~600 IU/day	200 IU
Vitamin E	2.8~3.5 mg/kg/day	11 mg/day	10 IU
Vitamin K	10 mcg/kg/day	200 mcg/day	−
수용성(water soluble)			
Thiamine (B_1)	0.35~0.5 mg/kg/day	1.2 mg/day	3.81 mg
Riboflavin (B_2)	0.15~0.2 mg/kg/day	1.4 mg/day	3.6 mg
Ascorbic acid (C)	15~25 mg/kg/day	80 mg/day	100 mg
Pyridoxine (B_6)	0.15~0.2 mg/kg/day	1.0 mg/day	4.86 mg
Niacin (B_3)	4~6.8 mg/kg/day	17 mg/day	40 mg
Pantothenic acid (B_5)	2.5 mg/kg/day	5 mg/day	15 mg
Biotin	5~8 mcg/kg/day	20 mcg/day	60 mcg
Cyanocobalamine (B_{12})	0.3 mcg/kg/day	1 mcg/day	5 mcg
Folic acid	56 mcg/kg/day	140 mcg/day	400 mcg

   i)   지용성 비타민 용량 변환

        700 mcg retinol = 2,300 IU,

        7 mg alpha-tocopherol = 7 IU,

        10 mcg vitamin D = 400 IU

4) 정맥영양 관련 합병증

(05. 영양전달, p114 및 06. 영양지원 모니터링 및 합병증, p135 참조)

5) 모니터링

표 10-22. **정맥영양공급 시 모니터링 요소 및 간격**

	초기(Initial period)	Follow-up
체중(wt)	매일	매일~매달
키(Ht), 머리둘레(HC)	매주	매주~매달
산염기 평형	안정 시까지	
전해질, 혈당	매일~매주	매주~매달
TG	증량 시에는 매일	매주~매달
Ca, P, Mg	매일~매주	매주~매달
BUN/Cr, CBC	매주	매주~매달
LFT, albumin/prealbumin	매주	매주~매달
PT/aPTT	매주	매주~매달
Zn, Cu, Se	3개월	3~6개월
Iron studies	3개월	3~6개월
Vit D	3~6개월	년 1회
Vit A, Vit E	6개월	년 1회
Folate/Vit B$_{12}$	6개월	년 1회
Carnitine, Ammonia	필요시	
Culture	필요시	

6) 경장 및 경구영양으로 이행

임상상태가 회복되면 가능한 빠른 시일 내에 경장 및 경구영양 시작을 고려하며 정맥영양 중단시점 및 목표를 개별화하여 계획한다. 식사가 완전히 이행되는 데 필요한 시간은 수일에서 수개월까지 환아마다 다양할 수 있으며, 이행 중 체중증가의 정체 또는 체중감소가 발생할 수 있어 이전 단계의 영양공급 중단을 서두르지 않는다. 환아의 총 목표 열량의 60~75%가 경장 및 경구영양으로 공급되는 경우 진행 중인 정맥영양은 점차 중단할 수 있다.

(1) 정맥영양 ⇒ 경장영양

① 위로 영양공급을 하는 경우는 용량보다 농도를 먼저 증가시키고, 소장으로 공급하는 경우는 농도보다 용량을 먼저 증가시킨다.

② 시작 시 등장성 표준농도의 경장영양액으로 공급하며, 목표 용량의 15~50%로 시작하여 요구량의 33~50%에 도달하면 정맥영양 감량을 시작, 서서히 줄여 수분과다 및 저혈당을 예방한다.

③ 경장영양으로 요구량의 60~75% 공급, 적응도가 양호하면 정맥영양을 중단할 수 있으며 지속적인 모니터링이 필요하다. 조심스럽게 경장영양을 진행하는 소아 환자에서는 적절한 성장 및 발달을 위해 경장영양으로 목표의 75% 공급 시까지 정맥영양을 지속할 수 있다.

(2) 정맥영양 ⇒ 경구영양

① 연하기능에 문제가 없는 경우 경구를 통해 모유나 분유, 맑은 유동식을 소량씩 자주 먹는 것으로 시작한다. 차츰 고형식으로 이행하며 필요시 영양보충음료를 병행한다.

② 장기간 금식 · 정맥영양공급 시 정맥영양을 중단하여도 1~2주 정도 식욕이 생기지 않을 수 있다. 정맥영양이 50% 감소되면 3일 내에 자발적으로 경구섭취량이 증가한다고 알려져 있다.

③ 경구섭취량이 영양요구량의 75% 이상 도달하면 정맥영양을 중단할 수 있다.

(3) 경장영양 ⇒ 경구영양

① 근본적인 원인이 해결되고 경구운동기능, 연하검사 후 경구섭취를 고려한다.

② 정상적인 경구섭취 발달 과정이 방해 · 지연된 경우가 흔하며 미각 손실, 거부반응(경구섭취 후 구역질, 구토 등)을 일으킬 수 있어 연하 재활치료가 필요하다.

③ 공복감 자극, 식욕 촉진을 위해 경장영양을 통한 공급을 25% 감소시키고 경장영양 시간을 변경(예 식사 1시간 전 경장영양 중단, 낮 동안 경구섭취 + 야간 경장영양 병행)한다. 적정 영양상태에서 이행을 시작해 경구로 요구량의 75% 섭취 시 경장영양을 중단한다.

④ 보수적인 관점에서 경장영양공급경로의 재삽입과 관련된 위험을 줄이기 위해 성공적으로 경구영양이 진행되었다고

확신할 때까지는 경장영양공급경로를 유지할 필요가 있다. 얼마간 적정 경구섭취량이 유지되는지 관찰하고 필요시 경장영양공급을 재고려한다.

4 기타 영양치료

1) 심장수술 후 환아의 영양관리

소아의 심장수술 후 회복을 위해 소아중환자실에서의 적절한 영양중재는 필수적이다. 대부분의 환아는 수술 후 24시간 이내 인공기관 기도의 제거 및 식사진행이 가능하여 영양공급에 큰 어려움이 없으나, 복잡성 심질환을 가진 신생아 및 영아의 경우 혈역학적 불안정성 및 고용량의 혈압강압제의 사용, 수술급성기 동안의 수분제한, 복막투석, 유미흉 또는 각종 시술로 인한 금식이 필요할 수 있고, 괴사성장염을 포함한 위장관계 합병증에 대한 우려로 수술 후 초기 적절한 영양공급이 어려울 수 있다. 수술 후 출혈에 따른 수혈 요구, 체외순환의 적용으로 인한 수술 후 전신부종 및 모세혈관 유출(capillary leakage), 수혈제제 및 알부민의 투여가 필요하며, 수술 48시간까지 기본 수액보충은 하루 필요량의 1/2만을 제공하므로 수술 직후 정맥영양의 제공 또한 제한적이다.

따라서, 수술 다음 날부터 나머지 지속주입 약물들을 점진적으로 농축하여 가능한 정맥영양 투여를 증량할 수 있도록 하고, 적절한 열량 유지를 위해 정맥영양뿐만 아니라 지속주입 약물들의 혼합액을 포도당 농도 10%에서부터 시작하여 20%까지 농도를 증량할 수 있다. 수술 후 이틀째부터 지방공급을 시작하며 20% 스모프리피드(SMOFlipid®)를 하루 5~15 mL/kg (1~3 g/kg) 투여하여 칼로리를 유지하도록 한다.

　수술 후 혈역학적 안정화가 된 경우 가능한 조기에 경장영양 시작이 권장되고 있다. 심장수술 후 많은 환아가 도파민(dopamine)이나 에피네프린(epinephrine) 등의 강심제를 필요로 하는데, 혈관수축제나 고용량의 강심제 사용과 경장영양 관련 합병증과의 관련성에 대해서는 아직 논쟁의 여지가 있으나, 좌심실형성부전증후군으로 노우드술식(Norwood operation) 받은 영아군의 경우 높은 괴사성장염의 발생률이 보고되고 있다. 이에 본원에서는 효과적인 경장영양중재를 위해 고식적 수술 유무 및 강심제 투여점수(vasoactive inotropic score: VIS score)를 이용하여 위험 정도에 따라 경장영양 증량 방법을 category 1, 2, 3으로 구분하여 진행할 수 있는 경장영양 프로토콜을 적용하고 있다. 즉, 수유내성 및 경장영양 합병증에 대한 위험이 낮은 1군은 18시간 이내 수유목표량(100 mL/kg/day)까지 도달할 수 있도록 빠르게 진행하고, 위험이 높은 3군의 경우, 보다 천천히 진행하여 수술 후 54시간 이내에 수유목표량에 도달하도록 하였으며, 수유 내성관리 알고리즘을 포함하여 가능한 수유보류와 금식을 줄이도록 하였다(표 10-23). 또한, 좌심실형성부전증후군으로 양폐동맥교약술이나 노우드술식을 시행받은 영아의 경우 비십이지장관을 삽입하여 지속적 경장주입영양을 적용하고 있다. 인공호흡기 적용기간 동안에는 모유나 조제유를 1 mL/hr로 시작하여 6~8시간마다 1~2 mL/hr 증량하도록 하며, 100~150 mL/kg/day까지 증량하여 기관내관 제거 또는 완전 구강섭취가 가능한 기간까지 유지한다.

표 10-23. **소아심장외과 경장영양 프로토콜**

고려 사항	프로토콜 내용

• 경장영양 알고리듬 제외: 체외형막산소공급 시(Extracorporea membrane oxygenatoe, ECMO) 적용, 수술 전 괴사성장염, 수술 체중 < 2.5 kg
 	
• 수술 방법
① 양심실 교정군(Biventricular repair (BVR)) group
② 고식적 수술군(Palliative operation) group: 단락수술(shunt operation), 폐동맥교약술(PAB), 심방절개술(atrial septectomy) 노우드술식(Norwood operation)
 	
• VIS (vasoactive inotropic score) 계산
= Dopamine dose (mcg/kg/min) + dobutamine dose (mcg/kg/min) + (10 × milrinone dose (mcg/kg/min)) + (100 × epinephrine dose (mcg/kg/min)) + (100 × norepinephrine dose (mcg/kg/min)) + (10,000 × vasopressin dose (mcg/kg/min))
 	
• 강심제 감량에 따라 다른 군으로 변경해서 진행
 	
• 수유목량: 매 3시간마다 10 mL/kg 단, 특별한 문제 없이 잘 진행되는 경우 0.75 kcal/mL에서 1kcal/mL까지 증량, 수액제한 이 필요하지 않다면 매 3시간마다 15 mL/kg까지 증량
	1. 시작 기준: 근이완제 지속투여 중단, 강심제 추가 또는 증량의 필요성이 없을 때, 알부민 또는 수혈 필요성 2회 이하 VIS 33.75 미만
	
	2. 시작 방법: 모유 또는 1/2 희석 전유(half strength whole milk) 1 mL/ kg 1회, 모유 또는 전유(whole milk) 1mL/kg 1회
	
	3. 증량 방법
	1) I군: 양심실 교정군으로 VIS < 20
	  − 2 mL/kg 1회
	  − 매 3시간마다 2~10 mL/kg 증량
	2) II군: 모든 고식적 수술군 또는 양심실 교정군 중 20 ≤ VIS < 27.5
	  − 2 mL/kg 1회
	  − 매 3시간마다 1~10 mL/kg 증량
	3) III군: 모든 27.5 ≤ VIS < 33.75의 환자
	  − 1 mL/kg 1회
	  − 2회 수유씩 1~10 mL/kg 증량

2) 질환별 고려 사항

환아들의 질환별 특성을 고려하여 경장영양을 처방한다.

표 10-24. 질환별 경장영양 처방 시 고려사항

선천성심장병	성장지연이 흔하며 성장지연이 있을 경우 경장영양이 필요 호흡, 심부전 등으로 에너지요구량 증가 장으로의 산소 전달이 저하되어 흡수장애 가능성 식욕부진, 조기 포만감, 수유곤란 등으로 섭취량 감소 청색증형: 체중, 길이 성장 모두 부족 비청색증형: 체중증가 부족, 상대적으로 길이 성장 양호 허혈성 장질환이나 장 점막 손상이 동반된 경우도 있음
낭포성 섬유증	흡수장애, 에너지요구량 증가, 식욕부진 증상으로 성장 지연이 흔함 췌장효소 요법과 경구식사 보충에도 BMI 50% ile을 유지할 수 없다면 경장영양이 필요
단장증후군	경장영양은 소량이라도 장 적응을 향상시킴 간헐적 주입보다 지속적 주입에 적응도가 더 좋음
염증성장질환	영양불량이 흔함 복통, 설사, 식욕부진, 스테로이드 치료로 인한 성장 지연 있음 지속적인 성장 지연과 섭취량 개선이 없을 경우 경장영양 고려
담도폐쇄	담즙정체, 만성적인 간의 염증으로 인한 흡수장애 경구섭취 부족 시 경장영양 보충 MCT 위주의 섭취, 지용성 비타민 보충 필요
신장질환	대사성산증으로 인해 성장 및 인지 발달 저해 가능성 식욕부진으로 인한 영양불량이 흔함
중환자(화상, 외상, 수술 등)	중환자실에 입원 후 24시간 이내에 경장영양을 시행하는 것이 권장됨
암	화학요법, 방사선, 수술 등 치료로 인한 식욕부진, 구강 점막염 발생 섭취량 개선 위해 경장영양을 고려할 수 있음
신경학적 문제 (뇌성마비, 신경근육손상 등)	삼킴 장애, 위식도역류 등 흡인의 위험이 있을 수 있음

3) 소아중환자실 식사진행 프로토콜 예

AMC PICU FEEDING PROTOCOL

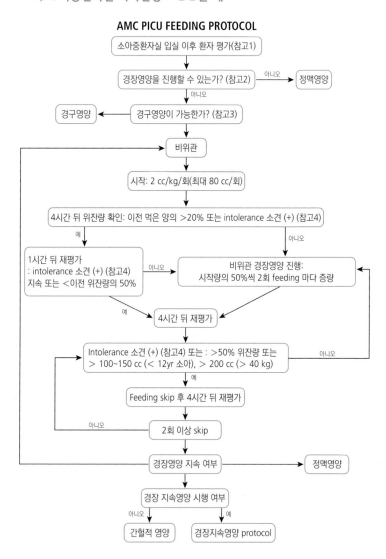

소아중환자실 입실 이후 환자 평가(참고1)

경장영양을 진행할 수 있는가? (참고2) ──아니오──→ 정맥영양

경구영양 ←── 경구영양이 가능한가? (참고3)
아니오

비위관

시작: 2 cc/kg/회(최대 80 cc/회)

4시간 뒤 위잔량 확인: 이전 먹은 양의 >20% 또는 intolerance 소견 (+) (참고4)

예 ┃ 아니오

1시간 뒤 재평가
: intolerance 소견 (+) (참고4)
지속 또는 <이전 위잔량의 50%
──아니오──→
비위관 경장영양 진행:
시작량의 50%씩 2회 feeding 마다 증량

예 → 4시간 뒤 재평가

Intolerance 소견 (+) (참고4) 또는 : >50% 위잔량 또는
> 100~150 cc (< 12yr 소아), > 200 cc (> 40 kg)
아니오

예

Feeding skip 후 4시간 뒤 재평가

2회 이상 skip
아니오

경장영양 지속 여부 ──→ 정맥영양

경장 지속영양 시행 여부

아니오 ┃ 예

간헐적 영양   경장지속영양 protocol

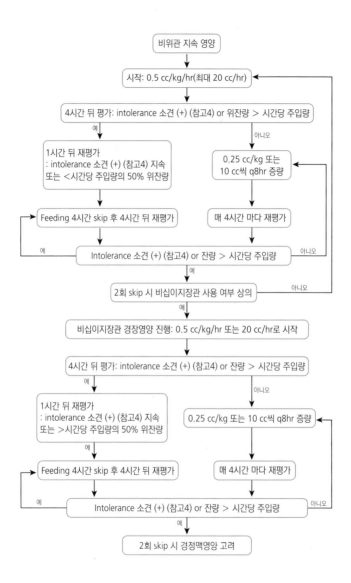

비위관 지속 영양

시작: 0.5 cc/kg/hr(최대 20 cc/hr)

4시간 뒤 평가: intolerance 소견 (+) (참고4) or 위잔량 > 시간당 주입량

예 ↓

1시간 뒤 재평가
: intolerance 소견 (+) (참고4) 지속
또는 <시간당 주입량의 50% 위잔량

아니오 →

0.25 cc/kg 또는
10 cc씩 q8hr 증량

Feeding 4시간 skip 후 4시간 뒤 재평가

매 4시간 마다 재평가

Intolerance 소견 (+) (참고4) or 잔량 > 시간당 주입량

2회 skip 시 비십이지장관 사용 여부 상의

비십이지장관 경장영양 진행: 0.5 cc/kg/hr 또는 20 cc/hr로 시작

4시간 뒤 평가: intolerance 소견 (+) (참고4) or 잔량 > 시간당 주입량

1시간 뒤 재평가
: intolerance 소견 (+) (참고4) 지속
또는 >시간당 주입량의 50% 위잔량

0.25 cc/kg 또는 10 cc씩 q8hr 증량

Feeding 4시간 skip 후 4시간 뒤 재평가

매 4시간 마다 재평가

Intolerance 소견 (+) (참고4) or 잔량 > 시간당 주입량

2회 skip 시 경정맥영양 고려

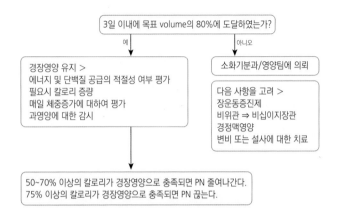

[참고 1] 표 10-1, 10-2, 10-3 영양검색 및 판정 참조

[참고 2] **경장영양 시작 시기**

1) 혈역학적으로 안정화되었다면 입실 2일 이내에는 시작

    (1) 특히 영아, 입실 이전 영양불량 상태였던 환아, 장기 중환자실 재원이 예상되는 환아의 경우 조기 시작 고려

    (2) 경구영양이 5일 이내 시작되지 못하거나 영양공급이 필요 요구량의 60% 이상 80% 미만으로 3~5일간 지속되는 경우 입실 이후 어떤 시점에라도 경장영양 시작 고려

2) 경장영양의 금기증

    (1) 절대 금기증

① 혈역학적으로 불안정한 경우

② 괴사성장염이 의심되거나 진단된 경우

③ 허혈성 장 손상이 있는 경우

④ 장마비 또는 장폐색이 있는 경우

⑤ 장 절제 또는 장문합 수술 직후

⑥ 급성췌장염

⑦ 심한 염증성장질환의 악화 상태

⑧ 심한 젖산혈증을 보이는 경우

⑨ 심각한 위장관 출혈이 있는 경우

(2) 상대적 금기증

① 심장수술 후 48시간 이내

② 치료적 저체온 적용 중인 경우

③ 심정지 후 24시간 이내

④ 심한 장마비 소견을 보이면서 비위관으로 다량의 배출이 있는 경우

⑤ 잦은 구토가 지속되는 경우

⑥ 조절되지 않는 심한 설사가 있는 경우

⑦ 동맥관 의존성 심질환이 있는 경우

⑧ 복막염

⑨ 심한 복부팽만

[참고 3] 경구영양이 어려워 경장영양을 시행해야 하는 경우

1) 거식증

2) 저작운동 또는 삼킴에 장애가 있는 경우

3) 의식 저하상태

4) 급성 대사성 스트레스 상태(심한 외상, 화상)

5) 심한 성장 부진(failure to thrive)

6) 단장증후군

[참고 4] Feeding intolerance

1) 구토: 2회/day

2) 설사: 3회/day

3) 복부불편감

4) 복부팽만(2일 이상 복부둘레 증가)

- Intolerance 때문에 중단되었다가 다시 시작한다면 마지막 tolerated rate로 시작

1. 김영혜. 소아영양의학. 서울: 고려의학, 2007

2. 대한영양사협회. 임상영양관리지침서 제3판. II 소아 및 청소년기. 서울: 2008

3. 보건복지부. 2020 한국인 영양소 섭취기준: 에너지와 다량영양소. 2020

4. 질병관리본부. 2017 소아청소년 성장도표 이용지침서. 청주: 2017

5. Agostoni C, Buonocore G, Carnielli VP et al. Enteral nutrient supply for preterm infants: commentary from the European Society of Paediatric Gastroenterology, Hepatology and Nutrition Committee on Nutrition. J Pediatr Gastroenterol Nutr 2010;50:85-91.

6. Ardila Gómez IJ, González CB, Martínez Palacio PA, et al. Nutritional Support of the Critically Ill Pediatric Patient: Foundations and Controversies. Clinical Medicine Insights: Trauma and Intensive Medicine. 2017;8

7. Boullata JI, Carrera AL, Harvey L, et al. ASPEN Safe Practices for Enteral Nutrition Therapy [Formula: see text]. JPEN J Parenter Enteral Nutr 2017;41:15-103.

8. Corkins MR (ed.). The ASPEN pediatric nutrition support core curriculum. American Society for Parenteral and Enteral Nutrition, 2015

9. Corkins MR, Balint J, Corkins KG, et al. The A.S.P.E.N. pediatric nutrition support core curriculum. 2nd ed. United States: ASPEN. 2015

10. Duggan CP, Jaksic T. Pediatric Intestinal Failure. N Engl J Med 2017;377:666-75.

11. Fivez T, Kerklaan D, Mesotten D, et al. Early versus Late Parenteral Nutrition in Critically Ill Children. N Engl J Med 2016;374:1111-22.

12. Fivez T, Kerklaan D, Verbruggen S, et al. Impact of withholding early parenteral nutrition completing enteral nutrition in pediatric critically ill patients (PEPaNIC trial): study protocol for a randomized controlled trial. Trials 2015;16:202.

13. Freeman H, Klein B, Bewley S, et al. The Practitioner's Guide to Nutrition-Focused Physical Exam of Infants, Children, and Adolescents. United States: ASPEN. 2019

14. Ghetas HM, Elshafie A, El-Lahony D,et al. Nutrition in critically Ill pediatric patients: a systemic review. Menoufia Medical Journal. 2019;32

15. Goulet O, Jochum F, Koletzko B. Early or Late Parenteral Nutrition in Critically Ill Children: Practical Implications of the PEPaNIC Trial. Ann Nutr Metab 2017;70:34-8.

16. Gosselin KB, Duggan C. Enteral nutrition in the management of pediatric intestinal failure. J Pediatr 2014;165:1085-90

17. Hamilton S, McAleer DM, Ariagno K, et al. A stepwise enteral nutrition algorithm for critically ill children helps achieve nutrient delivery goals*. Pediatr Crit Care Med 2014;15:583-9

18. Hartman C, Shamir R, Hecht C, et al. Malnutrition screening tools for hospitalized children. Curr Opin Clin Nutr Metab Care 2012;15:303- 9.

19. Jacobs A, Verlinden I, Vanhorebeek I, et al. Early Supplemental Parenteral Nutrition in Critically Ill Children: An Update. J Clin Med 2019;8.

20. Joffe A, Anton N, Lequier L, et al. Nutritional support for critically ill children. Cochrane Database Syst Rev 2016.

21. Joosten K, van Puffelen E, Verbruggen S. Optimal nutrition in the paediatric ICU. Curr Opin Clin Nutr Metab Care 2016;19:131-7.

22. Koletzko B, Goulet O, Hunt J, et al. Guidelines on Paediatric Parenteral Nutrition of the European Society of Paediatric Gastroenterology, Hepatology and Nutrition (ESPGHAN) and the European Society for Clinical Nutrition and Metabolism (ESPEN), Supported by the European Society of Paediatric Research (ESPR). J Pediatr Gastroenterol Nutr. 2005;41:1-87.

23. Leong AY, Field CJ, Larsen BM. Nutrition support of the postoperative cardiac surgery child. Nutr Clin Pract. 2013;28:572-9. Journal of Pediatric Gastroenterology and Nutrition 2005;41:54-62.

24. Malone A, Carney LN, Carrera AL, et al. ASPEN Enteral Nutrition Handbook. 2nd ed. United States: ASPEN. 2019

25. Mehta NM, Skillman HE, Irving SY, et al. Guidelines for the Provision and Assessment of Nutrition Support Therapy in the Pediatric Critically Ill Patient: Society of Critical Care Medicine and American Society

for Parenteral and Enteral Nutrition. JPEN J Parenter Enteral Nutr 2017;41:706-42.

26. Schwarzenberg SJ, Hempstead SE, McDonald CM, et al. Enteral tube feeding for individuals with cystic fibrosis: Cystic Fibrosis Foundation evidence-informed guidelines. J Cyst Fibros 2016;15:724-35.

27. Tume LN, Valla FV, Joosten K, Jotterand Chaparro C, Latten L, Marino LV, et al. Nutritional support for children during critical illness: European Society of Pediatric and Neonatal Intensive Care (ESPNIC) metabolism, endocrine and nutrition section position statement and clinical recommendations. Intensive Care Med 2020;46:411-25.

28. van Puffelen E, Hulst JM, Vanhorebeek I, et al. Effect of late versus early initiation of parenteral nutrition on weight deterioration during PICU stay: Secondary analysis of the PEPaNIC randomised controlled trial. Clin Nutr 2020;39:104-9.

29. Worthington P, Balint J, Bechtold M, et al. When Is Parenteral Nutrition Appropriate? JPEN J Parenter Enteral Nutr 2017;41:324-77.

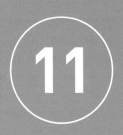

AMC NST protocol

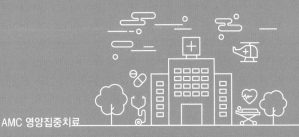

11 AMC NST protocol

1-1 서울아산병원 경장영양 프로세스

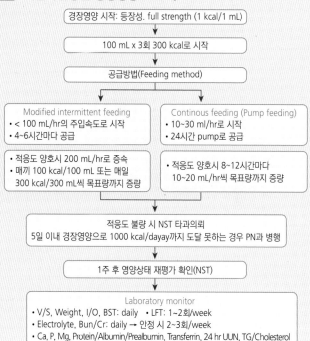

경장영양 시작: 등장성. full strength (1 kcal/1 mL)

↓

100 mL x 3회 300 kcal로 시작

↓

공급방법(Feeding method)

Modified intermittent feeding
- < 100 mL/hr의 주입속도로 시작
- 4~6시간마다 공급

- 적응도 양호시 200 mL/hr로 증속
- 매끼 100 kcal/100 mL 또는 매일 300 kcal/300 mL씩 목표량까지 증량

Continous feeding (Pump feeding)
- 10~30 ml/hr로 시작
- 24시간 pump로 공급

- 적응도 양호시 8~12시간마다 10~20 mL/hr씩 목표량까지 증량

↓

적응도 불량 시 NST 타과의뢰
5일 이내 경장영양으로 1000 kcal/dayay까지 도달 못하는 경우 PN과 병행

↓

1주 후 영양상태 재평가 확인(NST)

↓

Laboratory monitor
- V/S, Weight, I/O, BST: daily
- LFT: 1~2회/week
- Electrolyte, Bun/Cr: daily → 안정 시 2~3회/week
- Ca, P, Mg, Protein/Albumin/Prealbumin, Transferrin, 24 hr UUN, TG/Cholesterol

* Laboratory monitoring은 환자상태에 따라 검사기간이 달라질 수 있다.

* 환자의 적응 예상 정도에 따라 실제 주입량은 달라질 수 있다.

① 위배출 지연

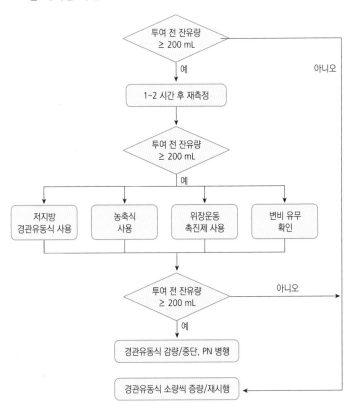

② 설사

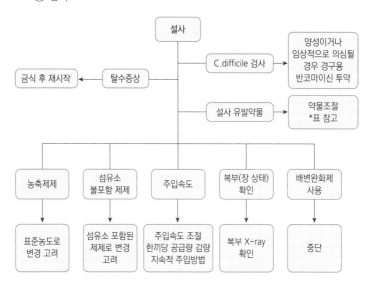

표 11-1. 설사 유발 관련 약물

약효 분류	예
심혈관계	Digoxin, ACE-inhibitors, angiotensin receptor blockers, betablockers, gemfibrozil, statins, acetazolamide, furosemide
중추신경계	Alprazolam, levodopa, anticholinergic agents, fluoxetine, lithium
내분비계	Metformin, synthroid
소화기계	H_2-antagonists, magnesium containing antacids, proton pump inhibitors, ursodeoxycholic acid, lactulose, bisacodyl 5-aminosalycilates, mosapride, prucalopride
근골격계	NSAIDs, colchicine
항생제	Amoxicillin, ampicillin, cephalosporins, clindamycin
항암제	5-FU, capecitabine, irinotecan, sunitinib 등 targeted therapy 다수
기타	Alcohol, sorbitol, vitamin C (enteral)

2 서울아산병원 내과계중환자실 영양프로토콜

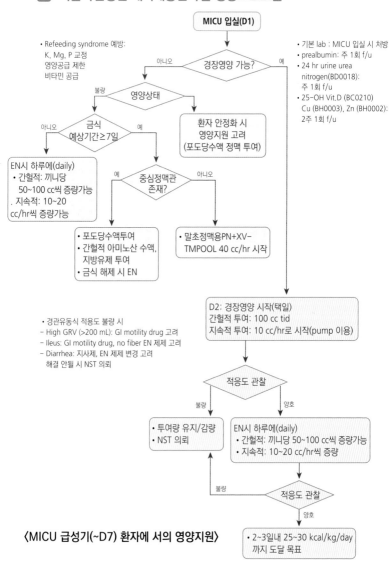

MICU 입실(D1)

경장영양 가능?

• 기본 lab : MICU 입실 시 처방
• prealbumin : 주 1회 f/u
• 24 hr urine urea nitrogen(BD0018): 주 1회 f/u
• 25-OH Vit.D (BC0210) Cu (BH0003), Zn (BH0002): 2주 1회 f/u

• Refeeding syndrome 예방: K, Mg, P 교정 영양공급 제한 비타민 공급

영양상태 (불량)

금식 예상기간 ≥7일 (아니오 / 예)

환자 안정화 시 영양지원 고려 (포도당수액 정맥 투여)

EN시 하루에(daily)
• 간헐적: 끼니당 50~100 cc씩 증량가능
• 지속적: 10~20 cc/hr씩 증량가능

중심정맥관 존재? (예 / 아니오)

• 포도당수액투여
• 간헐적 아미노산 수액, 지방유제 투여
• 금식 해제 시 EN

• 말초정맥용PN+XV-TMPOOL 40 cc/hr 시작

• 경관유동식 적용도 불량 시
- High GRV (>200 mL): GI motility drug 고려
- Ileus: GI motility drug, no fiber EN 제제 고려
- Diarrhea: 지사제, EN 제제 변경 고려 해결 안될 시 NST 의뢰

D2: 경장영양 시작(택일)
간헐적 투여: 100 cc tid
지속적 투여: 10 cc/hr로 시작(pump 이용)

적응도 관찰 (불량 / 양호)

• 투여량 유지/감량
• NST 의뢰

EN시 하루에(daily)
• 간헐적: 끼니당 50~100 cc씩 증량가능
• 지속적: 10~20 cc/hr씩 증량

적응도 관찰 (불량 / 양호)

• 2~3일내 25~30 kcal/kg/day 까지 도달 목표

⟨MICU 급성기(~D7) 환자에 서의 영양지원⟩

외과계 중환자실 영양 관리 프로세스

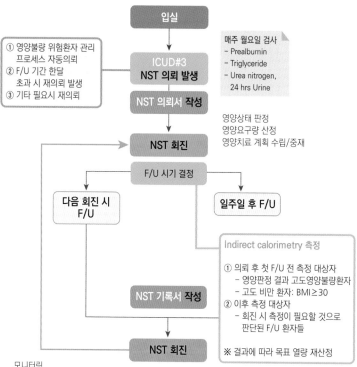

입실

① 영양불량 위험환자 관리
  프로세스 자동의뢰
② F/U 기간 한달
  초과 시 재의뢰 발생
③ 기타 필요시 재의뢰

ICUD#3
NST 의뢰 발생

매주 월요일 검사
- Prealbumin
- Triglyceride
- Urea nitrogen,
  24 hrs Urine

NST 의뢰서 작성

영양상태 판정
영양요구량 산정
영양치료 계획 수립/중재

NST 회진

F/U 시기 결정

다음 회진 시
F/U

일주일 후 F/U

Indirect calorimetry 측정

① 의뢰 후 첫 F/U 전 측정 대상자
  - 영양판정 결과 고도영양불량환자
  - 고도 비만 환자: BMI≥30
② 이후 측정 대상자
  - 회진 시 측정이 필요할 것으로
    판단된 F/U 환자들

※ 결과에 따라 목표 열량 재산정

NST 기록서 작성

NST 회진

모니터링
영양관련 문제점 파악
영양 요구량 재산정
영양치료 계획 재수립/중재

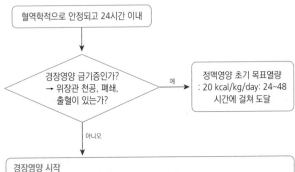

경장영양 시작

1. 초기목표열량: 20 kcal/kg/day
2. 경장영양제: 섬유소 제외 RTH
3. 공급방법: 24시간 지속적 공급
4. 공급속도
   - 20 cc/hr로 시작
   - 12시간마다 10 cc/hr 혹은 24시간마다 20 cc/hr씩 증량

※ 추가 정맥영양

영양상태양호: EN 개시 7일 째 공급열량이 목표열량의 60% 이하인 경우
영양상태불량: EN 개시 3일 째 공급열량이 목표열량의 60% 이하인 경우

※ 단백질 공급

열량공급이 20 kcal/kg/day 미만: 매일 아미노산제제(50 g/ 500 mL) 추가 투여
열량공급이 20 kcal/kg/day 이상: 격일 아미노산제제(50 g/ 500 mL) 추가 투여

3-3 서울아산병원 외과계중환자실 경장영양 프로토콜

경장영양 중인 중환자는 하루 세 번씩 적응도 평가를 시행한다.
- 복부신체검사(의식이 없는 경우 복부 X선 검사) → 복통, 구토, 복부팽만감
- 위잔여량 확인(위잔여량 200 cc 기준으로 평가)
- 배변양상 확인(설사: 하루에 무른변 3회 이상)

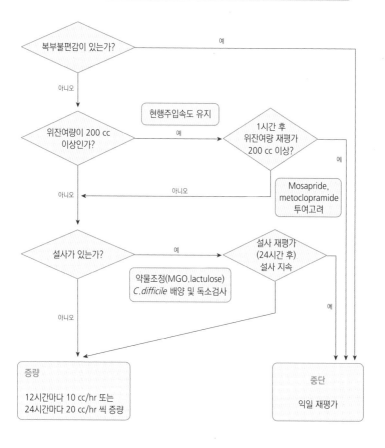

중환자실 통합 혈당조절지침(목표혈당: 100~180 mg/dl)

1. 인슐린 주입 시작

① 본 지침은 중환자실에 입실한 성인 환자를 대상으로 적용한다.

② Insulin 희석 방법: NS 50 cc + RI 50 U

③ RI infusion route는 가능한 단독 투여를 원칙으로 하며, 혼합 투여 시 hub에 연결한다.

   : 타 약물의 주입속도에 영향을 받지 않고, 약물 간의 적합성 및 안정성 고려

④ 초기 인슐린 주입률*

혈당 (mg/dl)	181~220	221~260	261~300	≥ 301
infusion rate (u/hr)	1	2	3	4

2. 인슐린 주입속도 변경**

(현재 Infusion rate가 소수점인 경우 반올림 후 증감을 결정한다.)

① 목표혈당에 도달할 때까지 2 hr 간격으로 혈당을 측정한다.

② 목표혈당에 도달한 경우 4 hr 간격으로 혈당을 측정한다.

현재 infusion rate (u/hr)	infusion rate 증감(u/hr)***
≤ 3	1
4~6	2
≥ 7	3

3. 혈당 변화값에 따른 속도 변경

혈당(mg/dl)	혈당 변화값(mg/dl)		인슐린 주입 변경 (참조: 인슐린 주입속도 변경**)
	증가	감소	
80~89			인슐린 주입 중단
90~99	≥ 0		유지
		1~20	감소
		≥ 21	인슐린 주입 중단
100~180	≥ 31		증가
	0~30	0~30	유지
		31~50	감소
		≥ 51	1시간 중단 후 감소
181~220	≥ 1	0	증가
		1~40	유지
		41~80	감소
		≥ 81	1시간 중단 후 감소
≥ 221	≥ 1	0	현재 주입 용량에서 infusion rate 증감***의 2배 증가 (인슐린 용량이 10 U/hr 이상인 경우 보고)
		1~40	증가
		41~80	유지
		81~120	감소
		≥ 121	1시간 중단 후 현재 주입 용량에서 infusion rate 증감***의 2배 감소

4. SICU만 해당 – 지속적인 경장영양 적용 대상자를 위한 지침: 포도당수액을 식이로 적용하는 경우도 포함
① 지속적인 경장영양의 경우 익일 MN-6AM은 금식상태를 혈당조절을 시행한다.
② 금식시작 2시간 전인 당일 10PM에 주입중인 인슐린을 중단한다.
③ 금식 중 혈당 측정 시간은 2AM으로 정하며 측정된 혈당값에 따른 인슐린 주입량은 다음의 표와 같다.

혈당 (mg/dl)	≤150	151~199	≥ 200
infusion rate (u/hr)	0	1	2

④ 2AM 혈당 측정 후 인슐린 주입 여부에 관계없이 다음 혈당 측정 시간은 6AM으로 한다.
⑤ 6AM 관급 주입을 시작하면서 혈당 변화값에 따른 속도 변경표를 적용한다.

5-1. 저혈당 발생 시 지침(혈당 ≤ 80 mg/dl)
① 인슐린 주입을 중지한다.
② 혈당 ≥ 100 mg/dl에 도달 할 때까지 혈당을 1시간 간격으로 측정한다.
③ 첫 번째 측정한 혈당값에 따른 인슐린 주입은 초기 인슐린 주입률*의 ½로 시작한다. 다음 측정값부터는 혈당 변화값에 따른 속도 변경표를 적용한다.

5-2. 저혈당 발생 시 지침(혈당 ≤ 60 mg/dl)
① 인슐린 주입을 중지하고 D50W 50 cc를 주입한다.
② 혈당 ≥ 100 mg/dl에 도달할 때까지 혈당을 1시간 간격으로 측정한다.
   첫 번째 측정한 혈당값에 따른 인슐린 주입은 초기 인슐린 주입률*의 ½로 시작한다. 다음 측정값부터는 혈당 변화값에 따른 속도 변경표를 적용한다.

6. 담당의에게 보고가 필요한 경우
① 혈당 80 mg/dl 미만과 동반된 의식 저하가 있는 경우 D50W 50 cc를 투여한다.
② D50W 투여 1시간 후에도 혈당이 80 mg/dl 미만인 경우
③ 혈당이 220 mg/dl 이상으로 연속 5회 지속되는 경우
④ 혈당 변화값이 ±200 mg/dl 이상인 경우

7. 기타
① 지속적인 경장영양을 제외한 식이 시작 시 인슐린 주입을 중지하며 식전 혈당을 확인하고 담당의와 협의한다.
② 검사 및 수술 등을 위해 중환자실을 떠나는 경우 인슐린 주입을 중단한다.
   - 검사 후 중환자실 복귀 시 주입 중이던 용량으로 재 시작하고 측정 시간을 동일하게 유지한다.
   - 수술 후 중환자실 복귀 시 혈당을 측정하고 초기 인슐린 주입률*에 따라 지침 적용을 시작한다.
③ 일반병동으로 전동 시 인슐린 주입을 중단하고 남은 약은 폐기하며, 전동 후 각 병동 지침에 따라 조절한다.

* 참고문헌: Van den Berghe 외(2002), Yale protocol (2009), T. Lonergan외 SPRINT protocol (2006) (개정: 2019년 11월)

진단명			
소장	전체 소장 길이　cm	절제된 소장 길이　cm	남은 소장 길이　cm
회맹판	□ 유　□ 무		
장루	□ 유　□ 무		
	● 장루가 있는 경우		
	장루 형태	□ Loop　　□ End	□ Double Barrel
	장루 위치	□ Proximal　treitz ligament – stomy　　cm	
		□ Distal　stomy – distal end (IC valve)　　cm	
복구 가능성	□ 가능　□ 불가		

급성기

혈역학적 안정화

정맥영양 → NST 의뢰 → ARC: 전원

아니요

복부불편감 없음
장루배설량 < 2 L/day

예

적응기

정맥영양+경구/경장영양 → NST 의뢰

NUT: 환자교육
가정간호: Home PN
ARC: 전원

예

아니요

복부불편감 없음
장루배설량 < 2 L/day

예

[장기간 정맥영양이 필요한 경우]

3개월 이하	3개월 이상
약물치료
호르몬치료	약물치료
호르몬치료
	수술적 치료

체중감소(-)
수액, 전해질 안정
경구/경장: 목표열량 70%이상
장루배설량 < 1 L/day

아니요

예

유지기

경구/경장영양(정맥영양중단) → NUT의뢰 → NUT: 환자교육

퇴원 시

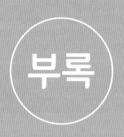

부록

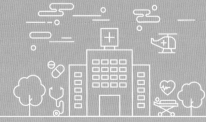

소아 생화학검사 정상 범위

- 검체 정보가 없는 것은 serum 또는 plasma를 의미
- 참고문헌 a Kleinman RE, Greer FR. Pediatric Nutrition. 8th ed. Elk Grove Village: American Academy of Pediatrics. 2019.
  b Corkins MR, Balint J, Corkins KG, et al. The A.S.P.E.N. pediatric nutrition support core curriculum. 2nd ed. US: ASPEN. 2015.
  c Mayo Clinical Laboratories, Pediatric Catalog at https://pediatric.testcatalog.org/ (May 8, 2021)

항목	구분	정상 범위	항목	구분	정상 범위
Albumin, g/dL [a]	0~5일	2.6~3.6	Hematocrit, % [a]	0일	42~60
	6~30일	2.8~4.0		1~29일	45~65
	1~6개월	3.1~4.2		1~2개월	31~55
	7~11개월	3.3~4.3		3~5개월	29~41
	1~3세	3.5~4.6		6~12개월	33~39
	4~6세	3.5~5.2		2~5세	34~40
	7~19세	3.7~5.6		6~11세	35~45
	20세 이상	3.5~5.0		12~17세	(남)37~49 (여)36~46
Prealbumin, mg/dL [a]	0~11개월	6~21	Hemoglobin, g/dL [a]	0일	13.5~19.5
	1~5세	14~30		1~29일	14.5~22
	6~9세	15~33		1~2개월	10~18
	10~13세	20~36		3~5개월	9.5~13.5
	14세 이상	22~45		6~12개월	10.5~13.5
BUN, mg/dL [a]	0~2세	2~19		2~5세	11.5~13.5
	3~12세	5~17		6~11세	11.5~15.5
	13~18세	7~18		12~17세	(남)13~16 (여)12~16
	19~20세	8~21			
	21세 이상	(남)9~20 (여)7~17			

부록 2-1 소아 생화학검사 정상 범위

항목	구분	정상범위	
Phosphorus, mg/dL [a]	0일~11개월	4.8~8.2	
	1~3세	3.8~6.5	
	4~6세	4.1~5.4	
	7~11세	3.7~5.6	
	12~13세	3.3~5.4	
	14~15세	2.9~5.4	
	16~20세	2.7~4.7	
	21세 이상	2.5~4.5	
Total calcium, mg/dL [a]	0일	6.9~9.4	
	1~6일	8~11.4	
	7~13일	8~11.2	
	14~29일	9.3~10.9	
	1개월	9.3~10.7	
	2개월	9.3~10.6	
	3~4개월	9.2~10.5	
	5~11개월	9.2~10.4	
	1~3세	8.7~9.8	
	4~20세	8.8~10.1	
	21세 이상	8.4~10.2	
Ionized calcium [a]		mmol/L	mg/dL
	0일	1.07~1.27	4.29~5.09
	1일~1세	1~1.17	4.01~4.69
	2~4세	1.21~1.37	4.85~5.49
	5~17세	1.15~1.34	4.61~5.37
	18세 이상	1.12~1.3	4.49~5.21
Magnesium, mg/dL [a]	0~20세	1.5~2.5	
	21세 이상	1.6~2.3	

부록 2-2 소아 생화학검사 정상 범위

항목	구분	정상범위
Sodium, mEq/L[b] (=mmol/L)	미숙아	130~140
	만삭아/영아	133~146
	소아청소년	135~145
Potassium, mEq/L[b] (=mmol/L)	출생 직후	3.7~5.9
	영아	4.1~5.3
	소아청소년	3.4~4.7
Phosphorus, mg/dL[b]	출생 직후	4.5~9
	10일~2년	4.5~6.7
	2~12세	4.5~5.5
	12세 초과	2.7~4.5
Total calcium, mg/dL[b]	미숙아	6.2~11
	만삭아	7.6~10.4
	10일~2세	9~11
	2~12세	8.8~10.8
	12세 초과	8.6~10
Ionized calcium, mmol/L[b]	미숙아	1.75~2
	만삭아(출생 36h 내)	1.05~1.37
	만삭아(36~84h)	1.1~1.42
	84시간 이후	1.2~1.38

※ Hypoalbuminemia 시 calcium 수치 교정하여 판단
Corrected calcium
= total calcium (mg/dL) + 0.8 × [4 – albumin (g/dL)]

항목	구분	정상범위
Magnesium, mg/dL[b]	모든 소아	1.6~2.3

항목	구분	정상범위	
비타민A, μg/dL [a] (Retinol)	0~1개월 2개월~12세 13~17세 18세 이상	18~50 20~50 26~70 30~120	
비타민E, μmol/L [a] (α-Tocopherol)	0~1개월 2~5개월 6~12개월 2~12세 13세 이상	2.3~8.1 4.6~13.9 8.1~18.6 12.8~20.9 12.8~41.8	
Zinc, μg/dL [a]	0~16세 17세 이상	66~144 (남)75~291 (여)65~256	
Copper, μg/dL [a]	0~6개월 7개월~18세 19세 이상	20~70 90~190 (남)70~140 (여)80~155	
Selenium, μg/dL [a]	–	2.3~19	
ALP, IU/L [c] (Alkaline phosphatase)	0~14일 15일~11개월 1~9세 10~12세	83~248 122~469 142~335 129~417	
		남자	여자
	13~14세 15~16세 17~18세 19세 이상	116~468 82~331 55~149 40~129	57~254 50~117 35~104 35~104

부록 3-2 소아 생화학검사 정상 범위

항목	구분	정상범위	
Iron, μg/dL [a]	0~6주	100~250	
	7주~11개월	40~100	
	1~10세	50~120	
	11세 이상	(남)50~170 (여)30~160	
TIBC, μg/dL [a] (total iron binding capacity)	0~2개월	59~175	
	3개월~17세	250~400	
	18세 이상	240~450	
Transferrin, mg/dLa [a]	–	180~370	
		남자	여자
Folate, ng/mL [a]	0~1세	7.2~22.4	6.3~22.7
	2~3세	2.5~15	1.7~15.7
	4~6세	0.5~13	2.7~14.1
	7~9세	2.3~11.9	2.4~13.4
	10~12세	1.5~10.8	1~10.2
	13~17세	1.2~8.8	1.2~7.2
	18세 이상	2.8~13.5	2.8~13
비타민B$_{12}$, pg/mL [a]	0~1세	293~1208	228~1514
	2~3세	264~1216	416~1209
	4~6세	245~1078	313~1407
	7~9세	271~1170	247~1174
	10~12세	183~1088	197~1019
	13~17세	214~865	182~820
	18세 이상	199~732	199~732

한글

영어